高等职业院校技能型人才培养创新教材 | 总主编 杜天信 郭茂华

基础护理学
实训及学习指导

主　编　吕海琴
副主编　付保芹　王艾青
编　委（按姓氏笔画排序）
王云霞　王艾青　王春玲　王珊珊　申洪娇
付保芹　冯晓敏　吕海琴　任　宁　远　洋
杜　鑫　李晓静　杨艳英　张　睿　张荣芳
陈玉芳　陈利钦　陈艳秋　周　露　胡慧敏
黄　丽

人民卫生出版社

图书在版编目（CIP）数据

基础护理学实训及学习指导/吕海琴主编．—北京：人民卫生出版社，2020

ISBN 978-7-117-30141-1

Ⅰ.①基… Ⅱ.①吕… Ⅲ.①护理学-医学院校-教学参考资料 Ⅳ.①R47

中国版本图书馆 CIP 数据核字（2020）第 110090 号

人卫智网	www.ipmph.com	医学教育、学术、考试、健康，购书智慧智能综合服务平台
人卫官网	www.pmph.com	人卫官方资讯发布平台

版权所有，侵权必究！

基础护理学实训及学习指导

主　　编：吕海琴
出版发行：人民卫生出版社（中继线 010-59780011）
地　　址：北京市朝阳区潘家园南里 19 号
邮　　编：100021
E - mail：pmph@pmph.com
购书热线：010-59787592　010-59787584　010-65264830
印　　刷：北京市艺辉印刷有限公司
经　　销：新华书店
开　　本：787×1092　1/16　印张：14.5
字　　数：362 千字
版　　次：2020 年 8 月第 1 版　2024 年 12 月第 1 版第 8 次印刷
标准书号：ISBN 978-7-117-30141-1
定　　价：37.00 元

打击盗版举报电话：010-59787491　E-mail：WQ@pmph.com
质量问题联系电话：010-59787234　E-mail：zhiliang@pmph.com

前 言

基础护理学是一门阐述护理学的基本理论、基本知识、基本技能的综合性应用课程，是护理专业的基础课程和主干课程之一，也是护理专业的核心课程之一。本课程的重要任务是帮助护生掌握基础护理技能操作、培养护生的职业能力，所以理论教学与实践教学的学时比例为1∶1，护理技能训练和考核是基础护理教学的重要方式。本书作为基础护理教学的重要辅助教材，以强化护理技能训练、强调知识运用、全面提升护理岗位能力为原则，分为上篇与下篇。

上篇为实训指导，选择了与临床护理实践联系最为密切的31项基础护理操作项目。在编写内容上，避免与《基础护理学》教材重复，力求实用、够用；在编写形式上，格式简明、要点醒目。每一个实训项目包括实训目的、用物准备、知识储备、操作流程、考核标准、自我评价与反思六个部分，各部分紧密相连、内容上层层递进，有效引导学生巩固理论知识、模拟护患沟通、规范技能操作。其中，实训目的强调操作的临床意义；物品准备详细具体，点明了物品种类和摆放位置，操作用物尽收眼底；知识储备主要强调与操作过程密切相关的要点、知识点，高度概括，便于学生复习和记忆，为技能操作做好铺垫；操作流程以案例导入，引导学生进入临床情景，操作步骤清晰，并且增加护患沟通要点，指导学生进行角色扮演；考核标准从素质要求、操作前准备、操作步骤、综合评价四个环节进行考核，将各项操作的具体步骤细化并量化，达到练习有章可循、考核有规可依。

下篇为学习指导，以全国护士执业资格考试模拟试题的形式，帮助学生熟悉考试题型、提炼知识要点、强化知识运用。

本书由河南护理职业学院护理系基础护理教研室全体教师合作编写完成。大家在编写过程中团结协作、严谨求实，结合临床实践和教学需求，参考行业相关文献，反复讨论修改、精益求精。同时得到了学院领导和同事的大力支持和帮助，在此致以诚挚的谢意！

尽管我们付出了大量辛勤的劳动，但鉴于水平和能力有限，教材中难免存在疏漏和不足之处，敬请使用本书的广大师生和读者提出宝贵意见。

吕海琴

2020年6月

目　录

上篇　实训指导 ……………………………………………………………… 1

实训须知 ……………………………………………………………………… 3
实训一　备用床 ……………………………………………………………… 3
实训二　麻醉床 ……………………………………………………………… 6
实训三　平车运送法 ………………………………………………………… 9
实训四　协助病人更换卧位法 ……………………………………………… 13
实训五　无菌技术基本操作法 ……………………………………………… 18
实训六　穿脱隔离衣法 ……………………………………………………… 22
实训七　特殊口腔护理 ……………………………………………………… 25
实训八　卧有病人床整理法 ………………………………………………… 29
实训九　仰卧更换床单法 …………………………………………………… 32
实训十　生命体征测量 ……………………………………………………… 35
实训十一　双侧鼻导管给氧法 ……………………………………………… 40
实训十二　吸痰法 …………………………………………………………… 44
实训十三　鼻饲法 …………………………………………………………… 47
实训十四　导尿术 …………………………………………………………… 52
实训十五　大量不保留灌肠法 ……………………………………………… 57
实训十六　超声雾化吸入 …………………………………………………… 61
实训十七　皮内注射法 ……………………………………………………… 64
实训十八　皮下注射法 ……………………………………………………… 68
实训十九　肌内注射法 ……………………………………………………… 72
实训二十　静脉注射法 ……………………………………………………… 76
实训二十一　青霉素皮试液配制 …………………………………………… 80
实训二十二　头皮针密闭式周围静脉输液法 ……………………………… 83
实训二十三　静脉留置针输液法 …………………………………………… 89
实训二十四　密闭式静脉输血法 …………………………………………… 93
实训二十五　乙醇拭浴法 …………………………………………………… 96
实训二十六　热湿敷法 ……………………………………………………… 100
实训二十七　血液标本采集法 ……………………………………………… 103
实训二十八　洗胃法 ………………………………………………………… 109
实训二十九　尸体护理 ……………………………………………………… 113
实训三十　体温单绘制 ……………………………………………………… 116
实训三十一　医嘱处理 ……………………………………………………… 120

下篇 学习指导 ·········· 125

- 第一章　医院和住院环境 ·········· 127
- 第二章　入院和出院护理 ·········· 132
- 第三章　舒适与安全 ·········· 136
- 第四章　医院感染的预防与控制 ·········· 142
- 第五章　清洁护理 ·········· 151
- 第六章　生命体征的观察与护理 ·········· 156
- 第七章　饮食护理 ·········· 165
- 第八章　排泄护理 ·········· 170
- 第九章　药物疗法与过敏试验法 ·········· 180
- 第十章　静脉输液和输血 ·········· 191
- 第十一章　冷热疗法 ·········· 203
- 第十二章　标本采集 ·········· 207
- 第十三章　病情观察和危重病人的抢救技术 ·········· 211
- 第十四章　临终病人的护理 ·········· 215
- 第十五章　病案管理与护理文件的书写 ·········· 217
- 参考文献 ·········· 222

上 篇

实训指导

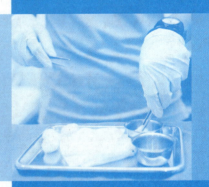

实训须知

一、实训目的

《基础护理学》是护理专业课程体系中最基本、最重要的课程之一,是各专科护理的基础,对培养具有扎实基本知识和娴熟基本技能的护理专业人才起着举足轻重的作用。实训教学作为基础护理学教学工作的重要环节,目的在于加深学生对基本理论知识的理解,强化学生的护理技能操作水平,增强学生的人文素养,为临床岗位实践打下坚实的基础。

二、实训要求

1. 提前了解实训安排,做好预习,熟悉实训项目的目的、操作用物、操作方法和注意事项。
2. 穿戴好护士服、护士帽,携带实训指导,按时进入实训室。与实训教学无关物品不得带入实训室。
3. 实训小组组长负责清点、领取实训物品和教学模型。
4. 实训室内保持安静、整洁,不得进行与技能操作无关的活动。
5. 教师示教时,认真听讲和观摩。分组练习时,小组成员安排有序、相互指导、共同提高。
6. 爱护实训物品、教学模型,节约实训耗材。若发生物品损坏,应及时向指导老师报告并进行登记,视情节赔偿。
7. 实训课结束时,必须整理床单位、实训物品,由小组组长负责清点操作用物,放至指定位置,填写相关使用记录。
8. 安排值日生打扫实训室卫生,离室前关好水、电、门、窗。
9. 认真书写自我评价与反思。

实训一

备 用 床

【实训目的】

保持病室整洁、美观,准备接收新病人。

【用物准备】

治疗车上依次放置(由下至上):枕芯、枕套、棉胎或毛毯(适应季节需要)、被套、大单、床褥。车旁挂手消毒液。

【知识储备】

知识点	主要内容
病区环境	❖ 温度：18~22℃ ❖ 湿度：50%~60% ❖ 通风：30min/次 ❖ 噪声：35~40dB ❖ 四轻：说话轻、走路轻、操作轻、关门轻
床单位	❖ 病床、床上用品、床旁桌、椅及床上小桌（需要时） ❖ 床头墙壁上配有照明灯、呼叫装置、供氧和负压吸引管道、多功能插座等
用物折叠	❖ 枕套：内面在外，两角在内 ❖ 棉胎：纵向对折成3层，再横向S形3折 ❖ 被套：纵向对折2次（注意持被套头端的人右手持中线，中线固定不动），再横向对折2次（注意床尾折向床头，床头固定不动） ❖ 大单：正面在内，纵向对折2次（注意中线固定不动），床头床尾分别折向正中，再对折1次 ❖ 床褥：横向S形3折，再纵向对折1次
基本要求	❖ 平、整、紧，达到舒适、安全、实用、耐用的目的 ❖ 应用人体力学原理，遵循节力原则

【操作流程】

操作步骤	主要内容
1. 评估	❖ 评估设施：病床、床垫完好，床头照明灯、呼叫装置、供氧和负压吸引管道设施完好 ❖ 评估环境：病室内无病人进行治疗或进餐（口述）
2. 操作前准备	❖ 将用物备齐折叠好，按操作顺序放于治疗车上 ❖ 洗手，戴口罩
3. 移桌椅	❖ 将治疗车推至床尾 ❖ 移开床旁桌，距床约20cm ❖ 移床旁椅至床尾一侧合适位置，与床保持一定距离
4. 翻垫铺褥	❖ 根据情况翻转床垫（纵翻或横翻） ❖ 取床褥，上缘齐床头，中线与床面中线对齐，铺平床褥
5. 铺大单	❖ 将大单横、纵中线与床面横、纵中线对齐，同时向床头、床尾一次打开，将近侧大单向近侧下拉、散开，将对侧大单向远侧散开 ❖ 铺近侧床头，一手托起床垫一角，另一手伸过床头中线，将大单平整塞入床垫下，在距床头约30cm处向上提起大单边缘，使其与床沿垂直，呈一等腰梯形。以床沿为界将梯形上半部分置于床褥上，下半部分平整塞入床垫下，再将上半部分翻下平整塞入床垫下 ❖ 同法铺好床尾大单及床尾角 ❖ 沿床边拉平、拉紧大单中部边缘，然后双手掌心向上，呈扇形将大单平整塞入床垫下 ❖ 转至对侧，同法铺好对侧大单

4

续表

操作步骤	主要内容
6. 套被套	❖ 将被套对齐床头、对齐中线放平,依次纵向打开,将近侧被套向近侧下拉、散开,将对侧被套向远侧散开,平铺床上 ❖ 将床尾被套开口端上层打开至 1/3 处,将折好的 S 形棉胎置于开口处 ❖ 拉棉胎上缘至被套封口处,再将竖折棉胎向两侧展开,分别套好两上角,使棉胎两侧与被套侧缘平齐 ❖ 于床尾处逐层拉平被套和棉胎,系好被套带 ❖ 盖被上缘与床头齐,将两侧边缘向内折叠与床沿平齐,折成被筒,尾端平整向内折叠与床尾齐或塞入床垫下
7. 套枕套	❖ 于治疗车上套好枕套,使枕套两角充实,系好系带 ❖ 枕套开口背门,平放于床头
8. 整理	❖ 将床旁桌、椅移回原处,洗手

【考核标准】

项目总分	考核要点	分值	扣分记录
素质要求 (4分)	1. 着装整齐,仪表端庄	2	
	2. 报学号、姓名,面带微笑,表情自然	2	
操作前准备 (8分)	1. 评估设施和环境	4	
	2. 用物备齐,洗手、戴口罩(开始计时)	4	
操作步骤 (80分)	1. 移开床旁桌、椅	2	
	2. 翻转床垫,动作轻稳	2	
	3. 铺平床褥	3	
	4. 铺大单,手法正确、规范	8	
	(1)床角有型,紧实	8	
	(2)大单中线与床中线对齐	8	
	(3)床面平、整、紧	4	
	(4)侧面紧实、平整	4	
	5. 套被套,手法正确、规范	10	
	(1)盖被上缘与床头齐,被套头端充实	6	
	(2)床尾系带紧实	2	
	(3)被套中缝与床中线对齐	6	
	(4)棉胎平整	4	
	(5)两侧平整,与床沿齐	4	
	6. 套枕套,两角充实,系带紧实,开口背门,平整放置	4	
	7. 移回床旁桌、椅,洗手(计时结束)	5	

续表

项目总分	考核要点	分值	扣分记录
综合评价（8分）	1. 操作娴熟,手法轻稳,注意节力	3	
	2. 床单位平、整、紧,整洁美观	3	
	3. 操作时间在 6min 内	2	
操作时间	min		
总分		100	

考核者签名：_____

【自我评价与反思】

1. 谈谈你铺床的体会。
2. 总结一下用物的折叠和摆放规则。

（吕海琴）

实训二

麻 醉 床

【实训目的】

1. 便于接收和护理麻醉手术后的病人。
2. 使病人安全、舒适,预防并发症。
3. 保护床褥不被血液或呕吐物等污染,并且便于更换。

【用物准备】

1. 治疗车上依次放置（由下至上） 枕芯、枕套、棉胎或毛毯（适应季节需要）、被套、一次中单（两条）、大单、床褥。车旁挂手消毒液。

2. 麻醉护理盘

（1）治疗巾内置开口器、压舌板、舌钳、牙垫、治疗碗、镊子、吸氧管、吸痰管、纱布数块。

（2）治疗巾外置心电监护仪（或血压计和听诊器）、手电筒、棉签、胶布、弯盘、护理记录单和笔。

3. 其他 输液架。根据需要,备输液泵、吸痰器和氧气表（连接于床头供氧及负压吸引管道接口处）等,天冷时按需备热水袋及布套。

【知识储备】

知识点	主要内容
铺床时间	❖ 将病人送手术室后,病区护士应更换干净的被单,保证术后病人安全舒适,预防感染
麻醉护理盘	❖ 保证护理术后病人的用物齐全,使病人能及时得到抢救和护理
用物折叠	❖ 中单:两边纵向折向中线后对折,再横向对折1次 ❖ 其他同备用床
中单位置	❖ 根据病人的麻醉方式和手术部位铺一次性中单 （1）全麻手术病人在床中部和床头部铺中单 （2）非全麻手术病人在床中部铺中单 （3）腹部手术在床中部铺中单 （4）下肢手术在床尾部铺中单
床铺特点	❖ 铺中单:保护床褥不被血液或呕吐物等污染 ❖ 盖被三折叠于一侧床边,开口向门:便于将病人搬移至床上 ❖ 枕头横立于床头:预防术后并发症,防止头部受伤 ❖ 床尾椅移到盖被同侧:便于将病人搬移至床上
基本要求	❖ 平、整、紧,达到舒适、安全、实用、耐用的目的 ❖ 应用人体力学原理,遵循节力原则

【操作流程】

操作步骤	主要内容
1. 评估	❖ 评估病人:评估病人麻醉方式、手术部位 ❖ 评估环境:病室内无病人治疗或进餐 ❖ 评估设施:病床、床垫完好,床头照明灯、呼叫装置、供氧和负压吸引管道设施完好
2. 操作前准备	❖ 用物准备齐全,物品折叠规范、整齐,放置顺序正确 ❖ 洗手、戴口罩
3. 移桌椅	❖ 将治疗车推至床尾 ❖ 移开床旁桌,距床约20cm ❖ 移床旁椅至床尾一侧合适位置,与床保持一定距离
4. 翻垫铺褥	❖ 根据情况翻转床垫(纵翻或横翻) ❖ 取床褥,上缘齐床头,中线与床面中线对齐,铺平床褥
5. 铺大单、中单	❖ 将大单横、纵中线与床面横、纵中线对齐,同时向床头、床尾一次打开,将近侧大单向近侧下拉、散开,将对侧大单向远侧散开 ❖ 铺近侧床头,一手托起床垫一角,另一手伸过床中线,将大单平整塞入床垫下,在距床头约30cm处向上提起大单边缘,使其与床沿垂直,呈一等腰梯形。以床沿为界将梯形上半部分置于床褥上,下半部分平整塞入床垫下,再将上半部分翻下平整塞入床垫下 ❖ 同法铺好床尾大单及床尾角 ❖ 沿床边拉平、拉紧大单中部边缘,然后双手掌心向上,呈扇形将大单平整塞入床垫下 ❖ 距离床头45~50cm,将中单纵中线与床面的纵中线对齐,逐层打开,中单边缘下垂部分塞入床垫下

续表

操作步骤	主要内容
5. 铺大单、中单	❖ 平床头铺另一条中单,同法将中单下垂部分塞入床垫下 ❖ 转至对侧,同法铺好对侧大单、中单
6. 套被套	❖ 将被套对齐床头、对齐中线放平,依次纵向打开,将近侧被套向近侧下拉、散开,将对侧被套向远侧散开,平铺床上 ❖ 将床尾被套开口端上层打开至1/3处,将折好的S形棉胎置于开口处 ❖ 拉棉胎上缘至被套封口处,再将竖折棉胎向两侧展开,分别套好两上角,使棉胎两侧与被套侧缘平齐 ❖ 于床尾处逐层拉平被套和棉胎,系好被套带 ❖ 盖被上缘与床头齐,将两侧边缘向内折叠与床沿平齐,折成被筒,尾端平整向内折叠与床尾齐 ❖ 盖被三折叠于一侧床边,开口向门
7. 套枕套	❖ 套好枕套,枕套平整、两角充实,系好系带 ❖ 枕套开口背门,横立于床头
8. 移桌椅、放盘	❖ 移回床旁桌,床尾椅移至盖被同侧 ❖ 将麻醉护理盘放在床旁桌上,其余用物按需要放于合适位置 ❖ 洗手

【考核标准】

项目总分	考核要点	分值	扣分记录
素质要求 (4分)	1. 着装整齐,仪表端庄	2	
	2. 报学号、姓名,面带微笑,表情自然	2	
操作前准备 (8分)	1. 评估病人麻醉方式、手术部位,评估环境和设施	4	
	2. 用物备齐,洗手、戴口罩(开始计时)	4	
操作步骤 (80分)	1. 携用物至病床旁,移开床旁桌、椅	2	
	2. 翻转床垫	3	
	3. 铺平床褥	3	
	4. 铺大单、中单,手法正确、规范	8	
	(1)床角有型,紧实	8	
	(2)大单中线、中单中线与床中线对齐	8	
	(3)床面平、整、紧,侧面紧实、平整	7	
	5. 套被套,手法正确、规范	10	
	(1)盖被上缘与床头齐,被套头端充实	6	
	(2)棉胎平整,被套中缝与床中线对齐	6	
	(3)三盖被整齐,侧边与床沿齐	10	
	6. 套枕套,开口背门,横立床头	5	
	7. 移回床旁桌、椅,洗手(计时结束)	4	

续表

项目总分	考核要点	分值	扣分记录
综合评价 （8分）	1. 操作娴熟,手法轻稳,注意节力	3	
	2. 床单位平、整、紧,整洁美观	3	
	3. 操作时间在 8min 内	2	
操作时间	min		
总分		100	

考核者签名：_____

【自我评价与反思】

1. 你认为铺麻醉床和备用床有何不同点？分析其目的。
2. 铺床时,你可采取哪些节力措施？

（吕海琴）

实训三

平车运送法

【实训目的】

运送不能起床的病人入院、出院、检查、治疗、手术或转运。

【用物准备】

平车、枕头、毛毯或棉被。如为骨折病人,应准备木板垫于平车上,并将骨折部位固定稳妥；如系颈椎、腰椎骨折或病情较重的病人,应备有帆布中单或布中单。

【知识储备】

知识点	主要内容
运送要点	❖ 病人头部卧于平车大轮端 ❖ 护士站在病人头侧,便于观察病情 ❖ 平车上下坡时病人头部应位于高处,以免引起不适 ❖ 冬季注意保暖,避免受凉 ❖ 有输液管和引流管时,注意固定妥当并保持通畅
基本要求	❖ 沟通有效,做好人文关怀 ❖ 动作轻稳、协调一致,确保病人安全、舒适 ❖ 遵循节力原则

【操作流程】

情景导入

1. 病人，男性，12岁，1床，急性骨髓炎，体重31kg。入院第二天遵医嘱需要做X线检查。
2. 病人，男性，38岁，10床，身高1.75m，体重86kg。就诊当天清晨7时乘公交车上班，途中因出现车祸，右侧大腿受到强烈冲击，造成右侧大腿剧烈疼痛，无法站立，入院查体见：右大腿异常扭曲、缩短畸形、髋、膝关节不能主动活动，大腿中段压痛（++），局部畸形、肿胀，可触及骨折断端，足背动脉可触及。遵医嘱运送病人进行X线检查。
3. 病人，男性，20岁，8床，体重54kg。自述擦玻璃时从高10m的窗台坠落，小腿、腰部及骶尾部疼痛。入院检查：病人意识清，生命体征平稳，小腿骨折，怀疑腰椎骨折，遵医嘱运送病人进行CT检查。

操作步骤	主要内容	沟通要点
1. 解释评估	❖ 核对病人床号、姓名、住院号，解释操作目的和配合方法 ❖ 评估病人体重、病情、躯体活动能力及病人的理解合作程度 ❖ 评估环境：宽敞、道路通畅、无障碍物	❖ 您好，我是您的责任护士×××，可以说下您的床号和姓名吗 ❖ 看一下您的腕带 ❖ 现在需要用平车运送您去做检查，待会儿请您配合我可以吗
2. 操作前准备	❖ 洗手，戴口罩，按要求备齐用物 ❖ 检查平车性能，将平车推至床旁，核对并确认病人 ❖ 检查并妥善固定病人身上的导管、输液管等	❖ 准备好了吗
3. 挪动法	❖ 移开床旁桌、床旁椅，松开盖被，嘱病人自行移动至床边 ❖ 将平车紧靠床边，大轮端靠床头，轮闸制动 ❖ 协助病人按上半身、臀部、下肢的顺序依次向平车挪动（自平车移回床上时，应先协助其移动下肢，再移动上半身）	❖ 请您轻移至床边。现在请您移动上半身，臀部和腿再移过来 ❖ 请您躺好
4. 一人搬运法	❖ 移床旁椅至对侧床尾，推平车至床尾，使平车头端（大轮端）与床尾成钝角，将闸制动 ❖ 松开盖被，协助病人穿好衣服 ❖ 搬运者一臂自病人腋下伸至对侧肩外侧，一臂在同侧伸入病人股下至对侧；嘱病人双臂交叉依附于搬运者颈后并双手用力握住 ❖ 搬运者抱起病人移步转身，轻轻放在平车上	❖ 请您双手交叉，抱住我的脖子
5. 二人搬运法	❖ 车的位置同一人搬运法 ❖ 松开盖被，协助病人穿好衣服 ❖ 搬运者甲、乙站在床边，将病人双手交叉于胸腹前，协助其移至床边，身高者托住病人上半身，使病人头处于高位，以减轻不适	❖ 请您双手交叉于胸腹前，我帮您移至床边 ❖ 您放心，我们会很小心的

续表

操作步骤	主要内容	沟通要点
5. 二人搬运法	❖ 搬运者甲一手臂托住病人头、颈、肩部,一手臂托住腰部;乙一手臂托住病人臀部,一手臂托住膝部下方 ❖ 二人同时抬起,使病人身体向搬运者倾斜,同时移步将病人放于平车上	❖ 有什么不舒服您告诉我
6. 三人搬运法	❖ 车的位置同一人搬运法 ❖ 松开盖被,协助病人穿好衣服 ❖ 搬运者甲、乙、丙站在同侧床边,指导病人双手交叉于胸腹前,协助病人移至床沿 ❖ 搬运者甲一手臂托住病人头、颈、肩部,另一手臂置病人胸背部;乙一手臂托住病人腰部,另一手臂置病人臀下;丙一手臂托住病人膝部,另一手臂置病人小腿处 ❖ 三人同时抬起,使病人身体向搬运者倾斜,同时移步将病人放于平车上	❖ 请您双手交叉于胸腹前,我帮您移至床边 ❖ 您放心,我们会很小心的 ❖ 有什么不舒服您告诉我
7. 四人搬运法	❖ 移开床旁桌椅,松开盖被,在病人腰臀下铺帆布中单 ❖ 将平车紧靠床边,大轮端靠床头,轮闸制动 ❖ 搬运者甲站在床头,托住病人的头、颈、肩部;乙站在床尾托住病人的两腿;丙、丁二人分别站于病床及平车两侧,紧紧抓住帆布中单四角 ❖ 四人同时用力抬起病人轻放于平车上	❖ 现在我要把帆布单铺在您身下,请您配合我一下 ❖ 请您头部保持不动,我们把您抬到平车上 ❖ 有什么不舒服您告诉我
8. 包裹病人	❖ 协助病人卧于平车中央躺好,用盖被包裹病人,先盖脚部,然后两侧,露出头部,上层边缘向内折叠	❖ 我给您盖一下,以免途中受凉
9. 整理	❖ 将病人床单位铺成暂空床	

【考核标准】

情景导入

1. 病人,女性,65岁,3床,严重骨关节炎,遵医嘱做膝关节置换术。

2. 患儿,4岁,12床,白血病,遵医嘱做CT检查。

3. 病人,女性,30岁,8床,体重50kg,右小腿胫腓骨骨折2周,一般情况良好。遵医嘱做X线检查。

4. 病人,男性,42岁,26床,消化性溃疡大出血后2d,体重72kg,体质虚弱,遵医嘱做胃镜检查。

5. 病人,女性,35岁,2床,腰椎骨折,体重60kg,神志清。遵医嘱做磁共振影像检查。

项目总分	考核要点	分值	扣分记录
素质要求 （4分）	1. 着装整齐，仪表端庄	2	
	2. 报学号、姓名，面带微笑，表情自然	2	
操作前准备 （8分）	1. 评估病人、环境	4	
	2. 用物备齐，洗手，戴口罩（开始计时）	4	
操作步骤 （80分）	1. 核对解释，检查平车性能	2	
	2. 检查并妥善固定导管、输液管等，移开桌椅	2	
	3. 挪动法		
	（1）平车紧靠床边，与病床平行	4	
	（2）病人平稳挪向平车	6	
	4. 一人搬运法		
	（1）平车头端与床尾成钝角	2	
	（2）手位置放置正确，护患沟通有效	6	
	（3）抱起病人移步转身，轻放于平车上	4	
	5. 二人搬运法		
	（1）平车头端与床尾成钝角	4	
	（2）手位置放置正确，协助病人移向床边	6	
	（3）二人动作协调一致，病人身体向搬运者倾斜	6	
	6. 三人搬运法		
	（1）平车头端与床尾成钝角	4	
	（2）手位置放置正确，协助病人移至床沿	6	
	（3）三人动作协调一致，病人身体向搬运者倾斜	6	
	7. 四人搬运法		
	（1）病人腰臀下铺帆布中单	2	
	（2）平车紧靠床边，与病床平行	4	
	（3）甲、乙、丙、丁站位和手位置正确	6	
	（4）四人动作协调一致，轻放病人于平车上	4	
	8. 协助病人卧于平车中央躺好，盖好盖被	2	
	9. 正确整理床单位，洗手，记录（计时结束）	4	
综合评价 （8分）	1. 举止端庄，沟通有效，体现人文关怀	2	
	2. 多人搬运动作协调一致，保证病人安全舒适	2	
	3. 注意节力，搬运时使病人靠近搬运者	2	
	4. 操作时间要求在 20min 内	2	
操作时间	min		
总分		100	

考核者签名：_____

【自我评价与反思】

1. 上下坡时,护士如何保证病人的安全?
2. 作为被搬运的模拟病人,请说出你的感受。

(任 宁)

实训四

协助病人更换卧位法

(一)协助病人移向床头

【实训目的】

协助滑向床尾而不能自行移动的病人移向床头,增进病人舒适感。

【用物准备】

软枕(视情况准备)。

【知识储备】

知识点	主要内容
适应证	❖ 长期卧床 ❖ 活动能力较弱或无自主活动能力者
移位方式	❖ 一人协助:一手托肩背,一手托臀 ❖ 二人协助:站在床两侧,交叉托住病人肩和臀;或者一人托颈肩及腰,一人托臀及腘窝处
协助要点	❖ 移向床头时,注意保护病人头部 ❖ 病人携带导管,注意将导管安置妥当,保持通畅 ❖ 两人协助,动作协调、用力平稳 ❖ 注意节力原则

【操作流程】

> **情景导入**
>
> 病人,男性,78 岁,1 床,糖尿病病史 10 年,因头晕入院,绝对卧床休息,现需协助病人移向床头。

操作步骤	主要内容	沟通要点
1. 核对解释	❖ 核对病人床号、姓名,解释操作目的和配合事项 ❖ 评估病人年龄、体重、病情、心理状况及合作程度	❖ 您好,我是您的责任护士××,能告诉我您的床号、姓名吗?让我看一下您的腕带 ❖ 现在感觉怎么样? 为了预防并发症发生,我要协助您翻一下身,一会儿请您配合我一下可以吗
2. 操作前准备	❖ 护士洗手,戴口罩 ❖ 再次核对	❖ 爷爷,您准备好了吗
3. 安置导管	❖ 将各种导管及输液装置安置妥当	
4. 安置卧位	❖ 将盖被折叠于床尾或一侧 ❖ 视病情放平床头床尾支架,枕头横立于床头 ❖ 协助病人取仰卧屈膝位	❖ 爷爷,仰卧位,两腿屈曲
5. 协助移位	【一人协助】 ❖ 病人双手握住床头栏杆,双腿蹬床面 ❖ 护士一手托住病人肩背,一手托住臀,协助病人移向床头 ❖ 放回枕头,取合适卧位 ❖ 再次妥当安置各种导管及输液装置 【二人协助】 ❖ 护士站在床两侧,一人托颈肩及腰,一人托臀及腘窝处,枕头横立于床头或者交叉托住病人肩和臀,协助病人移向床头 ❖ 放回枕头,取合适卧位 ❖ 再次妥当安置各种导管及输液装置	❖ 爷爷,双手握住床头栏杆,双腿蹬床面,您配合得非常好 ❖ 爷爷,不要紧张,您配合得非常好
6. 整理记录	❖ 整理床单位,交代注意事项 ❖ 洗手,记录	❖ 您这样躺着可以吗? 还有其他需要吗? 呼叫器给您放在枕边了,如果有需要或者有任何不适,请及时按铃叫我,谢谢您的配合,您好好休息

【考核标准】

> **情景导入**
>
> 病人,女性,68岁,1床,有高血压病史,3d前出现左侧肢体无力,入院查体后确诊为"脑卒中"。病人神志清楚,生命体征平稳,晨护时需要协助病人移向床头。

项目总分	考核要点	分值	扣分记录
素质要求 （4分）	1. 着装整齐，仪表端庄	2	
	2. 报学号、姓名，面带微笑，表情自然	2	
操作前准备 （8分）	1. 评估环境	4	
	2. 备齐用物，洗手，戴口罩（开始计时）	4	
操作步骤 （80分）	1. 核对，解释，取得配合	10	
	2. 妥当安置各种导管	10	
	3. 仰卧位，盖被叠于床尾或一侧	10	
	4. 枕头横立于床头	5	
	5. 协助移位		
	【一人协助】		
	（1）病人双手握住床头栏杆，双腿蹬床面	5	
	（2）一手托肩背，一手托臀，协助病人移向床头	10	
	【二人协助】		
	（1）两人一人托颈肩、腰，一人托臀、腘窝或交叉托颈肩和臀部	10	
	（2）协助病人移向床头	5	
	6. 再次妥当安置各种导管	5	
	7. 放回枕头，协助病人取舒适卧位	5	
	8. 整理床单位，洗手记录（计时结束）	5	
综合评价 （8分）	1. 动作轻稳、协调	3	
	2. 护患沟通有效，病人能配合操作，感觉安全舒适	3	
	3. 操作时间在5min内	2	
操作时间	min		
总分		100	

（二）协助病人翻身侧卧

【实训目的】

1. 变换姿势，增进病人舒适感。
2. 满足检查、治疗和护理需要，如背部皮肤护理、更换床单等。
3. 预防并发症，如压疮、坠积性肺炎等。

【用物准备】

软枕、床挡（视病人病情准备）。

【知识储备】

知识点	主要内容
移位方式	❖ 一人协助：将病人移向近侧；一手扶肩，一手扶膝 ❖ 二人协助：两名护士站在同侧，同时抬起病人移向近侧；两人分别扶肩、腰、臀和膝部，轻推病人转向对侧
特殊情况处理方法	❖ 注意观察病人，根据病情和皮肤受压情况确定翻身间隔 ❖ 切忌拖、拉、推、拽等动作 ❖ 更换卧位前应先将导管妥善安置，保持管道通畅 ❖ 手术病人翻身：先换药再翻身，伤口不要受压 ❖ 颅脑手术后病人：取健侧卧位或平卧位，翻身时不可剧烈翻转头部 ❖ 牵引病人：不可放松牵引 ❖ 石膏固定：防止受压 ❖ 注意节力原则

【操作流程】

> **情景导入**
>
> 病人，男性，78岁，2床，双下肢手术，绝对卧床休息，每2h协助病人翻身侧卧。

操作步骤	主要内容	沟通要点
1. 核对解释	❖ 核对病人床号、姓名，解释操作目的和配合事项 ❖ 评估病人年龄、体重、病情、心理状况及合作程度	❖ 您好，我是您的责任护士××，能告诉我您的床号、姓名吗？让我看一下您的腕带 ❖ 现在感觉怎么样？为了预防并发症发生，我要协助您翻一下身，一会儿请您配合我一下可以吗
2. 操作前准备	❖ 护士洗手，戴口罩 ❖ 再次核对	❖ 爷爷，您准备好了吗
3. 安置导管	❖ 将各种导管及输液装置安置妥当	
4. 安置卧位	❖ 拉起对侧床挡，将盖被折叠于床尾或一侧 ❖ 协助病人取仰卧位，两手放于腹部，两腿屈曲	❖ 爷爷，我给您把对侧床挡拉起来啊。 ❖ 来，爷爷，您躺好，双手放于腹部，两腿屈曲
5. 协助翻身	【一人协助】 ❖ 先将枕头移向近侧，然后将病人的肩和臀移向近侧，再将双下肢移近并协助或嘱病人屈膝 ❖ 护士一手扶肩，一手扶膝，轻推病人转向对侧 ❖ 将各种导管及输液装置安置妥当	❖ 爷爷，屈膝，您配合得非常好

续表

操作步骤	主要内容	沟通要点
5. 协助翻身	【二人协助】 ❖ 两名护士站同侧,一人托颈肩部和腰部,另一人托臀部和腘窝,同时将病人抬起移向近侧 ❖ 两人分别扶病人肩、腰、臀和膝部,轻推病人转向对侧 ❖ 将各种导管及输液装置安置妥当	❖ 爷爷,不要紧张,您配合得非常好
6. 舒适安全	❖ 按照卧位要求,在病人背部、胸前及两膝间放置软枕,必要时使用床挡	❖ 给您放一下软枕,这样会比较舒适
7. 整理记录	❖ 协助病人整理衣物,取舒适卧位,整理床单位,交代注意事项 ❖ 洗手,记录	❖ 您这样躺着可以吗?还有其他需要吗?呼叫器给您放在枕边了,如果有需要或者有任何不适,请及时按铃叫我,谢谢您的配合,您好好休息

【考核标准】

> **情景导入**
>
> 病人,女性,61岁,2床,入院查体后确诊为"脑卒中"。病人神志清楚,生命体征平稳,协助病人翻身侧卧。

项目总分	考核要点	分值	扣分记录
素质要求 (4分)	1. 着装整齐、仪表端庄	2	
	2. 报学号、姓名,面带微笑,表情自然	2	
操作前准备 (8分)	1. 评估环境	4	
	2. 备齐用物,洗手,戴口罩(开始计时)	4	
操作步骤 (80分)	1. 核对、解释,取得配合	10	
	2. 妥当安置各种导管	10	
	3. 拉起对侧床挡,仰卧位,盖被叠于床尾或一侧	10	
	4. 协助移位 【一人协助】 (1) 将病人移向近侧	10	
	(2) 一手扶肩,一手扶膝,轻推病人转向对侧	5	

续表

项目总分	考核要点	分值	扣分记录
操作步骤（80分）	【二人协助】 （1）两人同时将病人抬起移向近侧 （2）分别扶肩、腰、臀和膝，轻推病人转向对侧 5. 再次妥当安置各种导管 6. 背部、胸前及两膝间放置软枕 7. 整理床单位，洗手记录（计时结束）	10 5 5 10 5	
综合评价（8分）	1. 动作轻稳、协调 2. 护患沟通有效，病人能配合操作，感觉安全舒适 3. 操作时间在 5min 内	3 3 2	
操作时间	min		
总分		100	

考核者签名：_____

【自我评价与反思】

1. 操作过程中如何取得病人的配合？如何能让病人感觉到舒适？
2. 作为"病人"，有何体会？

（胡慧敏）

实训五

无菌技术基本操作法

【实训目的】

在医疗、护理操作中，防止一切微生物侵入人体和防止无菌物品、无菌区域被污染。

【用物准备】

1. 操作台上用物　清洁治疗盘、无菌持物钳包、带盖方盘（内放镊子1把）、无菌缸（内放纱布）、无菌包（治疗巾2块）、无菌手套、无菌溶液（0.9%氯化钠溶液500ml）、消毒液（安尔碘）、棉签、记录卡、弯盘。

2. 操作台下用物　医用垃圾桶、生活垃圾桶。

3. 治疗车上层　手消毒凝胶。

上篇　实训指导

【知识储备】

知识点	主要内容
操作前环境要求	❖ 清洁、宽敞、明亮,操作前 30min 停止清扫地面,减少人员走动 ❖ 操作台清洁干燥
操作中保持无菌	❖ 面向无菌区域,手臂在腰部或操作台面以上,不可跨越无菌区 ❖ 无菌物品一经取出,不可再放回无菌容器内 ❖ 一套无菌物品,仅供一位病人使用 ❖ 无菌物品疑有污染或已被污染,应及时更换或重新灭菌
无菌物品的保管	❖ 无菌物品和非无菌物品分别放置,有明显标志 ❖ 无菌物品存放在无菌容器或无菌包内,注明物品名称、灭菌日期 ❖ 按有效期或失效期先后顺序摆放 ❖ 定期检查保存情况,无菌包有效期一般为 7d ❖ 打开的无菌持物钳有效期为 4h ❖ 打开的无菌容器、无菌包、无菌溶液有效期为 24h ❖ 铺好的无菌盘有效期为 4h
基本要求	❖ 严格遵守操作规程,保持高度的无菌观念

【操作流程】

操作步骤	主要内容
1. 操作前准备	❖ 护士:着装整洁,洗手(六步洗手法,至少 15s),戴口罩 ❖ 环境:宽敞明亮、安静整洁、光线适中(口述) ❖ 物品:用物准备齐全,均在有效期内,摆放合理美观
2. 打开持物钳包	❖ 查看无菌包名称、灭菌日期、化学指示胶带、无菌包无潮湿无破损(口述) ❖ 打开无菌包,放于清洁、干燥处 ❖ 分别揭开左右两角,再揭内角 ❖ 检查内置化学指示条(口述) ❖ 取出无菌持物钳及容器 ❖ 在无菌持物钳容器外注明日期和时间,签名
3. 取用治疗巾	❖ 查看无菌包名称、灭菌日期、化学指示胶带、无菌包无潮湿无破损(口述) ❖ 分别揭开左右两角,再揭内角 ❖ 检查内置化学指示条(口述) ❖ 用无菌持物钳夹取治疗巾放于治疗盘内 ❖ 放回持物钳,将包内剩余物品按原折痕包好 ❖ 标注开包日期和时间,签名
4. 铺无菌盘	❖ 双手捏住治疗巾一边外面两角,轻轻抖开,双折铺于治疗盘上 ❖ 上层向远端呈扇形折叠,开口边向外 ❖ 用持物钳依次从无菌贮槽夹取治疗碗,无菌纱布缸内夹取纱布,无菌有盖方盘内夹取镊子,放入无菌巾内

19

续表

操作步骤	主要内容
5. 取用无菌溶液	❖ 取无菌生理盐水密封瓶,擦净瓶外灰尘,认真核对药名、剂量、浓度、有效期,检查瓶盖有无松动、瓶身有无裂缝、溶液是否澄清(口述) ❖ 打开外口瓶盖,拧开内瓶盖 ❖ 手握标签,倒少量溶液于弯盘冲洗瓶口 ❖ 由原处倒所需液量于治疗碗中 ❖ 盖好外面瓶盖 ❖ 记录开瓶时间及日期,签名
6. 盖无菌盘	❖ 拉平治疗巾盖于物品上,上下边缘对齐,将开口处向上翻折两次,两侧边缘向下翻折一次 ❖ 注明铺盘日期时间,签名;将铺好的治疗盘放于治疗车上
7. 戴无菌手套	❖ 检查手套有效期、密封性,选择大小合适的手套 ❖ 打开包装,涂滑石粉 ❖ 一手持手套翻折部分,同时取出一双手套 ❖ 将两手手套掌心相对,一手持手套翻折部分(手套内面),另一手对准五指戴上 ❖ 将戴好手套的手指插入另一只手套的翻折面(手套外面),同时将手套戴好 ❖ 将手套的翻转处套在工作服袖外 ❖ 双手对合交叉调整手套的位置 ❖ 检查手套是否有破损(口述) ❖ 戴手套的手应保持在腰部以上、肩部以下或操作台面以上,视线范围内的水平
8. 脱无菌手套	❖ 戴手套的手捏住手套口外面翻转脱下 ❖ 已脱手套的手插入手套内口,向外翻转脱下 ❖ 将脱下的手套放于医用垃圾桶内
9. 整理用物	❖ 分类处理各类用物,洗手

【考核标准】

项目总分	考核要点	分值	扣分记录
素质要求 (4分)	1. 护士着装整齐,仪表端庄	2	
	2. 报学号、姓名,面带微笑,表情自然	2	
操作前准备 (8分)	1. 评估环境,用物备齐	4	
	2. 洗手、戴口罩(开始计时)	4	
操作步骤 (80分)	1. 打开持物钳包		
	(1)严格检查	2	
	(2)取出无菌持物钳及容器,无污染	10	
	(3)记录、贴标识	2	

续表

项目总分	考核要点	分值	扣分记录
	2. 打开无菌治疗巾包		
	（1）严格检查	2	
	（2）打开无菌包,夹取治疗巾放治疗盘内,无污染	8	
	（3）按原折痕包好	4	
	（4）记录、贴标识	2	
	3. 铺无菌盘		
	（1）将治疗巾上层扇形打开	4	
	（2）取所需无菌物品放入铺好的治疗巾内,无污染	10	
	（3）边缘对齐,铺平整	4	
	（4）记录、放置标识	2	
	4. 戴无菌手套		
	（1）检查手套	2	
	（2）取出手套,依次戴好	12	
	（3）将手套的翻转处套在工作服袖外	4	
	（4）检查手套是否有破损（口述）	2	
	5. 脱手套		
	（1）戴手套的手捏住手套口翻转脱下	2	
	（2）已脱手套的手插入手套内口,向外翻转脱下	2	
	（3）将脱下的手套放于医用垃圾桶内	2	
	6. 整理用物、洗手、脱口罩、报告操作完毕（计时结束）	4	
综合评价（8分）	1. 程序正确,动作规范、美观,操作熟练	2	
	2. 无菌观念强,操作中无污染现象	4	
	3. 操作时间在 6min 内	2	
操作时间	min		
总分		100	

考核者签名：_____

【自我评价与反思】

1. 无菌操作练习过程中,你认为最重要最难的地方在哪里？为什么？
2. 请试着举例说明,你之前了解到的临床操作,哪些需要严格无菌操作技术？

（王春玲）

实训六

穿脱隔离衣法

【实训目的】

保护病人和工作人员免受病原体的侵袭,防止交叉传染。

【用物准备】

1. 治疗车上层　治疗盘内盛已消毒的手刷、手消毒凝胶、消毒小手巾。
2. 治疗车下层　医用垃圾桶、生活垃圾桶、污物袋。
3. 隔离衣、衣架、夹子。
4. 洗手设备(脸盆和脸盆架)。

【知识储备】

知识点	主要内容
隔离区域划分	❖ 清洁区:医务人员的值班室、更衣室、配膳室、浴室以及库房等 ❖ 潜在污染区:医护办公室、治疗室、护士站、化验室等 ❖ 污染区:病室、处置室、污物间、厕所等
存放要求	❖ 挂在半污染区,清洁面朝外;挂在污染区,污染面朝外 ❖ 每天更换,如潮湿或被污染时,立即更换
隔离衣要求	❖ 隔离衣需全部遮盖工作服,有破损不可使用 ❖ 衣领及隔离衣内面为清洁面 ❖ 穿上隔离衣后不得再进入清洁区
刷手	❖ 按前臂、腕部、手背、手掌、手指、指缝、指甲顺序彻底刷洗 ❖ 刷洗每个手臂30s,各两遍,共计2min ❖ 防止水溅湿隔离衣,防止隔离衣污染洗手设备
基本要求	❖ 隔离观念强,操作者、环境、物品无污染 ❖ 手的消毒方法正确,冲洗彻底,隔离衣未被溅湿

【操作流程】

操作步骤	主要内容
1. 评估	❖ 环境:评估需要隔离的环境条件 ❖ 用物:备齐,放置合理
2. 操作前准备	❖ 护士着装整齐,仪表端庄 ❖ 取下手表,卷袖过肘 ❖ 洗手、戴口罩

续表

操作步骤	主要内容
3. 穿隔离衣	❖ 检查隔离衣的完整性、清洁情况,核对长短、型号是否适合 ❖ 手持衣领取下隔离衣,清洁面朝向自己 ❖ 右手持衣领,左手伸入袖内,右手将衣领向上拉,使左手露出,先穿好左手 ❖ 换左手持衣领,同样方法再穿好右手 ❖ 两手持衣领,由领子中央顺着边缘向后将领子扣好(系领子时袖口不可触及衣领、帽子、面部和颈部) ❖ 扣好袖口(或系上袖带) ❖ 将隔离衣一边渐向前拉,见到衣边捏住其外边缘,同法捏起另一侧边缘(手未触及衣服内面) ❖ 双手在背后将两侧边缘对齐,向一侧折叠 ❖ 两腰带在背后交叉,绕回前面打一活结 ❖ 根据需要,必要时戴无菌手套(口述)
4. 脱隔离衣及刷手	【脱隔离衣】 ❖ 解开腰带,在前面打一活结 ❖ 解开袖口,将衣袖拉于肘部将部分袖子塞入工作服袖下,露出双手 【刷手】 ❖ 用刷子蘸消毒液,按前臂－腕部－手背－手掌－手指－指缝－指甲的顺序,彻底刷手 ❖ 换刷另一只手 ❖ 反复两次,时间2min(口述) ❖ 用流水冲净双手,使污水从肘部、前臂流向指尖 ❖ 用小毛巾自上而下擦干双手 ❖ 解开领扣 ❖ 右手伸入左侧衣袖里拉下袖子过手 ❖ 用遮盖着的左手将右侧衣袖拉下 ❖ 双手轮换握住袖子,渐自袖管中退出
5. 挂隔离衣	❖ 手持衣领,对齐衣边挂在衣架上 ❖ 不再穿的隔离衣脱下后卷好投入污衣袋内(口述)
6. 再次洗手	❖ 按卫生洗手法洗手

【考核标准】

项目总分	考核要点	分值	扣分记录
素质要求 (4分)	1. 护士着装整齐,仪表端庄	2	
	2. 报学号、姓名,面带微笑,表情自然	2	
操作前准备 (8分)	1. 评估环境,用物备齐	4	
	2. 洗手、戴口罩(开始计时)	4	

续表

项目总分	考核要点	分值	扣分记录
操作步骤（80分）	1. 穿隔离衣		
	（1）正确取隔离衣	6	
	（2）右手持衣领，先穿左手	8	
	（3）左手持衣领，再穿右手	8	
	（4）两手持衣领，将领子扣好，扣好袖口	8	
	（5）在背后将两侧边缘对齐，向一侧折叠，腰带打结	8	
	（6）根据需要，必要时戴无菌手套（口述）	2	
	2. 脱隔离衣		
	（1）解开腰带，在前面打一活结	6	
	（2）解开袖口，将部分袖子塞入工作服袖下	6	
	（3）正确刷手，反复两次，时间2min（口述）	8	
	（4）流水冲净，用小毛巾擦干双手	4	
	（5）解开领扣，双手轮换握住袖子，渐自袖管中退出	6	
	3. 挂隔离衣		
	（1）手持衣领，对齐衣边挂在衣架上	4	
	（2）不再穿的隔离衣脱下后卷好投入污衣袋内（口述）	2	
	4. 将物品浸泡消毒，洗手记录（计时结束）	4	
综合评价（8分）	1. 操作规范、娴熟	2	
	2. 隔离观念强，无污染；自我保护意识强	4	
	3. 操作时间在6min内	2	
操作时间	min		
总分		100	

考核者签名：_____

【自我评价与反思】

1. 穿脱隔离衣时，如何做到自我防护？

2. 临床在护理传染病病人和保护性隔离病人时，如何正确穿脱隔离衣？两者有何不同？

（王春玲）

实训七

特殊口腔护理

【实训目的】

1. 保持口腔清洁、湿润,使病人舒适,预防口腔感染等并发症。
2. 去除口腔异味,防止口臭,增进食欲,保持口腔正常生理功能。
3. 观察口腔黏膜、舌苔的变化,以及有无特殊口腔气味,以提供病情观察的动态信息。

【用物准备】

1. 治疗盘内 治疗碗(内盛漱口溶液浸湿的无菌棉球约16个,弯止血钳1把)、压舌板1个、治疗碗(内盛漱口溶液)、弯盘、吸水管、手电筒、棉签、治疗巾、液状石蜡。必要时备开口器。

2. 治疗盘外 口腔外用药(按需准备,如液状石蜡、冰硼散、西瓜霜、制霉菌素甘油、金霉素甘油等)、常用漱口液(应根据病人口腔pH与药物的药理作用,选用漱口液,见表7-1)、医嘱单、笔。车旁挂手消毒液。

表7-1 口腔pH与漱口溶液的选择

口腔pH	选用漱口液	作用
中性	0.9%氯化钠注射液	清洁口腔,预防感染
中性	复方硼砂溶液	轻度抑菌,消除口臭
中性	0.02%呋喃西林溶液	清洁口腔,广谱抗菌
偏酸性	1%~3%过氧化氢溶液	抗菌防臭,用于口腔有溃烂、坏死组织者
偏酸性	1%~4%碳酸氢钠溶液	碱性溶液,用于真菌感染
偏碱性	2%~3%硼酸溶液	酸性防腐剂,抑菌,清洁口腔
偏碱性	0.1%醋酸溶液	用于铜绿假单胞菌感染

【知识储备】

知识点	主要内容
适应证	❖ 高热、昏迷、禁食、危重、鼻饲、口腔疾患、大手术后等自理能力缺陷病人
昏迷病人	❖ 禁忌漱口 ❖ 需用开口器者应从臼齿放入,对牙关紧闭者不可暴力使其开口 ❖ 擦洗时棉球不可过湿,以防溶液吸入呼吸道 ❖ 棉球要用止血钳夹紧,每次1个,防止遗留在口腔

续表

知识点	主要内容
活动义齿的护理	❖ 取下活动义齿,用牙刷刷净义齿各面,冷水冲洗干净,病人漱口后戴上 ❖ 不可浸于热水或乙醇中
擦洗顺序	❖ 牙外侧面:左外侧面,由内齿向门齿纵向擦洗,同法擦洗右外侧面 ❖ 牙内侧和咬合面:左侧牙齿的上内侧面—上咬合面—下内侧面—下咬合面,弧形擦洗一侧颊部,同法擦洗右侧 ❖ 上腭及舌面舌下:由内向外横向擦洗上腭及舌面舌下
整体要求	❖ 棉球拧至不滴水为宜 ❖ 擦洗时动作要轻,特别是对凝血功能较差的病人 ❖ 传染病病人用物须按消毒隔离原则处理

【操作流程】

> **情景导入**
>
> 病人,女性,40岁,1床,因"慢性支气管炎急性发作"入院。入院后查体 T 39.5℃,精神差,食欲不振。医嘱:口腔护理每天2次。

操作步骤	主要内容	沟通要点
1. 解释评估	❖ 核对病人床号、姓名,解释操作目的和配合事项	❖ 您好,我是您的责任护士××,请告诉我您的床号和姓名,好吗?请让我看一下您的腕带 ❖ 女士,您今天感觉怎么样?由于您这几天一直持续高热,口腔内分泌唾液较少,细菌的滋生和繁殖较快,容易造成口腔感染,所以一会儿我遵医嘱给您做一下口腔护理可以吗?口腔护理就是用湿润的棉球擦拭您的口腔及牙齿,代替您刷牙,请您不要紧张,在我为您做口腔护理的过程中,您只需配合我做张口、闭口、伸舌、卷舌的动作就可以了。您能理解并配合我吗
	❖ 评估: (1)口腔有无出血、炎症、溃疡、特殊气味 (2)有无活动义齿	❖ 请您现在张嘴让我检查一下您口腔内情况好吗?口腔内没有明显的出血和溃疡点,情况挺好的 ❖ 您有佩戴活动义齿吗 ❖ 好的,您先休息,我去准备
2. 操作前准备	❖ 护士洗手,戴口罩 ❖ 按要求备齐用物,选用合适的漱口液	

续表

操作步骤	主要内容	沟通要点
再次核对	❖ 携用物至病人床旁,再次核对病人床号、姓名	❖ 您好,请再让我看一下您的腕带,好吗? 1床,××× ❖ 您准备好了吗?那我们开始吧
安置卧位	❖ 协助病人取侧卧、仰卧或半坐卧位,头偏向护士	❖ 请您配合我一下,将头偏向我好吗
铺巾置盘	❖ 治疗巾铺在病人颌下及枕上,弯盘置于口角旁	❖ 先给您铺上治疗巾 ❖ 再给您放个弯盘
湿润口唇	❖ 用棉签蘸温开水湿润病人口唇 ❖ 有活动义齿取下(口述) ❖ 倒漱口水,湿润并清点棉球数量	❖ 女士,请您先闭上嘴,我先为您湿润一下口唇
协助漱口	❖ 协助病人用温水漱口	❖ 来漱一下口,不要吞咽,吐到弯盘里
按序擦洗	❖ 擦净口唇,用压舌板轻轻撑开左侧颊部,用血管钳夹棉球擦洗上下牙齿左外侧面,同法擦洗对侧 ❖ 嘱病人张开上下齿、擦洗牙左上内侧面、左上咬合面、左下内侧面、左下咬合面、弧形擦洗左侧颊部,同法擦洗对侧 ❖ 擦洗上腭、舌面、舌下 ❖ 擦洗完毕,清点棉球数	❖ ×女士,要为您擦拭口腔内部了,先擦拭外侧面,请您张口咬合上下齿配合我好吗 ❖ 请您张口,现在擦上牙内侧面,我擦的力度可以吗?我不擦的时候,您可以闭口休息一下。再忍耐一会儿,就快擦完了 ❖ 擦上腭时,可能会有干恶的感觉,我会轻一些,请再伸舌、卷舌,您配合得非常好
再次漱口	❖ 协助病人漱口,毛巾拭去口唇水渍	❖ 请您再漱一下口,给您擦一下
观察涂药	❖ 再次观察口腔,如有口腔溃疡等涂药于患处,口唇干裂者涂液状石蜡	❖ 女士,请您现在张口让我检查一下您口腔内情况好吗 ❖ 您口腔情况挺好的。我觉得您今天的口唇稍微有些干裂,我为您涂一下液状石蜡润唇,可以吗
整理记录	❖ 撤去弯盘及治疗巾 ❖ 协助病人取舒适卧位,整理床单位 ❖ 再次核对,交代注意事项 ❖ 清理用物 ❖ 洗手,记录	❖ 您现在这样躺着舒服吗 ❖ 女士,您在以后也要多漱口,这样才能保持口腔清洁湿润、增进您的食欲、减少口腔感染,好吗 ❖ 谢谢您的配合,您如果还有其他需要请按呼叫器叫我,我也会经常来看您,您好好休息吧

【考核标准】

> **情景导入**
>
> 　　病人,男性,70岁,3床,因脑血管意外住院治疗,在医院经过5d抢救后生命体征稳定,右侧偏瘫,意识清醒,流质饮食,生活不能自理,医嘱:口腔护理每天2次。

项目总分	考核要点	分值	扣分记录
素质要求（4分）	1. 护士着装整齐,仪表端庄	2	
	2. 报学号,姓名,面带微笑,表情自然	2	
操作前准备（8分）	1. 核对,解释,评估病人	4	
	2. 用物准备齐全,摆放合理,洗手,戴口罩（开始计时）	4	
操作步骤（80分）	1. 携用物至病人床旁,核对床号、姓名	4	
	2. 协助病人头偏向护士侧,铺巾置盘	4	
	3. 湿润口唇（有活动义齿取下）	4	
	4. 倒漱口水,湿润并清点棉球数量	6	
	5. 协助病人用温水漱口	2	
	6. 按序擦洗口腔		
	（1）擦洗顺序正确无误	26	
	（2）擦洗动作轻柔	4	
	7. 擦洗完毕,清点棉球数	4	
	8. 再次漱口	2	
	9. 再次检查口腔,按需涂药	6	
	10. 撤去用物,协助病人取舒适卧位,整理床单位	6	
	11. 再次核对,交代注意事项	4	
	12. 整理用物（按医院感染管理办法分类处理）	4	
	13. 洗手,记录（计时结束）	4	
综合评价（8分）	1. 举止端庄,仪表大方,操作规范,熟练有序	2	
	2. 正确指导病人,与病人沟通合理有效	2	
	3. 操作中体现出对病人的人文关怀,病人满意	2	
	4. 有效应变,动作轻柔,操作时间在 8min 内	2	
操作时间	min		
总分		100	

考核者签名：_____

【自我评价与反思】

1. 作为"病人",在接受口腔护理时,有什么感受？
2. 你认为自己在为病人做口腔护理时有什么不足之处？应如何改善？

（杜 鑫）

实训八

卧有病人床整理法

【实训目的】

1. 保持病床和病室整洁、美观、舒适。
2. 预防压疮等并发症的发生。

【用物准备】

扫床刷及床刷套。

【知识储备】

知识点	主要内容
基本要求	❖ 平、整、紧,达到舒适、安全、实用、耐用的目的 ❖ 应用人体力学原理,遵守节力原则 ❖ 床褥清扫干净,床铺平、整、紧,病人感觉舒适
人文关怀	❖ 操作中能及时和病人沟通,了解需要,做好人文关怀 ❖ 翻身时给予必要保护

【操作流程】

> 情景导入
>
> 病人,女性,76岁,3床,因反复咳嗽、咳痰、喘息入院。T 37.5 ℃,P 88次/min,R 26次/min,BP 140/80mmHg。诊断:慢性支气管炎急性发作,肺部感染。晨间护理为病人整理床铺。

操作步骤	主要内容	沟通要点
1. 评估	❖ 评估病人的病情、合作程度、身上有无各种导管及伤口,肢体活动程度 ❖ 评估环境:温湿度适宜、安静整洁、光线适中(口述) ❖ 评估病人床单位的清洁程度 ❖ 修剪指甲、六步洗手、戴口罩	❖ 您好,我是您的责任护士×××,能说一下您的床号、姓名吗 ❖ 奶奶,昨晚睡得还好吧,睡了一晚上,您的床铺有些皱褶和碎屑,为了让您更舒服,我现在需要给您整理一下床铺,操作中需要您的配合,您看可以吗
2. 核对解释	❖ 根据季节关闭门窗,根据病情放平床头、床尾支架(口述),拉起对侧床挡	❖ 奶奶,为了保证安全,我把床挡给您拉上

续表

操作步骤	主要内容	沟通要点
3. 移开桌椅	❖ 移开床旁桌,离床约20cm,移椅至床尾	
4. 松被翻身	❖ 松开床尾盖被,移枕,协助病人翻身至对侧,背向护士	❖ 奶奶,您稍抬头,我帮您把枕头移一下 ❖ 您慢慢翻身到对侧好吗,请您注意安全
5. 松单扫床	❖ 松开近侧各层被单 ❖ 逐层扫净中单和大单,中单搭在病人身上,自床头至床尾扫净大单上的渣屑,清扫要过中线,扫净枕下及病人身下渣屑 ❖ 将大单和中单分别拉平铺好,注意中线对齐 ❖ 移枕,助病人翻身侧卧于扫净的一侧,拉起近侧床挡 ❖ 转至对侧,同上法逐层扫净对侧各层中单和大单,拉平铺好 ❖ 协助病人平卧	❖ 奶奶,您感觉怎么样?没有不舒服吧 ❖ 奶奶,这边已经整理好了,请您抬头,把枕头移过来 ❖ 请您慢慢地翻到我这边来 ❖ 奶奶,已经整理好了,现在请您平躺好,可以吗
6. 整理盖被	❖ 将棉胎和被套拉平,折成被筒,为病人盖好,被尾内折与床尾齐	❖ 奶奶,现在请您拉着被头好吗?我帮您整理一下被子,您拉紧了啊 ❖ 我现在给您把两边的被子整理好 ❖ 现在要把床尾被子整理好,请您稍抬腿,我把被子塞好
7. 整理枕头	❖ 取出枕头,背对病人,轻轻拍松,放入病人头下	❖ 您抬头,我把枕头给您整理一下 ❖ 奶奶,我把枕头给您放好
8. 摇高床头	❖ 酌情支起床头、床尾支架,协助病人取舒适卧位	❖ 奶奶,这样躺着还可以吗
9. 整理洗手	❖ 还原床旁桌、床旁椅 ❖ 清理用物,洗手,取下口罩	❖ 已经为您整理好了,现在是不是感觉舒服多了 ❖ 如果您有什么需要可以按床旁呼叫器,我会随时过来的,您好好休息,谢谢您的配合

【考核标准】

> **情景导入**
>
> 病人,女性,55岁,6床,3d前无明显诱因出现左下腹阵发性疼痛,便后缓解,伴有腹胀、食欲缺乏而入院。门诊结肠镜显示:出血性结肠炎,查体:T 36.5℃,P 88次/min,R 23次/min,BP 100/60mmHg。肠鸣音亢进,左下腹固定压痛点,需卧床休息。晨间护理为病人整理床铺。

项目总分	操作技术标准	分值	扣分记录
素质要求 （4分）	1. 护士着装整齐,仪表端庄	2	
	2. 报学号、姓名,态度和蔼,面带微笑	2	
操作前准备 （8分）	1. 评估病人,评估环境	4	
	2. 用物备齐,修剪指甲,洗手,戴口罩（开始计时）	4	
操作步骤 （80分）	1. 解释合理,取得配合	2	
	2. 移开床旁桌、椅位置合适	2	
	3. 松开床尾盖被,移枕,协助病人翻身,做好必要保护	4	
	4. 扫净各层被单,铺好大单,手法、规范、正确	6	
	（1）床角有型,紧实	8	
	（2）各层大单清扫干净,大单中线与床中线对齐	12	
	（3）床面和侧面平、整、紧	8	
	（4）翻身时沟通有效,做好必要的保护	4	
	5. 整理被套,与床沿平齐铺好,手法正确、规范	2	
	（1）被罩头端充实,盖被上缘不遮盖病人面部	4	
	（2）被套中缝与床中线对齐	6	
	（3）棉胎平整	2	
	（4）两侧平整,与床沿齐,床尾平整,与床尾齐	8	
	（5）与病人沟通有效,病人配合操作	2	
	6. 整理枕头,开口背门,平整放于病人头下	2	
	7. 酌情支起床头、床尾支架,协助病人取舒适卧位	2	
	8. 还原床旁桌、椅,清理用物,洗手（计时结束）	6	
综合评价 （8分）	1. 操作规范,熟练有序,符合节力原则	2	
	2. 病人安全、舒适,床单位平整美观,床褥清扫干净	2	
	3. 沟通有效,充分体现人文关怀	2	
	4. 操作时间在8min内	2	
操作时间	min		
总分		100	

考核者签名：_____

【自我评价与反思】

1. 谈谈你作为病人的感受？请对护士操作进行评价。
2. 为病人整理床铺时,你应采取哪些节力措施？

（王艾青）

实训九 仰卧更换床单法

【实训目的】

1. 保持病床和病室整洁、美观、舒适。
2. 预防压疮等并发症的发生。

【用物准备】

护理车、清洁大单、被套、中单、枕套、扫床刷及套(略湿润)、污物袋、手消毒剂,需要时备清洁衣裤、便盆。

【知识储备】

知识点	主要内容
基本要求	❖ 平、整、紧,达到舒适、安全、实用、耐用的目的 ❖ 应用人体力学原理,遵守节力原则 ❖ 床褥清扫干净,床铺平、整、紧,病人感觉舒适
人文关怀	❖ 操作中能及时和病人沟通,了解需要,做好人文关怀 ❖ 翻身时给予必要保护

【操作流程】

> **情景导入**
>
> 病人,女性,70岁,3床,病人自觉胃部不适,伴有餐后上腹部疼痛,2d前出现黑色稀便,1d前呕血1次,并解暗红色血便,遂入院。查体:T 37.5℃,P 110次/min,R 22次/min,BP 110/75mmHg。诊断:急性上消化道出血。晨间护理发现病人床单上有血渍,需要为病人更换床单。

操作步骤	主要内容	沟通要点
1. 评估	❖ 评估病人的病情、合作程度,身上有无各种导管及伤口,肢体活动程度 ❖ 评估环境:温湿度适宜、安静整洁、光线适中(口述) ❖ 评估病人床单位的清洁程度 ❖ 修剪指甲、六步洗手、戴口罩	❖ 您好,我是您的责任护士×××,能说一下您的床号、姓名吗 ❖ 奶奶,昨晚睡得还好吧,由于您的床铺有些血渍,为了让您更舒服,我现在需要给您更换床单,操作中需要您的配合,可以吗

续表

操作步骤	主要内容	沟通要点
2. 核对、解释	❖ 向病人解释,根据季节关闭门窗,根据病情放平床头、床尾支架(口述),拉起对侧床挡	❖ 奶奶,为了保证安全,我把床挡给您拉上
3. 移开桌椅	❖ 移开床旁桌,离床约20cm,移椅至床尾	
4. 松被翻身	❖ 松开床尾盖被,移枕,协助病人翻身至对侧,背向护士	❖ 奶奶,您稍抬头,我帮您把枕头移一下 ❖ 您慢慢翻身到对侧好吗?请您注意安全
5. 松单扫床	❖ 松开近侧各层被单,将污中单和污大单面向内卷入病人身下 ❖ 扫净近侧床褥 ❖ 将清洁大单中线对齐床中线,对侧一半正面向内卷塞入病人身下	❖ 奶奶,您感觉怎么样?没有不舒服吧
6. 铺近侧单	❖ 分别铺好近侧的床头和床尾大单,将大单拉平铺好,注意中线对齐 ❖ 铺上中单,对侧半幅卷好塞入病人身下,铺好近侧中单	❖ 您感觉怎么样?没有不舒服吧
7. 移枕翻身	❖ 移枕,助病人翻身侧卧于扫净的一侧,拉起近侧床挡	❖ 奶奶,这边已经整理好了,请您抬头,把枕头移过来 ❖ 请您慢慢地翻到我这边来,嗯,就这样,好的
8. 铺对侧单	❖ 转至对侧,松开各层床单,将污中单和大单从床头卷至床尾,撤下放于护理车下层(或污物袋内) ❖ 扫净床褥上渣屑,取下床刷套放于污衣袋内 ❖ 同法铺好各层床单 ❖ 协助病人平卧,放下两侧床挡	❖ 奶奶,这边已经整理好了,现在请您躺到这边来,可以吗 ❖ 您感觉怎么样?没有不舒服吧 ❖ 现在请您躺平,可以吗
9. 更换被套	❖ 松开被筒,将清洁被套正面在外铺于盖被上,解开污被套带 ❖ 将污被套内的棉胎竖叠三折后,再按S形折叠拉出 ❖ 将取出的棉胎放入清洁被套内,对好两上角,铺好棉胎并系带 ❖ 嘱病人双手握住被头,从床头至床尾将污被套撤出,放于护理车下 ❖ 系好被套带子,将盖被两侧叠成被筒,被尾向内折叠,与床尾平齐	❖ 奶奶,现在请您拉着被头,好吗?我帮您把污被套撤下来,您拉紧了啊 ❖ 我现在给您把两边的被子整理好 ❖ 现在要把床尾被子整理好,请您稍抬腿,我把被子塞好
10. 更换枕套	❖ 一手托起病人头颈部,另一手取出枕头,更换干净枕套后拍松,开口背门放置于病人头下	❖ 您抬头,我把枕套给您更换一下 ❖ 奶奶,我把枕头给您放好

33

续表

操作步骤	主要内容	沟通要点
11. 躺好卧位	❖ 协助病人取舒适卧位,酌情支起床头、床尾支架和床挡	❖ 奶奶,这样躺着还可以吗
12. 整理洗手	❖ 还原床旁桌、床旁椅 ❖ 清理用物,污被单送洗 ❖ 洗手,取下口罩	❖ 已经为您整理好了,现在是不是感觉舒服多了 ❖ 还有其他需要吗?如果您有什么需要可以按床旁的呼叫器,我会随时过来的,您好好休息,谢谢您的配合

【考核标准】

> **情景导入**
>
> 病人,女性,45岁,3床,1周前受凉后出现咳嗽、咳痰,3d前开始出现发热,体温高达39.5℃,咳嗽越来越严重,门诊X线提示:双肺炎性病变,以"肺炎"收入院。查体:T 39.2℃,P 112次/min,R 23次/min,BP 125/75mmHg。急性病容,用退热药后出汗,汗液把床单和被套打湿。晨间护理需要为病人更换床单。

项目总分	操作技术标准	分值	扣分记录
素质要求 (4分)	1. 护士着装整齐,仪表端庄	2	
	2. 报学号、姓名,态度和蔼,面带微笑	2	
操作前准备 (8分)	1. 评估病人,评估环境	4	
	2. 用物备齐,修剪指甲,洗手,戴口罩(开始计时)	4	
操作步骤 (80分)	1. 解释合理,取得配合	2	
	2. 移开床旁桌、椅,位置合适	2	
	3. 松开床尾盖被,移枕,协助病人翻身时保护好病人	2	
	4. 扫净床褥,铺平各层被单,手法正确、规范	6	
	(1)床角有型、紧实,床褥清扫干净	10	
	(2)大单中线与床中线对齐,床面和侧面平、整、紧	12	
	(3)翻身时沟通有效,做好必要的保护	2	
	5. 更换被套,与床沿平齐铺好,手法正确、规范	6	
	(1)被罩头端充实,被套中缝与床中线对齐	12	
	(2)棉胎平整,两侧平整,与床沿齐,床尾平整,与床尾齐	12	
	(3)撤污被套,与病人沟通有效,病人配合操作	4	
	6. 更换枕套,平整放于病人头下	2	
	7. 协助病人取舒适卧位,酌情支起床头、床尾支架和床挡	2	
	8. 还原床旁桌、床旁椅,清理用物,洗手	6	

续表

项目总分	操作技术标准	分值	扣分记录
综合评价 （8分）	1. 操作规范、熟练有序、动作轻快、符合节力原则	2	
	2. 病人安全、舒适、床单位平整美观、床褥清扫干净	2	
	3. 沟通有效、充分体现人文关怀	2	
	4. 操作时间在 15min 内	2	
操作时间	min		
总分		100	

考核者签名：_____

【自我评价与反思】

1. 你能帮助侧卧位病人更换床单吗？
2. 更换床单时如何保证病人安全？

（王艾青）

实训十

生命体征测量

【实训目的】

1. 判断生命体征有无异常。
2. 动态监测生命体征的变化，了解病人的病情。
3. 协助诊断，为预防、治疗、康复、护理提供依据。

【用物准备】

1. 治疗车上层　治疗盘内备干燥的容器 2 个（分别装干净及污染的体温计）、血压计、听诊器、消毒纱布 2 块、记录本、秒表、笔。（必要时准备少许棉花，如测量肛温应另备液状石蜡、棉签、卫生纸、手套、屏风）。盘外放治疗单。车旁挂手消毒液。
2. 治疗车下层　生活垃圾桶、医用垃圾桶。

【知识储备】

知识点	主要内容
正常体温	❖ 口温：36.3~37.2℃ ❖ 腋温：36.0~37.0℃ ❖ 肛温：36.5~37.7℃
测量部位和时间	❖ 口温：舌下热窝，3min，婴幼儿、精神异常、昏迷、口腔疾患、口鼻手术、呼吸困难的病人不宜测量口温 ❖ 腋温：腋窝正中，10min，腋窝有创伤、手术、炎症、腋下出汗多、肩关节受伤或过度消瘦者不宜测量腋温 ❖ 肛温：肛门 3~4cm，3min，直肠肛门部位疾病及手术、腹泻、心肌梗死病人不宜测肛温
异常处理	❖ 避免影响测量生命体征的各种因素：进食、冷热饮、冷热敷、沐浴、坐浴、灌肠、剧烈运动、情绪波动、哭闹、吸烟等。测量前若有影响因素存在，应休息 30min 后再测量 ❖ 婴幼儿、昏迷、危重病人及精神异常者测体温时，专人看护 ❖ 不慎咬碎体温计：立即清除口腔内玻璃碎屑，然后口服蛋清液或牛奶以延缓汞的吸收，病情允许的情况下可服用粗纤维食物促进汞的吸收
正常脉搏	❖ 60~100 次/min，均匀规则，动脉管壁柔软、光滑、有弹性
测量脉搏	❖ 以示指、中指、无名指的指端诊脉，不可用拇指诊脉 ❖ 偏瘫病人：选择健侧肢体测量 ❖ 脉搏短绌：两名护士同时测量，一人听心率，一人测脉搏，由听心率者发出"开始"和"停止"口令，计时 1min
正常呼吸	❖ 16~20 次/min，节律规则、均匀平稳
测量呼吸	❖ 保持诊脉手势，分散病人注意力 ❖ 危重病人：将少许棉花放于病人鼻孔前，观察棉花纤维被吹动的次数，计数 1min
正常血压	❖ 收缩压 90~139mmHg，舒张压 60~89mmHg，脉压 30~40mmHg
影响因素	❖ 偏低：袖带过宽，肱动脉位置高于心脏水平，袖带缠得过紧，测量者视线水平高于水银柱弯月面，放气太快 ❖ 偏高：袖带过窄，肱动脉位置低于心脏水平，袖带缠得过松，测量者视线水平低于水银柱弯月面，放气速度太慢
特殊情况	❖ 偏瘫、肢体有损伤的病人：应选择健侧肢体测量血压 ❖ 重测血压：驱尽袖带内气体，待水银降至"0"点，稍候片刻再测量，一般连续测量 2~3 次，取其最低值 ❖ 四定：定时间、定部位、定体位、定血压计

【操作流程】

情景导入

病人，男性，60 岁，1 床，因"左下肢骨折"入院，术后返回病房，护士为病人测量生命体征。

操作步骤	主要内容	沟通要点
1. 评估解释	❖ 核对病人床号、姓名	❖ 您好,我是您的责任护士××,能告诉我您的床号、姓名吗?让我看一下您的腕带
	❖ 向病人解释生命体征测量的目的、方法	❖ 叔叔您刚做完手术,为了监测您的病情,了解您的基本情况,现在要为您测量生命体征,即测量体温、脉搏、呼吸、血压
	❖ 评估病人的身体状况,有无运动、进食、肢体疾病、心肝肾等影响测量生命体征的因素,选择病人适宜的测量方法,了解病人病情、自理程度及心理状况	❖ 我先帮您解开衣扣,检查一下您腋窝和上肢的皮肤情况,好吗?请您像我这样活动一下双上肢 ❖ 那您先休息,我回去准备,待会儿过来给您测量
2. 操作前准备	❖ 护士洗手,戴口罩 ❖ 检查体温计、血压计等完好,无破损 ❖ 按要求备好用物,摆放合理	
3. 核对解释	❖ 携用物至病人床旁,再次核对病人床号、姓名 ❖ 向病人解释操作目的、方法、注意事项及配合要点,取得病人配合	❖ 您好,让我再看一下您的腕带 ❖ 叔叔,现在开始给您测了。测得的指标可以帮助我们了解您的基本情况,协助诊断病情。在操作过程中请您配合我,您准备好了吗?那我们开始吧
4. 安置体位	❖ 协助病人取坐位或卧位	❖ 您这样躺着还可以吧
5. 测量体温	❖ 擦干腋下汗液,再次检查体温计是否在35℃以下 ❖ 将体温计水银端放于腋窝深处并紧贴皮肤 ❖ 嘱病人屈臂过胸,夹紧体温计,必要时托扶病人手臂 ❖ 测量时间10min(口述)	❖ 我先给您测量腋温,要把体温计放置于您的腋窝,我先帮您擦一下腋下的汗液,好吗 ❖ 请您夹紧手臂置于胸前,夹10min,请不要太过用力,以免影响结果
6. 测量脉搏	❖ 协助病人采取舒适的姿势,手臂轻松置于床上或桌面上 ❖ 以示指、中指、无名指的指端按压桡动脉,力度适中,以能感觉到脉搏搏动为宜 ❖ 测30s,所得数字乘以2,并告知病人,做好记录 ❖ 脉搏异常的病人,测量1min(口述)	❖ 现在给您测量脉搏,请您把右手给我
7. 测量呼吸	❖ 护士测量脉搏后仍保持诊脉手势,观察病人的胸腹部,一起一伏为一次呼吸,测量30s。所得数字乘2,告知病人,做好记录	❖ 刚才给您测的脉搏是××次/min,呼吸××次/min

续表

操作步骤	主要内容	沟通要点
8. 测量血压	❖ 将病人衣袖卷至肩部露出上臂,伸直肘部,手掌向上,保持血压计零点、肱动脉与心脏同一水平 ❖ 坐位平第四肋,仰卧平腋中线 ❖ 放平血压计,排尽袖带内空气 ❖ 将袖带平整无折地缠于上臂中部,下缘距肘窝2~3cm,松紧以能放入一指为宜,打开水银槽开关 ❖ 戴好听诊器,将听诊器的胸件紧贴在肱动脉处 ❖ 打气至肱动脉搏动音消失,再上升20~30mmHg(2.6~4.0kPa) ❖ 以每秒4mmHg(0.5kPa)的速度慢慢放气 ❖ 准确测量收缩压、舒张压的数值 ❖ 测量完毕,排尽袖带余气,将血压计右倾45°关闭水银槽开关,整理病人衣袖 ❖ 告知病人血压值,记录血压值	❖ 现在开始给您测量血压了,我先给您把袖子卷起来。一会儿袖带充气的时候会有点紧,请您不要紧张 ❖ 刚才给您测的血压是××/××mmHg
9. 取体温计	❖ 将体温计取出,将测得体温告知病人,并记录	❖ 测量体温的时间到了,我们看一下,好吗? ❖ 刚刚测得的体温是××℃
10. 整理归位	❖ 整理床单位,妥善安置病人 ❖ 整理用物(垃圾分类处理),洗手	❖ 您刚才测得的各项指标都是正常的,请您放心,如您有其他需要,请按床头呼叫器叫我。谢谢您的配合,您好好休息吧

【考核标准】

> **情景导入**
>
> 病人,男性,60岁,3床,一年来全身乏力,食欲不佳,腹胀,今晨头晕恶心并呕出咖啡样物体约600ml,家属急送医院,平车入病房,护士为病人测量生命体征。

项目总分	考核要点	分值	扣分记录
素质要求 (4分)	1. 护士着装整齐,仪表端庄	2	
	2. 报学号、姓名,面带微笑,表情自然	2	
操作前准备 (8分)	1. 核对解释,评估病人	4	
	2. 用物备齐,摆放合理,洗手,戴口罩(开始计时)	4	

续表

项目总分	考核要点	分值	扣分记录
操作步骤 （80分）	1. 携用物至病人床旁,核对床号、姓名	4	
	2. 协助病人采取坐位或卧位	4	
	3. 测量体温		
	（1）测量前水银柱在35℃以下	4	
	（2）体温计位置放置正确	8	
	（3）测量时间足够,读数准确	4	
	4. 测量脉搏		
	（1）测量手法正确	4	
	（2）测量部位准确	6	
	（3）时间足够,数值准确	4	
	5. 测量呼吸		
	（1）观察部位准确	6	
	（2）时间足够,数值准确	4	
	6. 测量血压		
	（1）测量方法正确	10	
	（2）袖带、听诊器位置正确,袖带松紧适宜	8	
	（3）读数准确	4	
	7. 整理床单位,妥善安置病人	4	
	8. 整理用物（垃圾分类处理）,洗手,记录（计时结束）	6	
综合评价 （8分）	1. 举止端庄,仪表大方,操作规范,熟练有序	2	
	2. 正确指导病人,与病人沟通合理有效,体现人文关怀	2	
	3. 动作轻稳、熟练,测量和记录准确、及时	2	
	4. 有效应变,动作轻柔,操作在10min内完成	2	
操作时间	min		
总分		100	

考核者签名：_____

【自我评价与反思】

1. 你在为"病人"测量生命体征时,有何体会?
2. 小组成员测量的值分别是多少?分析一下。

（杜 鑫）

实训十一

双侧鼻导管给氧法

【实训目的】

1. 纠正各种原因造成的缺氧状态,提高 PaO_2 和 SaO_2,增加 CaO_2。
2. 促进组织的新陈代谢,维持机体生命活动。

【用物准备】

1. 治疗车上层　治疗盘内备治疗碗(内盛冷开水)、纱布、弯盘、双侧鼻导管、棉签、扳手。治疗盘外备用氧记录单、笔、标志,手消毒液。
2. 治疗车下层　医用垃圾桶、生活垃圾桶。
3. 供氧装置　氧气筒和氧气压力表、管道氧气装置(中心供氧装置)。

【知识储备】

知识点	主要内容
缺氧程度判断	❖ 轻度缺氧:$PaO_2>6.67kPa$(50mmHg),$SaO_2>80\%$ ❖ 中度缺氧:$4kPa<PaO_2<6.67kPa$(30~50mmHg) 　　　　　　$60\%<SaO_2<80\%$ ❖ 重度缺氧:$PaO_2<4kPa$(30mmHg),$SaO_2<60\%$
氧气浓度与流量关系	❖ 吸氧浓度(%)=21+4×氧流量(L/min)
其他吸氧方法	❖ 鼻塞给氧法:适用于长期用氧的病人 ❖ 面罩给氧法:适用于张口呼吸且病情较重、烦躁不安的病人,氧流量成人 6~8L/min ❖ 氧气头罩给氧法:主要用于小儿 ❖ 氧气枕给氧法:可用于家庭氧疗、危重病人的抢救或转运途中
安全用氧原则	❖ 做好"四防",即防火、防震、防油、防热 ❖ 氧气筒放在阴凉处,离暖气 1m 以上,离火炉 5m 以上 ❖ 筒上标有"严禁烟火"标志,搬运时,避免倾斜、撞击 ❖ 氧气表及螺旋口上勿涂油,也不用带油的手装卸,避免燃烧 ❖ 氧气筒内氧气不可用空,当压力表指针至 $5kg/cm^2$(0.5MPa)时,不可再用,以防灰尘入内,再次充气时引起爆炸 ❖ 对未用或已用空的氧气筒,应分别标"满"或"空"的标志
氧疗副作用	❖ 吸氧浓度高于 60%,持续时间超过 24h,可出现氧疗副作用:氧中毒、肺不张、呼吸道分泌物干燥、晶状体后纤维组织增生、呼吸抑制
湿化瓶内溶液	❖ 一般病人吸氧时,湿化瓶内盛 1/2~2/3 的冷蒸馏水 ❖ 急性肺水肿的病人吸氧时,湿化瓶内应盛装 20%~30% 乙醇

【操作流程】

> **情景导入**
>
> 病人,男性,30岁,7床,因"3d前淋雨后出现咳嗽、咳痰、发热伴气急30min"来院就诊。病人步入病房,神志清,精神略萎靡,查体:T 39.5℃,P 90次/min,X线示"左下肺炎",遵医嘱给予吸氧。

操作步骤	主要内容	沟通要点
核对评估	❖ 核对病人床号、姓名 ❖ 评估病人病情、意识、治疗情况、心理状态及合作程度 ❖ 向病人及家属解释给氧的目的、方法 ❖ 评估病人缺氧程度、鼻腔情况 ❖ 评估环境适宜(口述:环境安静整洁,光线充足。温湿度适宜。无热源,无明火)	❖ 您好,我是您的责任护士××,能告诉我您的床号、姓名吗 ❖ 让我看一下您的腕带,现在感觉怎么样 ❖ 您说有一点胸闷气短,现在给您吸氧,改善您的缺氧症状 ❖ 我检查一下您鼻腔情况 ❖ 您先稍休息一下,我准备好用物马上过来
护士准备	❖ 护士洗手,戴口罩	
核对解释	❖ 携用物至病人床旁,再次核对床号和姓名 ❖ 解释操作注意事项及配合要点 ❖ 询问病人有无需要并帮助解决	❖ 请再说一下您的床号、姓名,好吗 ❖ 一会儿我会把鼻导管插入您的鼻腔,操作过程中如果您有什么不适,请及时告诉我 ❖ 您还有其他需要吗
装表	氧气筒供氧法 ❖ 吹尘 ❖ 装表:将表接于氧气筒气门,用扳手旋紧;接湿化瓶,连接通气管 ❖ 检查:①确认流量开关关闭;②打开氧气筒总开关,再打开流量开关;③检查氧气流出是否通畅、有无漏气;④关上流量开关 中心供氧法 ❖ 将流量表安装在中心供氧管道氧气流出口处,接上湿化瓶 ❖ 打开流量开关,确定装置无漏气,关闭流量开关备用	
清洁检查	❖ 用棉签蘸冷开水,清洁病人鼻孔,并观察鼻腔情况	❖ 来先为您清洁一下鼻腔

续表

操作步骤	主要内容	沟通要点
连接导管	❖ 将鼻导管与湿化瓶的出口相连	
调节流量	❖ 打开流量开关,调节氧气流量(口述:根据病人病情调节氧气流量)	
湿润检查	❖ 将鼻导管前端放于冷开水中湿润并检查鼻导管是否通畅	
插管固定	❖ 将鼻导管插入病人鼻孔 1cm ❖ 将导管环绕病人耳部向下放置并调节松紧度	❖ 来,我给您插上吸氧管 ❖ 您觉得松紧合适吗
用氧安全	❖ 告知病人用氧期间勿擅自调节氧气流量,注意用氧安全	❖ 氧气已经给您吸上了,氧流量是根据您的病情调节的,请您和您的家人不要随意调节;请不要在病室内吸烟,不要使用明火,不要随意搬动氧气筒,手也不要触摸氧流量开关 ❖ 在吸氧过程中如果有什么不适和需要的话请按床旁呼叫器,我随时会过来的
观察记录	❖ 洗手,记录给氧时间、氧流量、病人反应 ❖ 观察病人缺氧症状、监护指标、氧气装置有无漏气和是否通畅,有无氧疗不良反应(口述:中途改变流量时,先分离鼻导管与湿化瓶连接处,调好流量后再接上)	
停止用氧	❖ 核对病人床号、姓名 ❖ 向病人解释 ❖ 取下鼻导管,关闭流量开关 ❖ 记录停氧时间、用氧效果	❖ 请告诉我您的床号、姓名 ❖ 您现在胸闷气短的症状已经缓解了,我要给您停止吸氧了 ❖ 来我们先把鼻导管取掉
安置病人	❖ 安置病人于舒适体位,整理床单位	❖ 您这样躺着还舒服吗,还有其他需要吗 ❖ 那您好好休息,谢谢您的配合,祝您早日康复
按序卸表	氧气筒供氧法 ❖ 关闭氧气筒总开关 ❖ 打开流量调节开关,放余气,关闭流量调节开关 ❖ 卸湿化瓶和氧气表,带氧气筒帽 ❖ 氧气筒悬挂"空"或"满"标志 中心供氧法 ❖ 卸湿化瓶,取下流量表	
整理用物	❖ 整理用物,垃圾分类处理 ❖ 洗手,去口罩,记录	

【考核标准】

情景导入

病人,男性,48岁,5床,长期咳嗽、咳痰、气短并反复发作入院。平日应酬多、压力大,每天吸烟两包余。肺功能检查发现病人肺功能重度受损,患慢性支气管炎、肺气肿,诊断为慢性阻塞性肺疾病。医嘱给予氧气吸入。

项目总分	操作技术标准	分值	扣分记录
素质要求 (4分)	1. 着装整齐,仪表端庄	2	
	2. 报学号、姓名,面带微笑,表情自然	2	
操作前准备 (8分)	1. 核对床号、姓名,评估病人和环境,向病人解释吸氧的目的和方法	6	
	2. 洗手,戴口罩(开始计时)	2	
操作步骤 (80分)	1. 携用物至病人床旁,再次核对病人床号、姓名	2	
	2. 告知配合要点及注意事项,询问有无需要	4	
	3. 装氧气表	10	
	4. 吸氧		
	(1)清洁并观察病人鼻腔	2	
	(2)连接鼻导管,打开流量调节开关,调节至所需流量	8	
	(3)鼻导管蘸水湿润,并检查是否通畅	4	
	(4)将鼻导管插入病人鼻孔并固定	4	
	5. 告知病人用氧注意事项	4	
	6. 洗手,记录吸氧时间、氧气流量	4	
	7. 口述:调节氧气流量方法	6	
	8. 停氧		
	(1)再次核对病人床号、姓名,向病人进行解释	4	
	(2)取下鼻导管,关闭流量开关	6	
	9. 整理床单位,询问病人有无其他需要	4	
	10. 卸表	10	
	11. 整理用物,垃圾分类处理(口述)	4	
	12. 洗手,记录停氧时间、用氧效果(计时结束)	4	
综合评价 (8分)	1. 举止端庄,操作规范,熟练有序,动作轻柔	2	
	2. 与病人沟通合理有效,操作中体现人文关怀	2	
	3. 注意用氧安全	2	
	4. 操作时间在6min内	2	
操作时间	min		
总分		100	

考核者签名:_____

【自我评价与反思】

1. 有些病人并不能理解安全用氧的意义,请尝试用更多的方法对病人进行安全教育。
2. 如何判断病人缺氧状况已经缓解?

(申洪娇)

实训十二

吸 痰 法

【实训目的】

1. 清除呼吸道分泌物,保持呼吸道通畅。
2. 预防肺不张、坠积性肺炎、窒息等并发症的发生。
3. 改善肺通气,促进呼吸功能。
4. 取痰标本做痰培养和药敏试验,协助诊断和治疗。

【用物准备】

1. 治疗车上层　治疗盘内备有盖罐2只(试吸罐和冲洗罐,内盛无菌生理盐水)、一次性无菌吸痰管数根、无菌纱布、无菌持物钳或镊子、弯盘、无菌手套,必要时备压舌板、开口器、舌钳、牙垫。必要时备电插板等。车旁挂手消毒液。
2. 治疗车下层　生活垃圾桶、医用垃圾桶。
3. 电动吸引器或中心负压吸引装置。

【知识储备】

知识点	主要内容
适应证	❖ 老年、麻醉后、危重及昏迷等病人因无力咳嗽、咳嗽反射迟钝或会厌功能不全者
吸痰负压	❖ 一般成人:40.0~53.3kPa(300~400mmHg) ❖ 儿童:33.0~40.0kPa(250~300mmHg)
吸痰时间	❖ 每次吸痰时间不超过15s,吸痰前后吸入高浓度氧气
无菌操作	❖ 严格无菌操作,治疗盘内用物应每天更换1~2次 ❖ 吸痰导管每次更换,气管切开者,每抽吸1次更换导管1根

【操作流程】

> **情景导入**
>
> 病人,男性,78岁,8床,既往有"慢性支气管炎"病史20年,因脑外伤后行"硬膜下血肿清除术",术后病人神志清醒,痰量多,无力咳出。医嘱:吸痰必要时。

操作步骤	主要内容	沟通要点
1. 核对解释	❖ 携用物至病人床旁,认真核对病人床号、姓名,并做好解释	❖ 您好,我是您的责任护士××,能告诉我您的床号和姓名吗?让我看一下您的腕带?您现在痰有点多,遵医嘱要给您吸痰,吸痰过程中有什么不舒服您可以举手示意我,好吗
2. 评估	❖ 呼吸道分泌物的量、黏稠度、部位,排痰的能力(口述) ❖ 口、鼻腔黏膜有无异常,鼻腔有无阻塞,是否人工气道等(口述) ❖ 检查口腔、鼻腔,取下活动义齿(口述)	❖ 来,您咳嗽一下 ❖ 让我检查一下您的鼻腔情况 ❖ 让我检查一下您的口腔情况
3. 调节负压	❖ 接通电源,打开开关,检查吸引器性能,调节负压	❖ 我现在要打开机器调节一下负压,声音有点大,您别紧张
4. 安置体位	❖ 协助病人取舒适体位,头部转向一侧,面向操作者	❖ 您把头转向我这一侧
5. 连管试吸	❖ 连接吸痰管,在试吸罐中先试吸少量生理盐水	
6. 按序吸痰	❖ 手将吸痰管末端折叠,另一手用无菌血管钳(镊)或者戴手套持吸痰管前端,经鼻或口腔插入气管 ❖ 放松吸痰管末端,边旋转边吸引并边向上提拉吸痰管 ❖ 先吸净口咽部的分泌物;再吸气管内分泌物	❖ 我现在要开始插管吸痰了,您请放松,别紧张
7. 抽吸冲洗	❖ 退出吸痰管时,在冲洗罐中抽吸生理盐水冲洗	
8. 观察情况	❖ 气道是否通畅 ❖ 病人的反应,如面色、呼吸、心率、血压等是否改善 ❖ 吸出液的颜色、性质及量等	
9. 安置病人	❖ 拭净病人口鼻喷出的分泌物 ❖ 帮助病人取舒适卧位 ❖ 整理病人床单位	❖ 痰已经吸出来了,您呼吸顺畅多了吧 ❖ 您这样躺着可以吗?还有其他需要吗?呼叫器给您放在枕边了,如果有需要或有任何不适,请及时铃叫我 ❖ 谢谢您的配合,您好好休息

续表

操作步骤	主要内容	沟通要点
10. 整理用物	❖ 吸痰管按一次性用物处理 ❖ 吸引器上的连接管插入盛有消毒液的试管中浸泡	
11. 洗手记录	❖ 洗手,记录	

【考核标准】

情景导入

病人,女性,32岁,2床,因车祸致脑外伤住院3d。现病人已行气管切开,用呼吸机辅助呼吸。目前,病人呼吸道内有痰鸣音,呼吸机显示气道压力高,血氧饱和度显示88%,医嘱:吸痰必要时。

项目总分	考核要点	分值	扣分记录
素质要求 (4分)	1. 着装整齐,仪表端庄	2	
	2. 报学号、姓名,面带微笑,表情自然	2	
操作前准备 (8分)	1. 评估环境和病人	4	
	2. 用物备齐,洗手,戴口罩(开始计时)	4	
操作步骤 (80分)	1. 核对、解释	5	
	2. 病人头偏一侧,检查口腔,取下活动义齿	4	
	3. 检查管道,接通电源,调节负压	10	
	4. 铺巾置盘,戴手套,连接吸痰管,并试通	10	
	5. 正确插入吸痰管	15	
	6. 吸痰管左右旋转向上提出(时间不超过15s)	10	
	7. 吸痰(顺序正确)	15	
	8. 吸痰毕,冲洗,分离吸痰管	4	
	9. 安置病人,整理床单位	3	
	10. 洗手,记录(计时结束)	4	
综合评价 (8分)	1. 动作规范,操作娴熟,手法轻稳	2	
	2. 无菌观念强	2	
	3. 治疗性沟通有效	2	
	4. 操作时间在8min内	2	
操作时间	min		
总分		100	

考核者签名:_____

【自我评价与反思】

1. 如何缓解吸痰病人的紧张情绪？

（冯晓敏）

实训十三

鼻 饲 法

【实训目的】

1. 对不能经口进食的病人，通过胃管供给病人流质食物，保证病人机体营养需求。
2. 经胃管供给药物，保证治疗的需要，利于病人早日康复。

【用物准备】

1. 治疗车上层

（1）插管用物：治疗盘内放治疗碗、镊子、棉签、压舌板、胃管、纱布、液状石蜡棉球（纱布）、50ml注射器、治疗巾、手电筒、手套、温开水、鼻饲饮食200ml（温度38~40℃）、橡皮圈、胶布、别针、弯盘、听诊器（据情况准备）、医嘱单、记录本，车旁挂手消毒液。

（2）拔管用物：治疗盘内放治疗巾、手套、弯盘、纱布、棉签、松节油、医嘱单、记录本，车旁挂手消毒液。

2. 治疗车下层　医用垃圾桶、生活垃圾桶。

【知识储备】

知识点	主要内容
适应证	❖ 不能经口进食者：昏迷病人、口腔疾患或手术者、不能张口者（破伤风病人）等 ❖ 早产儿、精神异常拒绝进食者
禁忌证	❖ 食管胃底静脉曲张和食管梗阻者
安置卧位	❖ 一般病人采取半坐卧位或坐位 ❖ 病情较重者采取右侧卧 ❖ 昏迷病人去枕平卧，头向后仰
插管长度	❖ 一般成人为45~55cm ❖ 成人测量方法：前额发际至剑突或鼻尖经耳垂至剑突 ❖ 小儿测量方法：眉间至剑突与肚脐的中点
观察处理	❖ 若出现呛咳、发绀等，立即拔管 ❖ 若出现恶心、呕吐等，暂停插管 ❖ 若插入不畅，则检查胃管是否盘在口中

续表

知识点	主要内容
昏迷者插管	❖ 胃管插至咽喉处（10~15cm）时，抬高病人头部，使下颌贴近胸骨柄，增大咽后壁的弧度，提高插管成功率
验证方法	❖ 抽：胃管末端接注射器抽吸，有胃液抽出 ❖ 听：置听诊器于胃部，用注射器从胃管末端注入10ml空气，听到气过水声 ❖ 看：将胃管末端置入水中，无气泡逸出
鼻饲液要求	❖ 鼻饲液温度38~40℃ ❖ 每次鼻饲量不超过200ml ❖ 两次鼻饲间隔时间大于2h

【操作流程】

情景导入

病人，男性，31岁，1床，该病人因骑电动车时与货车发生追尾，导致下颌角多发性骨折，急送入医院行手术治疗。术后病人不能经口进食，遵医嘱行留置胃管。

操作步骤	主要内容	沟通要点
1. 解释评估	❖ 核对病人床号、姓名，解释操作目的和配合要点 ❖ 评估： （1）鼻黏膜是否有肿胀、炎症，有无鼻中隔偏曲、鼻息肉，鼻腔通气是否顺畅等 （2）吞咽功能是否良好 ❖ 有无义齿	❖ 您好，我是您的责任护士，请告诉我您的床号和姓名，好吗 ❖ 请让我看看您的腕带 ❖ 因为您刚刚做过口腔手术，嘴巴暂时不能吃东西，遵医嘱，我要为您插根胃管，也就是从您的鼻腔插根软管到胃部，通过胃管给您注入食物、药物和水，这样既能保证营养又有利于您口腔伤口的恢复，好吗 ❖ 操作时有些张口和吞咽的动作，麻烦您到时候配合我，好吗 ❖ 我先用手电筒帮您检查一下鼻腔，请您稍微闭一下眼睛 ❖ 我这样按压您觉得疼吗？（按压一侧鼻翼）用鼻子呼吸一下。这样按疼吗？（按另一侧鼻翼）再呼吸看看。您的鼻腔没问题，等会我们就从这个鼻孔插管，好吗 ❖ 您有佩戴假牙吗 ❖ 请您咽咽口水我看一下 ❖ 吞咽功能正常 ❖ 您还有什么需要吗 ❖ 那您先休息，我去准备用物

续表

操作步骤	主要内容	沟通要点
2. 操作前准备	❖ 按要求备齐用物 ❖ 护士洗手、戴口罩,推用物至床旁,再次核对床号和姓名	❖ 您好,请再跟我说一下您的床号和姓名,好吗 ❖ 请问您准备好了吗 ❖ 那我们开始吧
3. 安置卧位	❖ 根据病人具体情况安置相应卧位	❖ 为了方便插管,我帮您把床头稍微摇高点,好吗
4. 铺巾置盘	❖ 治疗巾铺在病人颌下,弯盘置于脸颊旁边	❖ 先给您铺块治疗巾 ❖ 再给您放个弯盘
5. 清洁鼻腔	❖ 选择通畅的一侧鼻孔,用湿棉签清洁鼻腔 ❖ 病人若有义齿,要取下妥善保管(口述) ❖ 备胶布	❖ 帮您清洁一下鼻腔
6. 开包查管	❖ 取出注射器和胃管,检查胃管是否通畅(注入少量空气) ❖ 封闭胃管末端盖帽	
7. 测量长度	❖ 定位剑突,测量插管长度,并做标记 ❖ 测量方法(口述)	❖ 我要摸一下您的剑突,方便待会儿测量长度,请不要紧张
8. 润滑胃管	❖ 液状石蜡棉球(纱布)润滑胃管头端	
9. 规范插管	❖ 一手持纱布托住胃管,一手持镊子夹住胃管头端,轻轻插入鼻孔 ❖ 清醒病人插入咽喉处(10~15cm)时,嘱其做吞咽动作,顺势将胃管插至预定长度 ❖ 昏迷病人插管方法及插管过程可能遇到的问题和处理方法(口述)	❖ 马上要开始插管了,您准备好了吗 ❖ 插管过程可能会有点不舒服,容易恶心,但是请不要紧张,到时候请您根据我的指导配合我,好吗 ❖ 您这样躺着舒服吗 ❖ 那我们准备开始吧 ❖ 请放松,往下咽
10. 确认入胃	❖ 选一种方法验证胃管在胃内 ❖ 验证胃管在胃内的三种方法(口述)	
11. 固定胃管	❖ 用胶布固定胃管与鼻翼和脸颊	❖ 我要用胶布固定一下胃管,如果觉得不舒服,请告诉我
12. 灌注食物	❖ 回抽:接注射器于胃管末端,先回抽胃内容物(每次鼻饲前均应先回抽) ❖ 注水:注入少量温开水以润滑管腔 ❖ 灌液:缓慢灌注流质食物或药物(每次抽吸鼻饲液时均应反折胃管末端) ❖ 注水:鼻饲毕,再次注入少量温开水以冲洗胃管 ❖ 鼻饲量及两次鼻饲的间隔时间(口述)	❖ 您感觉怎么样?没有什么不舒服的吧

续表

操作步骤	主要内容	沟通要点
13. 封管固定	❖ 抬高胃管末端,液体完全流入体内后封闭末端盖帽 ❖ 以纱布包裹胃管末端并反折,用橡皮圈扎紧 ❖ 用别针将胃管末端固定在病人的衣领、大单或枕旁处	❖ 我用别针把胃管固定在您的衣领上,请您活动的时候稍微注意一点
14. 清洁整理	❖ 清洁病人的鼻孔、口腔,撤去治疗巾,整理床单位,嘱病人维持鼻饲卧位 20~30min ❖ 冲洗注射器,用纱布盖好备用	❖ 您感觉还好吗 ❖ 您需要维持这个体位大概半个小时。如果有什么需要,可以按铃叫我,我也会随时来看您的 ❖ 感谢您的配合,请好好休息
15. 准确记录	❖ 洗手,记录鼻饲时间、鼻饲液的种类和量、病人的反应	
16. 拔出胃管	❖ 核对床号、姓名,解释拔管原因,取得病人合作 ❖ 颌下铺巾,放置弯盘,去别针,连同胃管末端置于弯盘内 ❖ 揭去胶布 ❖ 戴手套 ❖ 一手持纱布裹住近鼻孔处胃管,胃管末端缠绕于另一手上。嘱病人深呼吸,在呼气时缓慢拔管,到咽喉处快速拔出,放入弯盘内 ❖ 清洁病人口、鼻、面部,擦净胶布痕迹 ❖ 撤去弯盘和治疗巾 ❖ 协助病人取舒适体位,整理床单位 ❖ 洗手、记录拔管时间、病人的反应	❖ 您好,请告诉我您的床号和姓名,好吗 ❖ 请让我看一下您的腕带 ❖ 因为您可以自己吃东西了,所以遵医嘱,我来帮您把胃管拔掉。为了方便拔管,请您等会儿配合我做深呼吸动作,好吗 ❖ 给您铺上治疗巾 ❖ 再给您放上弯盘 ❖ 请您先呼吸几下 ❖ 好,跟我一起做,吸气、呼气;很好,再来一次,吸气、呼气 ❖ 给您擦一擦 ❖ 脸上有点胶布痕迹,我用松节油给您擦擦,过会儿就好了 ❖ 请问您还有什么需要吗 ❖ 随后如果有事,请您按铃叫我,我也会常来看您的 ❖ 谢谢您的配合,请您好好休息

【考核标准】

> **情景导入**
>
> 病人,女性,61岁,6床,该病人有高血压病史,3d 前出现左侧肢体无力,入院查体后确诊为"脑卒中"。病人神志清楚,生命体征平稳,但口角歪斜,左侧肢体偏瘫,遵医嘱行留置胃管。

项目总分	考核要点	分值	扣分记录
素质要求 （4分）	1. 着装整齐,仪表端庄	2	
	2. 报学号、姓名,面带微笑,表情自然	2	
操作前准备 （8分）	1. 核对、解释	2	
	2. 评估（鼻腔、口腔、吞咽）	2	
	3. 洗手,戴口罩	2	
	4. 备物完整,摆放有序（开始计时）	2	
操作步骤 （80分）	1. 携用物至床旁,核对、解释	2	
	2. 铺巾置盘,清洁鼻腔	4	
	口述：病人义齿的处理方法	2	
	3. 备胶布,开包查管	4	
	4. 根据病情采取合适卧位	2	
	5. 定位,测量长度,做标记	6	
	口述：测量方法	2	
	6. 润滑胃管	2	
	7. 规范插管	4	
	口述：昏迷病人插管方法	2	
	口述：插管过程中可能遇到的问题和处理方法	6	
	8. 用一种方法验证胃管在胃内	2	
	口述：验证胃管在胃内的三种方法	6	
	9. 固定胃管	2	
	10. 灌注食物	4	
	口述：鼻饲液温度、量及两次鼻饲间隔时间	6	
	11. 封闭胃管	2	
	（1）抬高胃管末端,液体流入体内后封闭盖帽	2	
	（2）以纱布包裹胃管末端并反折,用橡皮圈扎紧	2	
	12. 用别针固定胃管	2	
	13. 嘱病人维持体位	2	
	口述：整理床单位、洗手、记录	2	
	14. 拔管		
	（1）核对解释	2	
	（2）铺巾置盘,去别针,揭胶布	2	
	（3）呼气拔管,至咽喉处快速拔出	2	
	（4）清洁病人口、鼻、面部,擦去胶布痕迹	2	
	（5）撤去弯盘和治疗巾	2	
	15. 整理用物,洗手记录（计时结束）	2	

续表

项目总分	考核要点	分值	扣分记录
综合评价 (8分)	1. 操作娴熟,动作规范,手法轻稳	2	
	2. 与病人沟通合理有效,操作中体现出对病人的人文关怀,病人满意	2	
	3. 相关知识口述无误	2	
	4. 操作时间在 8min 内	2	
操作时间	min		
总分		100	

考核者签名：_____

【自我评价与反思】

1. 你能顺利插入胃管吗？如何才能做到顺利插管？
2. 鼻饲前后注入温开水的目的有何不同？

（李晓静）

实训十四

导 尿 术

【实训目的】

1. 为尿潴留病人引流出尿液,减轻其痛苦。
2. 协助诊断,如留取不受污染的尿标本做细菌培养；测量膀胱容量、压力、残留尿；进行尿道或膀胱造影等。
3. 为膀胱肿瘤病人进行膀胱灌注化疗。

【用物准备】

1. 治疗车上层　治疗盘内备治疗碗（内盛碘伏消毒棉球、止血钳）、弯盘、一次性手套；无菌导尿包（内包布、弯盘、治疗碗、导尿管、止血钳、小药杯、液状石蜡棉球、标本瓶、洞巾、纱布）；无菌容器（内置消毒棉球）、无菌容器（内置无菌纱布,男病人导尿用）、无菌手套。治疗盘外放无菌持物钳、一次性治疗巾和浴巾。手消毒液。
2. 治疗车下层　便盆及便盆巾,生活垃圾桶,医用垃圾桶。
3. 按需准备屏风。

上篇　实训指导

【知识储备】

知识点	主要内容
解剖特点	❖ 女性尿道：短（3~5cm）、粗、直，接近阴道及肛门，易发生尿路感染 ❖ 男性尿道：一长（18~20cm）、两个弯曲（耻骨前弯、耻骨下弯）、三个狭窄（尿道内口、膜部、尿道外口）
插管长度	❖ 女性：4~6cm ❖ 男性：20~22cm，插管时将阴茎提起，使之与腹壁成60°角，使耻骨前弯消失，利于尿管插入
消毒要求	❖ 每个棉球消毒一个部位，限用1次 ❖ 女病人导尿： 首次消毒顺序：自上而下，从外向内，先对侧后近侧 二次消毒顺序：内→外→内，自上而下依次消毒 ❖ 男病人导尿： 首次消毒：由外向内，自阴阜、阴茎向尿道口擦拭 二次消毒：由内向外螺旋消毒
首次放尿	❖ 对膀胱高度膨胀又极度虚弱的病人，第一次放尿不得超过1 000ml，以免发生血尿和/或虚脱

【操作流程】

> **情景导入**
>
> 　　病人，女性，56岁，9床，行子宫肌瘤摘除术，术后尿管拔出6h，病人不能自行排尿，主诉腹胀难忍。查体：耻骨上膨隆，可扪及囊性包块，叩诊呈实音。经其他促进排尿措施无效，遵医嘱导尿。
>
> 　　病人，男性，46岁，6床，因前列腺炎收住泌尿科，自诉腹胀，有尿意不能排尿。体检：耻骨联合上膨隆，可触及一囊性包块，经采用诱导排尿措施仍不能自行排尿，遵医嘱导尿。

操作步骤	主要内容	沟通要点
1. 评估解释	❖ 核对床号、姓名，解释操作目的和配合要点 ❖ 评估：病人的病情、意识状态、心理状况、合作程度及生活自理能力	❖ 您好，我是您的责任护士××，能告诉我您的床号、姓名吗？让我看一下您的腕带 ❖ 刚才采取了一些促进排尿的措施，但是效果不太好，现在要给您插一根导尿管，帮助您排出尿液，您就不会感到那么难受了，操作过程中需要您配合一下好吗 ❖ 您先清洗一下会阴，我去准备

53

续表

操作步骤	主要内容	沟通要点
2. 操作前准备	❖ 用物齐全且符合要求 ❖ 洗手、戴口罩	
3. 核对解释	❖ 携用物至病人床旁,再次核对病人信息、解释 ❖ 遮挡病人(口述),移椅,放便器	❖ 您好,能再说一下您的床号和姓名吗 ❖ 还有什么需要吗?那我们开始吧
4. 安置体位	❖ 帮助病人脱去对侧裤腿,盖在近侧腿部,盖上浴巾,对侧腿盖好盖被 ❖ 病人取屈膝仰卧位,暴露外阴 ❖ 臀下铺治疗巾,放置弯盘、治疗碗,左手戴手套	❖ 我先把裤子给您脱了,您抬一下 ❖ 需要您的腿稍弯一点,向两侧分开 ❖ 给您铺个治疗巾再抬一下
5. 初步消毒	❖ 女病人消毒:右手持止血钳夹取消毒棉球,依次消毒阴阜、对侧大阴唇、近侧大阴唇,左手分开大阴唇,消毒对侧小阴唇、近侧小阴唇、阴蒂到尿道口、肛门 ❖ 男病人消毒:右手持止血钳夹取消毒棉球,依次消毒阴阜、阴茎背侧,左手用无菌纱布裹住阴茎,消毒阴茎腹侧、阴囊,将包皮后推,露出尿道口,自尿道口向外旋转擦拭尿道口、龟头及冠状沟数次 ❖ 消毒完毕,撤下首次消毒物品,脱去手套	❖ 开始消毒了,有点凉,不用紧张
6. 开导尿包	❖ 嘱病人勿移动肢体,评估无菌导尿包(口述),按无菌要求在两腿之间打开 ❖ 无菌持物钳打开内层包布,夹小药杯置于靠病人右侧内层包布边缘,夹取二次消毒棉球	
7. 戴手套 铺洞巾	❖ 戴无菌手套 ❖ 铺洞巾,使洞巾与内层包布重叠形成完整的无菌区 ❖ 按操作顺序摆放用物,润滑导尿管前端,放入治疗碗内	
8. 再次消毒	❖ 女病人:左手分开并固定小阴唇,右手持止血钳夹取消毒棉球依次消毒尿道口、小阴唇、尿道口 ❖ 男病人:左手用无菌纱布裹住阴茎将包皮后推,露出尿道口,再次消毒尿道口、龟头、冠状沟 ❖ 每个棉球限用1次,用毕移出弯盘	❖ 再给您消毒一次,很快就好

续表

操作步骤	主要内容	沟通要点
9. 插导尿管	❖ 女病人:左手继续固定小阴唇,将无菌治疗碗放于洞巾口旁,用另一止血钳持导尿管插入尿道 4~6cm,见尿液流出,再插入 1~2cm,误入阴道应更换导尿管重新插入 ❖ 男病人:将无菌治疗碗放于洞巾口旁,将阴茎提起与腹壁成 60°角,用另一止血钳持导尿管插入尿道 20~22cm,见尿液流出,再插入 1~2cm	❖ 给您插尿管了,深呼吸
10. 引流尿液	❖ 松开左手,固定导尿管,将尿液引流入治疗碗内 ❖ 放出前段尿液,用无菌标本瓶留取中段尿液 5ml(边做边口述) ❖ 尿液流满后,止血钳夹闭尿管末端,尿液倒入便盆内,再打开导尿管继续放尿(口述放尿要求) ❖ 注意询问病人感受,观察病人反应	❖ 现在尿液已经排出了,是不是感觉舒服些了
11. 整理	❖ 导尿毕,拔出导尿管,撤下洞巾,擦净会阴,整理用物,脱手套 ❖ 撤下治疗巾,协助病人穿上裤子 ❖ 整理床单位,协助病人取舒适卧位,询问需要 ❖ 撤去屏风,开窗通风	❖ 您这样躺着可以吗?还有其他需要吗?呼叫器在您枕边,有什么需要可以及时叫我,您好好休息吧
12. 洗手记录	❖ 送检标本,洗手记录(口述)	

【考核标准】

> **情景导入**
>
> 病人,女性,29岁,12床,产后 10h 不能自行排尿,主诉:伤口疼痛,腹部胀痛,查体:耻骨上膨隆,扪及囊性包块,叩诊呈实音。遵医嘱导尿。
> 病人,男性,76岁,16床,前列腺肥大,不能自行排尿,主诉:腹部胀痛,查体:耻骨上膨隆,扪及囊性包块,叩诊呈实音。遵医嘱导尿。

项目总分	考核要点	分值	扣分记录
素质要求 （4分）	1. 着装整齐，仪表端庄	2	
	2. 报学号、姓名，面带微笑，表情自然	2	
操作前准备 （8分）	1. 核对解释	2	
	2. 评估病人	2	
	3. 物品准备齐全，摆放合理	2	
	4. 洗手、戴口罩（计时开始）	2	
操作步骤 （80分）	1. 核对解释	4	
	2. 关闭门窗，拉围帘或屏风遮挡	2	
	3. 协助病人脱裤，保暖	2	
	4. 病人屈膝仰卧，两腿分开	2	
	5. 首次消毒		
	（1）顺序正确	6	
	（2）消毒到位	6	
	6. 打无菌导尿包	6	
	7. 夹取消毒棉球	4	
	8. 戴无菌手套，铺洞巾	8	
	9. 摆放用物，润滑导尿管前端	6	
	10. 再次消毒	8	
	11. 插导尿管		
	（1）部位正确	4	
	（2）长度准确	6	
	（3）叙述全面	4	
	12. 留取中段尿	2	
	13. 拔管	2	
	14. 整理用物和病人	4	
	15. 送检标本，洗手记录（计时结束）	4	
综合评价 （8分）	1. 程序正确，操作规范，动作轻柔	2	
	2. 沟通有效，体现人文关怀	2	
	3. 无菌观念强，无污染	2	
	4. 操作时间在8min内完成	2	
操作时间	min		
总分		100	

考核者签名：_____

【自我评价与反思】

为什么说导尿术对病人是一种潜在性的损伤，你认为应该如何减轻对病人的损伤？

（杨艳英）

实训十五

大量不保留灌肠法

【实训目的】

1. 软化粪便,解除便秘;排出肠内气体,减轻腹胀。
2. 清洁肠道,为肠道手术、检查或分娩做准备。
3. 稀释并清除肠道内有害物质,减轻中毒。
4. 灌入低温液体,为高热病人降温。

【用物准备】

1. 治疗车上层　治疗巾、灌肠筒、肛管、灌肠溶液、润滑剂、棉签、卫生纸、手套、弯盘、水温计、医嘱单、记录本,车旁挂手消毒液。
2. 治疗车下层　便器、便器巾、医用垃圾桶、生活垃圾桶。
3. 输液架。

【知识储备】

知识点	主要内容
禁忌证	❖ 妊娠、急腹症、消化道出血、严重心血管疾病等病人
灌肠溶液	❖ 种类:常用 0.1%~0.2% 的肥皂液,生理盐水 ❖ 量:成人每次用量为 500~1 000ml(伤寒病人不超过 500ml),小儿每次用量为 200~500ml ❖ 温度:溶液温度一般为 39~41℃,降温时用 28~32℃,中暑用 4℃
安置卧位	❖ 左侧屈膝卧位
液面高度	❖ 一般液面距肛门 40~60cm ❖ 伤寒病人,液面距肛门不超过 30cm
插管长度	❖ 成人插入 7~10cm ❖ 小儿插入 4~7cm
观察处理	❖ 液面下降过慢或停止,提示肛管阻塞,可移动或挤压肛管 ❖ 腹胀或便意时,嘱病人做深呼吸,同时适当降低灌肠筒高度或减慢流速,抑或暂停片刻 ❖ 病人出现面色苍白、脉速、出冷汗、剧烈腹痛、心慌、气急等,提示可能出现肠痉挛或出血,应立即停止,联系医生
拔管后处理	❖ 嘱病人尽量保留 5~10min
注意事项	❖ 肝性脑病病人灌肠,禁用肥皂水,以减少氨的产生和吸收 ❖ 充血性心力衰竭和水钠潴留病人灌肠,禁用生理盐水

【操作流程】

> **情景导入**
>
> 病人，女性，49岁，3床，一周前因脚踝骨折入院行手术复位。术后活动减少，致病人5d未行大便，能够触及左下腹硬结包块。病人主诉胸闷腹胀，食欲不振，心情烦躁。遵医嘱为病人行大量不保留灌肠。

操作步骤	主要内容	沟通要点
1. 解释评估	❖ 核对病人床号、姓名，解释操作目的和配合要点 ❖ 关闭门窗，屏风遮挡（口述）	❖ 您好，我是您的责任护士，请跟我说一下您的床号和姓名，好吗 ❖ 请让我看一看您的腕带 ❖ 阿姨，因为您已经好几天没有解大便了，遵医嘱，现在我要给您做个灌肠，帮您把大便排出来，这样您就会舒服点了 ❖ 您不要紧张，这个操作不复杂，等会儿您根据我的指导配合我就行了，好吗 ❖ 您要先排个小便吗 ❖ 您稍等，我去准备用物
2. 操作前准备	❖ 按要求备齐用物 ❖ 护士洗手、戴口罩，推用物至床旁，再次核对床号、姓名	❖ 阿姨，请再跟我说一下您的床号和姓名，好吗 ❖ 您准备好了吗 ❖ 我们开始吧
3. 安置体位	❖ 协助病人脱裤至膝部，置左侧屈膝卧位，臀部移至近侧床沿处 ❖ 不能自主控制排便者，可取仰卧位，臀下置便盆（口述）	❖ 阿姨，我帮您把裤子脱下来吧 ❖ 请您向左边侧着躺，臀部往床边移，把腿弯起来 ❖ 这样躺着可以吗
4. 垫巾挂筒	❖ 取治疗巾垫于臀下，弯盘置于臀边 ❖ 盖好被子，暴露臀部 ❖ 取出灌肠筒，关闭引流管上的开关，将灌肠液倒入其中，悬挂于输液架上 ❖ 灌肠液的种类、量、温度及液面距肛门的高度（口述）	❖ 请抬高一下臀部，我帮您铺一块垫巾 ❖ 我帮您盖好被子了，请不要紧张
5. 润管排气	❖ 戴手套，润滑肛管前端 ❖ 连接灌肠筒 ❖ 排尽管内气体，关闭引流管开关	
6. 插管灌液	❖ 一手垫纸巾分开臀部，暴露肛门，并嘱病人深呼吸 ❖ 一手持肛管，从肛门从轻轻插入 ❖ 插入长度（口述） ❖ 固定肛管，打开引流开关使溶液缓缓流入直肠	❖ 我要开始插管了，请您深呼吸，放松，对，就这样 ❖ 阿姨，感觉还好吧？有什么不舒服就请跟我说

上篇 实训指导

续表

操作步骤	主要内容	沟通要点
7. 观察处理	❖ 可能出现的问题及处理方法（口述）	
8. 拔出肛管	❖ 灌肠液即将流完时关闭引流管开关，用纸巾包裹肛管轻轻拔出，与灌肠筒一同弃于医疗垃圾桶内 ❖ 用纸巾擦净肛门 ❖ 弯盘移至治疗车下层，脱下手套 ❖ 撤去治疗巾	❖ 阿姨，我要拔管了，请您这样躺着别动 ❖ 给您擦一下 ❖ 请您稍微抬高点臀部，我把垫巾撤掉
9. 安置病人	❖ 协助病人穿裤，取舒适卧位，嘱其尽量保留5~10min再排便 ❖ 对不能下床的病人，给予便盆，协助病人床上排便（口述）	❖ 阿姨，我先帮您穿上裤子 ❖ 这样躺着舒服吗 ❖ 阿姨，为了充分软化粪便，请您尽量等5~10min后再排便。但如果实在忍不住了，您也别憋着，随时可以去上厕所
10. 整理观察	❖ 整理床单位，开窗通风 ❖ 询问病人有无其他需要（口述） ❖ 观察大便性状、颜色、量（口述） ❖ 整理用物	❖ 阿姨，您还有别的需要吗 ❖ 有什么需要就按铃叫我，我也会常来看您的 ❖ 感谢您的配合，祝您早日康复
11. 洗手记录	❖ 洗手 ❖ 在体温单上记录结果	

【考核标准】

> **情景导入**
>
> 病人，女性，57岁，9床，结肠息肉，拟于上午9:00行结肠镜下息肉切除术，现遵医嘱为病人行大量不保留灌肠。

项目总分	考核要点	分值	扣分记录
素质要求 （4分）	1. 着装整齐，仪表端庄	2	
	2. 报学号、姓名，面带微笑，表情自然	2	
操作前准备 （8分）	1. 核对、解释	2	
	2. 洗手，戴口罩	2	
	3. 备物完整，摆放有序（开始计时）	4	
操作步骤 （80分）	1. 携用物至床旁，核对、解释	2	
	口述：关闭门窗，屏风遮挡	2	
	2. 置输液架于床旁	2	
	3. 脱裤至膝，左侧屈膝卧位，臀部移向床沿	6	

续表

项目总分	考核要点	分值	扣分记录
操作步骤 （80分）	4. 铺治疗巾，置弯盘	4	
	5. 挂灌肠筒于输液架上	2	
	口述：灌肠液种类、量、温度和液面高度	10	
	6. 润滑肛管，连接灌肠筒，排气	6	
	7. 分开臀部，插入肛管	4	
	口述：插入长度	6	
	8. 观察筒内液面下降情况	2	
	口述：异常情况的处理方法	6	
	9. 拔管		
	（1）溶液剩少许时关闭引流管开关	2	
	（2）用卫生纸包住肛管拔出，放弯盘	4	
	（3）擦净肛门	2	
	（4）弯盘置车下层	2	
	10. 脱手套，撤治疗巾	4	
	口述：对于不能下床者，给予便盆，协助病人床上排便	2	
	11. 整理观察		
	（1）协助病人穿裤，取舒适卧位	4	
	（2）整理床单位，整理用物，开窗通风	2	
	（3）询问病人有无其他需要	2	
	（4）观察大便性状、颜色、量（口述）	2	
	12. 洗手记录（计时结束）	2	
综合评价 （8分）	1. 操作娴熟，动作规范，手法轻稳	2	
	2. 与病人沟通合理有效，操作中体现出对病人的人文关怀，病人满意	2	
	3. 相关知识口述无误	2	
	4. 操作时间在6min内	2	
操作时间	min		
总分		100	

考核者签名：_____

【自我评价与反思】

1. 你认为灌肠会给病人带来哪些不适？如何降低其影响？
2. 如何控制灌肠液体的温度、流速、压力和容量？

（李晓静）

实训十六

超声雾化吸入

【实训目的】

1. 湿化呼吸道。
2. 预防呼吸道感染。
3. 改善通气功能。
4. 控制呼吸道感染。
5. 治疗肺癌。

【用物准备】

1. 治疗车上层　超声波雾化器、口含嘴或面罩、冷蒸馏水、水温计、电源插座、纸巾等，按医嘱备药，50ml注射器，量杯，车旁挂手消毒液。
2. 治疗车下层　医用垃圾桶、生活垃圾桶及锐器回收盒。

【知识储备】

知识点	主要内容
原理	❖ 超声波发生器通电后输出高频电能 ❖ 晶体换能器将高频电能转化为超声波声能，通过透声膜作用于药物 ❖ 雾滴随病人深而慢的吸气而进入呼吸道
特点	❖ 雾量大小可以调节 ❖ 雾滴小而均匀 ❖ 药物可随着深慢吸气到终末支气管和肺泡
常用药物	❖ 稀释痰液药物：常用的为 α-糜蛋白酶、乙酰半胱氨酸等 ❖ 抗生素类药物：常用庆大霉素、卡那霉素 ❖ 解除支气管痉挛药物：氨茶碱、沙丁胺醇等 ❖ 减轻呼吸道黏膜水肿的药物：常用地塞米松等
水槽加水	❖ 种类：冷蒸馏水 ❖ 水量：250ml，浸没雾化罐底部的透声膜
罐内加药	❖ 稀释加药：稀释药液至30~50ml，加入雾化罐 ❖ 放罐入槽：将雾化罐放入水槽，盖紧水槽盖

【操作流程】

> **情景导入**
>
> 　　病人,男性,32岁,1床,2d前受凉后,出现发热、咳嗽、咳痰,以急性支气管炎入院,遵医嘱给予超声雾化吸入治疗。

操作步骤	主要内容	沟通要点
1. 评估解释	❖ 核对病人床号、姓名,解释操作目的和配合事项 ❖ 评估:病人意识状态、自理能力、病情、深呼吸、变换卧位的能力	❖ 您好,我是您的责任护士××,能告诉我您的床号、姓名吗?看一下您的腕带 ❖ 为控制感染,遵医嘱给您做雾化吸入,您做一下吸气呼气,好,那您稍等,我去准备
2. 操作前准备	❖ 用物准备: 用物备齐,检查性能 水槽内加入冷蒸馏水250ml,药物稀释至30~50ml加入雾化罐内 ❖ 护士准备:洗手、戴口罩 ❖ 环境准备:环境宽敞明亮	
3. 安置卧位	❖ 核对 ❖ 根据病人具体情况安置坐位、半坐卧位或侧卧位	❖ 您好,能再说一下您的床号、姓名吗?那我们开始吧 ❖ 我给您摇高床头
4. 开机调节	❖ 接通电源,打开电源,预热3~5min ❖ 开雾化开关,调节雾量 ❖ 设定治疗时间15~20min	
5. 雾化吸入	❖ 当气雾喷出时,将口含嘴放入病人口中	❖ 请您紧闭口唇,用鼻深吸气深呼气
6. 巡视观察	❖ 观察病人治疗及装置情况 ❖ 发现水槽内水温超过50℃或水量不足应关机,更换或加入冷蒸馏水	
7. 结束雾化	❖ 取下口含嘴 ❖ 先关雾化开关,再关电源开关	
8. 整理交代	❖ 协助清洁口腔,擦干病人面部 ❖ 整理床单位,协助病人取舒适卧位 ❖ 整理用物	❖ 给您擦一下面部,如有需要请按呼叫器叫我 ❖ 感谢您的配合
9. 洗手记录	洗手,记录	

【考核标准】

> **情景导入**
>
> 病人,男性,25岁,6床,3d前因受凉出现发热、咳嗽、咳痰、声音嘶哑,以急性支气管炎入院,遵医嘱给予超声波雾化吸入治疗。

项目总分	考核要点	分值	扣分记录
素质要求 （4分）	1. 着装整齐,仪表端庄	2	
	2. 报学号、姓名,面带微笑,表情自然	2	
操作前准备 （8分）	1. 评估设施和环境	4	
	2. 用物备齐,洗手、戴口罩（开始计时）	4	
操作步骤 （80分）	1. 携用物至床旁,再次核对、解释	5	
	2. 检查设备	5	
	3. 连接装置	5	
	4. 水槽加水	10	
	5. 罐内加药	10	
	6. 安置病人体位	5	
	7. 开机调节	10	
	8. 雾化吸入	10	
	9. 取下口含嘴,关开关,擦净病人面部	5	
	10. 整理用物,协助病人取舒适卧位,整理床单位	5	
	11. 再次核对,交代注意事项	5	
	12. 洗手,记录（计时结束）	5	
综合评价 （8分）	1. 举止端庄,仪表大方	2	
	2. 操作规范,熟练有序	2	
	3. 沟通合理有效,体现人文关怀	2	
	4. 操作时间在5min内	2	
操作时间	min		
总分		100	

考核者签名：＿＿＿＿＿＿

【自我评价与反思】

你认为自己在为病人做超声雾化吸入时,有什么不足之处？应如何改善？

（王云霞）

实训十七

皮内注射法

【实训目的】

1. 做各种药物过敏试验,以观察有无过敏反应。
2. 预防接种。
3. 局部麻醉的起始步骤。

【用物准备】

1. 治疗车上层　治疗盘内备所需的溶液及药液、皮肤常规消毒液、无菌干棉签、砂轮、启瓶器、1ml注射器;治疗盘外备医嘱单、治疗单、清洁弯盘、手消毒液。
2. 治疗车下层　医用垃圾桶、生活垃圾桶、锐器回收盒。
3. 其他　如为药物过敏试验,另备0.1%盐酸肾上腺素1支、2ml注射器。

【知识储备】

知识点	主要内容
抽吸药液	❖ 严格查对制度及无菌操作原则 ❖ 自大安瓿瓶内抽药:一对二弹三划痕,四消五折六抽药 　一对:核对药液 　二弹:将安瓿顶端药液弹至体部 　三划痕:砂轮在安瓿颈部锯痕 　四消:消毒安瓿颈部及拭去玻璃细屑 　五折:折断安瓿颈部 　六抽药:大安瓿以左手拇指与示指夹住,右手持注射器将针尖斜面插入药液下(避免针栓进入安瓿内),吸药时手不能握住活塞,只能持活塞轴和活塞柄,不可触及活塞体部,防止污染药液
排尽空气	❖ 固定针栓,不可触及针梗和针尖 ❖ 震动注射器,使底部的气体向上漂移至乳头根部排出(一滴排气法)
病人评估	❖ 治疗情况:三史评估(用药史、家族史、过敏史) ❖ 肢体活动情况:肢体活动度良好 ❖ 注射部位皮肤状况:无瘢痕、硬结、炎症等
注射部位	❖ 药物过敏试验:前臂掌侧下1/3处 ❖ 预防接种:卡介苗,上臂三角肌下缘 ❖ 局部麻醉:实施局部麻醉处
皮肤消毒剂	❖ 75%乙醇,忌用碘剂消毒,以免影响过敏反应结果的判断

续表

知识点	主要内容
消毒方法	❖ 以穿刺点为中心,由内向外螺旋式旋转涂擦2遍,消毒面积>5cm
注射方法	❖ 进针:左手绷紧注射部位皮肤,右手持注射器,示指固定针栓,针尖斜面向上,针尖与皮肤成5°角 ❖ 勿抽回血、勿按压

【操作流程】

> **情景导入**
>
> 病人,女性,18岁,1床,因发热、咳嗽、咽痛3d入院,临床诊断为急性扁桃体炎。根据病情需用青霉素抗感染,医嘱:青霉素皮试。

操作步骤	主要内容	沟通要点
1. 评估解释	❖ 核对病人床号、姓名、住院号	❖ 您好,我是您的责任护士××,能告诉我您的床号、姓名吗?让我看一下您的腕带
	❖ 评估病人的病情(意识状态、肢体活动情况)、治疗情况、心理状态	❖ 现在感觉怎么样?为了减轻您体内的炎症,遵医嘱给您静脉输液青霉素,在输液前,我需要给您做个青霉素的皮试
	❖ 向病人解释皮内注射的目的、方法及配合要点,取得病人配合	
	❖ 询问三史:用药史、家族史、过敏史	❖ 您以前是否用过青霉素?有过敏的药物或对某种食物过敏吗?家人有青霉素过敏的吗?对酒精是否过敏
	❖ 选择注射部位,观察注射部位皮肤情况(口述:前臂掌侧下1/3处,选择完整的皮肤,无瘢痕、硬结、炎症)	❖ 让我看一下您的前臂皮肤情况。一会儿就在这个部位注射吧?您稍等,我去准备
	❖ 评估环境:温湿度适宜,安静整洁,光线适中,符合操作要求(口述)	
	❖ 洗手,戴口罩	
2. 操作前准备	❖ 核对医嘱单、治疗单,检查消毒液、棉签、药液、注射器(口述检查结果)	
	❖ 取注射器,固定针头,拉动活塞	
	❖ 自10ml无菌生理盐水里,规范抽取1ml(模拟青霉素皮试液)	
	❖ 吸毕将针头套上保护帽,再次核对医嘱,将注射器放于无菌盘内	

续表

操作步骤	主要内容	沟通要点
3. 查对	❖ 携用物至病人床旁,再次核对病人信息	❖ 您好,能再告诉我您的床号和姓名吗
4. 选体位	❖ 协助病人取合适体位,暴露注射部位	❖ 您这样的姿势舒服吗
5. 选部位	❖ 正确选择注射部位(口述)	❖ 这里的皮肤很好,一会儿就在这里注射啦,注射的时候请您放松,尽量配合我好吗
6. 消毒皮肤	❖ 用75%乙醇常规消毒注射部位皮肤两次,消毒直径大于5cm,待干(如对乙醇过敏,可选用生理盐水进行消毒)	❖ 消毒过的手臂请不要动啦
7. 排气核对	❖ 检查并排尽注射器内气体 ❖ 注射药液前,再次核对药物、病人信息	❖ 1床××吧
8. 进针注药	❖ 左手绷紧注射部位皮肤,右手持注射器,示指固定针栓,注射器刻度和针尖斜面朝上,与皮肤呈5°角刺入真皮与表皮之间 ❖ 将针尖斜面完全刺入皮内后,放平注射器,左手拇指固定针栓,右手推入药液0.1ml,使局部隆起呈半球状皮丘,局部皮肤变白并显露毛孔	❖ 有什么不舒服请及时告诉我
9. 拔针计时	❖ 注射完毕,迅速拔出针头,将针头放入锐器盒,注射器放于医用垃圾桶内,看表计时	
10. 核对交代	❖ 拔针后再次核对药物、病人信息 ❖ 观察病人用药反应,交代注意事项	❖ 1床××吧 ❖ 药液已经给您注射完毕了,感觉还好吧?您的手臂保持这个状态不要动,请勿按压、勿搔抓、勿离开,20min后我会来观察皮试结果。如果结果是阴性,则可以使用青霉素;如果结果是阳性,则不能使用青霉素,我会通知医生改用其他药物
11. 整理记录	❖ 协助病人取舒适体位,整理床单位 ❖ 清理用物 ❖ 洗手,记录	❖ 您这样躺着可以吗?还有其他需要吗?呼叫器放在您的枕边了,如果有需要或是有任何不适,请及时按铃叫我。感谢您的配合,您好好休息

【考核标准】

> **情景导入**
>
> 　　病人,女性,15岁,2床,因淋雨后感冒致咳嗽、胸痛于早上8:00入院。入院诊断:肺炎球菌性肺炎,医嘱:青霉素80万U静脉滴注。静脉输液前,护士需为病人做青霉素皮试。

项目总分	考核要点	分值	扣分记录
素质要求 （2分）	1. 着装整齐,仪表端庄	1	
	2. 报学号、姓名及操作项目,面带微笑,表情自然	1	
操作前准备 （10分）	1. 核对病人信息	2	
	2. 评估病人皮肤状况,询问三史,解释	6	
	3. 用物备齐,有序放置,符合无菌原则	1	
	4. 洗手,戴口罩（开始计时）	1	
操作步骤 （80分）	1. 核对医嘱单、注射单,检查消毒液、棉签、配制好的青霉素皮试液、注射器	6	
	2. 更换注射器针头,再次核对医嘱,将注射器放于无菌盘内	4	
	3. 快速洗手	2	
	4. 携用物至床旁,再次有效核对病人床号、姓名、性别、住院号	2	
	5. 协助病人取合适体位,暴露注射部位	4	
	6. 正确选择注射部位	4	
	7. 常规消毒注射部位皮肤二次	4	
	8. 取出注射器,排尽注射器内气体	4	
	9. 注射药液前,再次核对药物、病人	2	
	10. 注射药物		
	（1）持针方法正确	4	
	（2）进针角度正确	4	
	（3）进针深度合适	4	
	（4）固定注射器正确	4	
	11. 缓慢注入药物0.1ml,可见圆形隆起的皮丘,并显露毛孔	6	
	12. 注射毕,快速拔针	4	
	13. 操作后处理		
	针头放入锐器盒	4	
	注射器毁形,放于医用垃圾桶内	4	

续表

项目总分	考核要点	分值	扣分记录
操作步骤 （80分）	14. 再次核对药物、病人	2	
	15. 观察病人用药反应，交代注意事项	6	
	16. 协助病人取舒适卧位，整理床单位	2	
	17. 清理用物，按医用垃圾分类处理	2	
	18. 洗手，记录（计时结束）	2	
效果评价 （8分）	1. 严格遵守无菌原则和查对制度	2	
	2. 有效应变，动作轻柔，操作规范，熟练有序	2	
	3. 正确指导病人，体现出对病人的人文关怀	2	
	4. 操作时间 6min	2	
操作时间		min	
总分		100	

考核者签名：_____

【自我评价与反思】

1. 皮内注射时，是否刺入过深？该如何避免刺入过深呢？
2. 皮肤过敏试验时，如果消毒范围内均发红，该考虑是何原因？应如何处理？

（王珊珊）

实训十八

皮下注射法

【实训目的】

1. 需在一定时间内产生药效，而药物不能或不宜经口服给药。
2. 预防接种（多数疫苗的注射）。
3. 局部麻醉用药。

【用物准备】

1. 治疗车上层　治疗盘内备皮肤消毒液（安尔碘或 0.5% 碘伏）、无菌棉签、砂轮、启瓶器、无菌容器内置无菌纱布、无菌持物钳，遵医嘱备药液及相应注射器。治疗盘外备医嘱单、治疗单、弯盘。车旁挂手消毒液。
2. 治疗车下层　生活垃圾桶、医用垃圾桶及锐器回收盒。

上篇　实训指导

【知识储备】

知识点	主要内容
药物抽吸	❖ 小安瓿内抽药： 　一对：核对医嘱单、治疗单、药物 　二弹：轻弹安瓿顶端，将药液弹至体部 　三划痕：用消毒砂轮在安瓿颈部锯痕 　四消：消毒安瓿颈部及拭去玻璃细屑 　五折：取无菌纱布包裹安瓿，折断安瓿 　六抽药：左手示指、中指夹安瓿，右手持注射器，针头斜面朝下并放入安瓿内的液面下，抽动活塞，吸取药液 ❖ 密封瓶内抽药： 　一对：核对医嘱单、治疗单、药物 　二去：用启瓶器去除密封瓶铝盖中心部分 　三消：消毒瓶塞及周围，待干 　四抽药：用注射器向瓶内注入与所需药液等量的空气，倒转药瓶使针头斜面保持在液面下，吸取所需药液量，以示指固定针栓，拔出针头
部位选择	❖ 上臂外侧三角肌下缘（最常用）、腹部、后背、大腿前侧和外侧 ❖ 对长期注射者，应经常更换注射部位，以促进药物的充分吸收
进针方法	❖ 手法：左手绷紧注射部位皮肤，右手持注射器，示指固定针栓，针尖斜面向上 ❖ 角度：针尖与皮肤成 30°~40°角，不宜超过 45° ❖ 深度：针梗 1/2~2/3

【操作流程】

情景导入

病人，女性，56 岁，1 床，既往有糖尿病史 5 年，用口服降糖药治疗，效果较好。近 1 个月自觉口渴明显、尿量增多、易感疲乏，急诊入院。入院评估：身高 160cm，体重 60kg，血糖 14mmol/L，血脂 6.5mmol/L，尿酮体（－），医生诊断为 2 型糖尿病。医嘱：胰岛素 8U 饭前 30min 注射。

操作步骤	主要内容	沟通要点
1. 评估解释	❖ 核对病人床号、姓名、住院号 ❖ 评估病人的病情（意识状态、肢体活动情况）、治疗情况、心理状态 ❖ 向病人解释皮下注射的目的、方法、注意事项及配合要点，取得病人配合 ❖ 观察病人注射部位局部皮肤状况 ❖ 评估环境：温湿度适宜，安静整洁，光线适中，符合操作要求（口述） ❖ 洗手，戴口罩	❖ 您好，我是您的责任护士××，能告诉我您的床号、姓名吗？让我看一下您的腕带 ❖ 现在感觉怎么样？您血糖有点高，遵医嘱给您注射胰岛素，来维持血糖的稳定 ❖ 让我看一下您的右上臂皮肤情况？今天就在这注射吧，好，那您稍等，我去准备

69

续表

操作步骤	主要内容	沟通要点
2. 操作前准备	❖ 核对医嘱单、治疗单,检查消毒液、棉签、药液、注射器(口述检查结果) ❖ 取注射器,固定针头,拉动活塞规范抽取药物 ❖ 吸毕将针头套上保护帽,再次核对医嘱,将注射器放于无菌盘内	
3. 查对解释	❖ 携用物至病人床旁,再次核对病人信息 ❖ 解释皮下注射的目的、方法、注意事项及配合要点,取得病人配合	❖ 您好,能再说下床号、姓名吗?对的,再看一下您的腕带 ❖ 阿姨,现在要为您注射胰岛素了,待会儿注射的时候还请您放松,配合我好吗? ❖ 您还有什么需要吗?那我们开始吧
4. 选体位、选部位、消毒	❖ 协助病人取合适体位,暴露注射部位 ❖ 正确选择注射部位(口述) ❖ 常规消毒注射部位皮肤2次,消毒直径大于5cm	❖ 请您坐好,袖子挽上去 ❖ 这儿的皮肤很好,今天就从这进针吧 ❖ 您配合得非常好
5. 排气核对	❖ 取干棉签夹于手指间 ❖ 检查并排尽注射器内气体 ❖ 再次核对药物、病人信息	❖ 是1床,××吧
6. 注射	❖ 以左手拇指和示指绷皮肤,右手持注射器,以30°~40°角迅速刺入针梗的2/3 ❖ 右手固定注射器,左手抽动活塞查看有无回血,如无回血(口述),以均匀速度缓慢注入药液 ❖ 注射毕,以无菌干棉签轻压针刺处,快速拔针,继续按压至不出血为止 ❖ 将针头放入锐器回收盒,注射器及干棉签放于医用垃圾桶内	❖ 有什么不舒服请及时告诉我 ❖ 打过药后半小时要按时吃饭啊,以免引起低血糖
7. 核对观察	❖ 注射后,再次核对药物、病人信息 ❖ 注意观察病人用药反应(口述)	❖ 阿姨,再给我说一下床号、姓名 ❖ 药液已经给您注射完了,感觉还好吧?
8. 整理记录	❖ 协助病人整理衣物,取舒适卧位,整理床单位,交代注意事项 ❖ 清理用物 ❖ 洗手,记录	❖ 您这样躺着可以吗?还有其他需要吗?呼叫器给您放在枕边了,如果有需要或者有任何不适,请及时按铃叫我 ❖ 谢谢您的配合,您好好休息

【考核标准】

> **情景导入**
>
> 病人,男性,70岁,有慢性支气管炎病史10年,每年秋冬季容易感冒,引起慢性支气管炎发作,医嘱:流感疫苗接种,假如你是门诊护士,请给此病人皮下注射流感疫苗。

项目总分	考核要点	分值	扣分记录
素质要求 (4分)	1. 着装整齐,仪表端庄	2	
	2. 报学号、姓名,面带微笑,表情自然	2	
操作前准备 (8分)	1. 核对病人信息、解释	2	
	2. 评估病人皮肤状况	2	
	3. 用物备齐,有序放置,符合无菌原则	2	
	4. 洗手、戴口罩(开始计时)	2	
操作步骤 (80分)	1. 核对医嘱单、注射单,检查消毒液、棉签、药液、注射器	4	
	2. 规范抽药		
	(1) 核对准确	2	
	(2) 手法正确	4	
	(3) 严格无菌	4	
	3. 再次核对、洗手	4	
	4. 携用物至床旁,再次核对病人信息、解释	2	
	5. 取合适体位,暴露注射部位	4	
	6. 正确选择注射部位	6	
	7. 常规消毒注射部位皮肤二次	4	
	8. 排气、再次核对	4	
	9. 注射		
	(1) 持针方法正确	6	
	(2) 进针角度正确	6	
	(3) 进针深度合适	4	
	10. 抽回血(口述无回血),缓慢注入药物	4	
	11. 注射毕,快速拔针、按压	6	
	12. 操作后处理,观察注射部位不出血	4	
	13. 再次核对药物、病人,观察病人用药反应	4	
	14. 整理衣物,取舒适卧位,整理床单位	4	
	15. 交代注意事项、洗手、记录(计时结束)	4	

续表

项目总分	考核要点	分值	扣分记录
综合评价（8分）	1. 严格遵守无菌原则和查对制度	2	
	2. 举止端庄，仪表大方，操作规范，熟练有序	2	
	3. 正确指导病人，体现出对病人的人文关怀	2	
	4. 操作时间要求在 6min 内	2	
操作时间		min	
总分		100	

考核者签名：_____

【自我评价与反思】

1. 作为"病人"在接受注射时，有何体会？
2. 第一次给病人做注射，反思一下自己操作中的不足之处。

（付保芹）

实训十九

肌内注射法

【实训目的】

1. 需在一定时间内产生药效，而药物不能或不宜经口服给药。
2. 药物不宜或不能静脉注射，要求比皮下注射更迅速发挥药效。
3. 注射剂量较大或刺激性较强的药物。

【用物准备】

1. 治疗车上层　治疗盘内备皮肤消毒液、无菌棉签、砂轮，无菌容器内置无菌纱布、无菌持物钳，遵医嘱备药液及相应注射器。治疗盘外备医嘱单、治疗单、弯盘。车旁挂手消毒液。
2. 治疗车下层　生活垃圾桶、医用垃圾桶及锐器回收盒。

【知识储备】

知识点	主要内容
选择体位	❖ 臀部注射 　侧卧位：下腿弯曲上腿伸直，肌肉放松 　俯卧位：两足尖相对，足跟分开 　仰卧位：臀中肌和臀小肌注射时采用 ❖ 上臂三角肌注射：仰卧或坐位，单手叉腰 ❖ 股外侧肌注射：以自然坐位为宜
部位选择	❖ 臀大肌（最常用）、臀中肌、臀小肌、股外侧肌及上臂三角肌 ❖ 臀大肌注射定位法 　十字法：从臀裂顶点向左或向右侧划一水平线，然后从髂嵴最高点作一垂线，将一侧臀部分为四个象限，其外上象限避开内角（从髂后上棘至股骨大转子连线）的区域 　连线法：取髂前上棘与尾骨连线的外上1/3处 ❖ 臀中、小肌注射定位法 　构角法：示指尖和中指尖分别置于髂前上棘与髂嵴下缘处，髂嵴、示指、中指之间构成一个三角形区域 　三指法：髂前上棘外侧三横指处（以病人的手指宽度为标准） ❖ 股外侧肌注射定位法：取大腿中段外侧，膝关节上10cm，髋关节下10cm处，宽约7.5cm处 ❖ 上臂三角注射定位法：取上臂外侧，用肩峰下2~3横指处 ❖ 2岁以下婴幼儿不宜选用臀大肌注射，选择臀大肌注射时有损伤坐骨神经的危险。可选用臀中肌、臀小肌或股外侧肌进行注射
进针方法	❖ 手法：左手绷紧注射部位皮肤，右手以握笔姿势持注射器，中指固定针栓 ❖ 角度：针头与皮肤呈90°角 ❖ 深度：手腕带动手臂力量，快速刺入针梗的2/3。进针时切勿将针全部刺入，防止不合作病人躁动时，针梗易从根部衔接处折断

【操作流程】

> **情景导入**
>
> 　　病人，女性，20岁，1床，因面色蜡黄、疲乏无力而入院。经检查后，诊断为营养性贫血。医嘱：维生素 B_{12} 0.5mg，肌内注射，每天2次。

操作步骤	主要内容	沟通要点
1. 评估解释	❖ 核对病人床号、姓名、住院号 ❖ 评估病人的病情（意识状态、肢体活动情况）、治疗情况、心理状态	❖ 您好，我是您的责任护士××，能告诉我您的床号、姓名吗？让我看一下您的腕带？现在感觉怎么样

续表

操作步骤	主要内容	沟通要点
1. 评估解释	❖ 向病人解释注射的目的、方法、注意事项及配合要点 ❖ 观察病人注射部位皮肤状况 ❖ 评估环境：温湿度适宜，安静整洁，光线适中，符合操作要求（口述）	❖ 女士啊，您有点贫血，遵医嘱给您注射维生素 B_{12}，以前注射过吗 ❖ 让我看一下您的臀部皮肤情况？今天就在这注射吧。好，那您稍等，我去准备
2. 操作前准备	❖ 核对医嘱单、治疗单，根据医嘱取药，检查药液瓶及药液（口述） ❖ 取注射器，固定针头，拉动活塞 ❖ 规范抽取药物 ❖ 将针头套上保护帽，再次核对医嘱，将注射器放于无菌盘内 ❖ 洗手，戴口罩	
3. 查对解释	❖ 携用物至病人床旁，再次核对病人信息 ❖ 解释皮下注射的目的、方法、注意事项及配合要点，取得病人配合	❖ 您好，能再给我说一下您的床号、姓名吗？ ❖ ××，现在要为您注射维生素 B_{12} 了，待会儿注射的时候还请您放松，配合我好吗？ ❖ 您还有什么需要吗？那我们开始吧
4. 选体位、选部位、消毒	❖ 协助病人取合适体位，暴露注射部位 ❖ 正确选择注射部位（口述） ❖ 常规消毒注射部位皮肤 2 次，消毒直径 >5cm	❖ 您侧过去，上腿伸直，下腿弯曲，注射部位这儿的皮肤很好，今天就从这进针 ❖ 您配合得非常好
5. 排气核对	❖ 取无菌棉签夹于手指间 ❖ 检查并排尽注射器内气体 ❖ 再次核对药物、病人信息	❖ 是 1 床，×× 吧
6. 注射	❖ 以左手拇指和示指绷紧消毒区外局部皮肤，右手以中指固定针栓，拇指和示指固定空筒外面持注射器，将针头与皮肤呈 90° 角，迅速刺入针梗的 2/3 ❖ 右手固定注射器，左手松开皮肤，抽动活塞，查看有无回血，如无回血（口述），以均匀速度缓慢注入药液 ❖ 注射毕，以无菌干棉签轻压针刺处，快速拔针，继续按压片刻 ❖ 将针头放入锐器盒，注射器及干棉签放于医用垃圾桶内	❖ 有什么不舒服请及时告诉我
7. 核对观察	❖ 再次核对药物、病人信息 ❖ 注意观察病人用药反应（口述）	❖ 女士，再说下床号、姓名 ❖ 药液已经给您注射完了，感觉还好吧

续表

操作步骤	主要内容	沟通要点
8. 整理记录	❖ 协助病人整理衣物,取舒适卧位,整理床单位,交代注意事项 ❖ 清理用物,用物按医用垃圾分类处理 ❖ 洗手,根据需要做好记录	❖ 您这样躺着可以吗？还有其他需要吗？呼叫器给您放在枕边了,如果有需要或者有任何不适,请及时按铃叫我 ❖ 谢谢您的配合,您好好休息

【考核标准】

> **情景导入**
>
> 病人,女性,30岁,5床,T 38.6℃,P 116次/min,咽喉疼痛,诊断为:化脓性扁桃体炎。青霉素皮试结果为阴性,医嘱:青霉素80万U,肌内注射,每天2次。

项目总分	考核要点	分值	扣分记录
素质要求 （4分）	1. 着装整齐,仪表端庄	2	
	2. 报学号、姓名,面带微笑,表情自然	2	
操作前准备 （8分）	1. 核对病人信息、解释	2	
	2. 评估病人皮肤状况	2	
	3. 用物备齐,有序放置,符合无菌原则	2	
	4. 洗手、戴口罩（开始计时）	2	
操作步骤 （80分）	1. 核对医嘱单、注射单,检查消毒液、棉签、药液、注射器	4	
	2. 规范抽药		
	（1）核对准确	2	
	（2）手法正确	4	
	（3）严格无菌	4	
	3. 再次核对、洗手	4	
	4. 携用物至床旁,再次核对病人信息、解释	2	
	5. 取合适体位,暴露注射部位	4	
	6. 正确选择注射部位	6	
	7. 常规消毒注射部位皮肤二次	4	
	8. 排气、再次核对	4	
	9. 注射		
	（1）持针方法正确	6	
	（2）进针角度正确	6	
	（3）进针深度合适	4	

续表

项目总分	考核要点	分值	扣分记录
操作步骤（80分）	10. 抽回血（口述无回血），缓慢注入药物	4	
	11. 注射毕，快速拔针、按压	6	
	12. 操作后处理，观察注射部位不出血	4	
	13. 再次核对药物、病人，观察病人用药反应	4	
	14. 整理衣物，取舒适卧位，整理床单位	4	
	15. 交代注意事项、洗手、记录（计时结束）	4	
综合评价（8分）	1. 严格遵守无菌原则和查对制度	2	
	2. 举止端庄，仪表大方，操作规范，熟练有序	2	
	3. 正确指导病人，体现出对病人的人文关怀	2	
	4. 操作时间要求在 6min 内	2	
操作时间	min		
总分		100	

考核者签名：_____

【自我评价与反思】

1. 给病人注射时，有何体会？
2. 通过这次注射，有哪些收获？

（付保芹）

实训二十

静脉注射法

【实训目的】

1. 用于不宜口服、皮下或肌内注射，需要迅速发挥药效的药物，尤其是治疗急重症时。
2. 诊断性检查　由静脉注入药物，如肝、肾、胆囊等 X 线摄片。
3. 静脉营养治疗。
4. 股静脉注射　主要用于急救时加压输液、输血或采集血标本。

【用物准备】

1. 治疗车上层　治疗盘内备皮肤消毒液、无菌棉签、砂轮，无菌容器内置无菌纱布、无菌持物钳、止血带、小垫枕，遵医嘱备药液及相应注射器。治疗盘外备医嘱单、治疗单、弯盘。车旁挂手消毒液。

2. 治疗车下层　生活垃圾桶、医用垃圾桶及锐器回收盒。

【知识储备】

知识点	主要内容
选择静脉	❖ 四肢浅静脉 　　上肢浅静脉：肘部有贵要静脉、正中静脉、头静脉，腕部及手背的浅静脉 　　下肢浅静脉：足背静脉、大隐静脉、小隐静脉 ❖ 头皮静脉：额静脉、颞浅静脉、耳后静脉、枕静脉 ❖ 股静脉：位于股三角区，在股动脉的内侧0.5cm处
静脉穿刺	❖ 角度：与皮肤呈15°~30°角 ❖ 深度：见回血后再顺静脉进针少许
推注药物	❖ 注射有刺激的药物时，穿刺成功后，先注入少量0.9%氯化钠溶液，证实针头确在静脉内，再注入药物 ❖ 注射时出现局部疼痛、肿胀、抽吸无回血，应立即停止注射，拔出针头、按压局部，另选静脉注射 ❖ 静脉推注药液的速度，应根据病人的年龄、病情和药物性质严格掌握；在注射过程中应随时倾听病人的主诉，观察注射局部及病情变化

【操作流程】

> **情景导入**
>
> 　　病人，女性，22岁，1床，因出汗、心慌、颤抖、面色苍白入院，查体：T 36.1℃，P 108次/min，BP 86/55mmHg，血糖2.2mmol/L，诊断为低血糖。医嘱：50%葡萄糖20ml静脉注射。

操作步骤	主要内容	沟通要点
1. 评估解释	❖ 核对病人床号、姓名、性别、年龄、住院号 ❖ 评估病人的病情（意识状态、肢体活动情况）、治疗情况、心理状态及血管情况 ❖ 向病人解释静脉注射的目的、方法、注意事项及配合要点，取得病人配合 ❖ 评估环境：温湿度适宜，安静整洁，光线适中，符合操作要求（口述） ❖ 洗手，戴口罩	❖ 您好，我是您的责任护士×××，能告诉我您的床号、姓名吗？让我看一下您的腕带 ❖ 现在感觉怎么样？您有点低血糖，遵医嘱给您静脉注射50%葡萄糖注射液20ml，请您配合我一下可以吗 ❖ 您这根血管挺好的，一会儿就在这个部位注射吧？您稍等，我去准备

续表

操作步骤	主要内容	沟通要点
2. 操作前准备	❖ 核对医嘱单、治疗单,检查皮肤消毒液、棉签、药液、注射器(口述检查结果) ❖ 取注射器,固定针头,拉动活塞,规范抽取药液 ❖ 吸毕将针头套上保护帽,再次核对医嘱,将注射器放于无菌盘内	
3. 查对解释	❖ 携用物至病人床旁,再次核对病人床号、姓名、性别、年龄、住院号	❖ 您好,能再给我说下您的床号、姓名吗?再看下您的腕带
4. 定位消毒	❖ 协助病人取合适体位,暴露注射部位,正确选择注射部位(口述) ❖ 用手指触摸静脉方向、深浅,在穿刺部位下方垫小枕,放止血带 ❖ 用皮肤消毒液常规消毒注射部位皮肤,消毒范围大于5cm ❖ 在穿刺点上方约6cm处扎紧止血带,尾端向上 ❖ 同法再次皮肤消毒,待干	❖ 您这样躺着舒服吗 ❖ 我先看一下您的血管,您的血管挺好的,不用担心,一会儿就在这里注射啦,注射的时候请您放松,尽量配合我,好吗 ❖ 请您抬下手,给您放一个小垫枕,您感觉这样舒服吗? ❖ 给您消毒,有点凉,您忍耐一下 ❖ 您觉得这样松紧可以吗
5. 排气核对	❖ 取无菌干棉签夹于手指间 ❖ 检查并排尽注射器内气体 ❖ 注射前,再次核对药物、病人信息	❖ 是1床,××吧
6. 静脉穿刺	❖ 以左手拇指绷紧静脉下端皮肤,右手以示指固定针栓持注射器,拇指和中指固定空筒外面,嘱病人握拳 ❖ 将针头斜面向上,与皮肤呈15°~30°角,自静脉上方或侧方刺入皮下,再沿静脉走向潜行刺入静脉,见回血后再顺静脉进针少许	❖ 有什么不舒服请及时告诉我
7. 推注药液	❖ 右手固定针栓,左手松止血带,嘱病人松拳 ❖ 根据病情及药物性质匀速缓慢注入药液(口述)	
8. 拔针按压	❖ 注射毕,将无菌干棉签置于穿刺点上方,快速拔出针头,按压片刻 ❖ 将针头放入锐器回收盒,注射器及干棉签放于医用垃圾桶内	❖ 来,您像我这样按着,直至不出血为止
9. 核对观察	❖ 注射后,再次核对药物、病人信息 ❖ 注意观察病人用药反应(口述)	❖ 再说下您的床号、姓名好吗 ❖ 药液已经给您注射完毕了,感觉还好吧

续表

操作步骤	主要内容	沟通要点
10. 整理记录	❖ 协助病人整理衣物,取舒适卧位,整理床单位,交代注意事项 ❖ 清理用物,口述:用物按医院感染管理办法分类处理 ❖ 洗手,记录	❖ 您这样躺着可以吗?还有其他需要吗?呼叫器给您放在枕边了,如果有需要或者有任何不适,请及时按铃叫我 ❖ 谢谢您的配合,您好好休息

【考核标准】

> **情景导入**
>
> 病人,男性,40岁,1床,因肢体麻木、刺痛、反复手足抽搐入院,诊断:甲状旁腺功能低下,医嘱:静脉注射10%葡萄糖酸钙10ml,如果你是病区护士,请给此病人静脉注射10%葡萄糖酸钙10ml。

项目总分	考核要点	分值	扣分记录
素质要求 (4分)	1. 着装整齐,仪表端庄	2	
	2. 报学号、姓名、面带微笑,表情自然	2	
操作前准备 (8分)	1. 评估病人,评估环境	4	
	2. 用物备齐,符合无菌原则,洗手、戴口罩(开始计时)	4	
操作步骤 (80分)	1. 核对医嘱单、治疗单,检查消毒液、棉签、药液、注射器	6	
	2. 规范抽药		
	(1)核对准确	4	
	(2)手法正确	6	
	(3)严格无菌	4	
	3. 再次核对、洗手	2	
	4. 携用物至床旁,再次核对病人信息,解释	4	
	5. 取合适体位,正确选择注射部位	6	
	6. 消毒,放置小垫枕、止血带	10	
	7. 排气、再次核对	4	
	8. 注射		
	(1)一针见血	6	
	(2)见回血再平行进针少许	6	
	(3)松止血带	2	
	(4)缓慢匀速推注药物	2	

续表

项目总分	考核要点	分值	扣分记录
操作步骤 （80分）	9. 注射毕，棉签轻压进针处，快速拔针，按压	4	
	10. 再次核对药物、病人，观察用药反应	6	
	11. 整理衣物，取舒适卧位，整理床单位，交代注意事项	4	
	12. 清理用物，口述：用物按医院感染管理办法分类处理，洗手，记录（计时结束）	4	
综合评价 （8分）	1. 严格遵守无菌原则和查对制度	2	
	2. 操作规范，熟练有序，动作轻柔	2	
	3. 沟通有效，体现人文关怀	2	
	4. 操作时间要求在 10min 内	2	
操作时间	min		
总分		100	

考核者签名：＿＿＿＿＿＿

【自我评价与反思】

1. 你实施静脉注射的操作是否成功？穿刺失败的可能原因是什么？如何处理？
2. 如何减少病人不适的感觉？

（远 洋）

实训二十一

青霉素皮试液配制

【实训目的】

测试机体对青霉素药物的敏感性，防止发生过敏反应。

【用物准备】

1. 治疗车上层　治疗盘内备所需的溶液及药液、皮肤常规消毒液、无菌干棉签、砂轮、启瓶器、80万U青霉素粉剂、10ml生理盐水、一次性1ml和5ml注射器；治疗盘外备医嘱单、治疗单、清洁弯盘、手消毒液。
2. 治疗车下层　医用垃圾桶、生活垃圾桶、锐器回收盒。

【知识储备】

知识点	主要内容
抽吸药液	❖ 严格查对制度及无菌操作原则 ❖ 自密封瓶内吸药：一对二启三消四溶五抽药 　一对：核对药液 　二启：用启瓶器去除密封瓶铝盖中心部分 　三消：碘伏消毒瓶塞及铝盖 　四溶：注入生理盐水充分溶解药物 　五抽药：倒转药瓶使针头斜面保持在液面下，吸取所需药液量，以示指固定针栓，拔出针头
保存	❖ 现用现配 ❖ 冷藏保存 ❖ 时间不超过 24h
消毒液	❖ 用 0.5% 碘伏密封瓶瓶口 ❖ 用 75% 乙醇消毒安瓿瓶瓶颈及皮肤
配制皮试液浓度	❖ 200~500U/ml
皮试结果的判断	❖ 阴性：局部皮丘无改变，周围无红肿，全身无自觉症状 ❖ 阳性：局部皮丘隆起，并出现红晕、硬结，直径大于 1cm，或红晕周围有伪足、痒感，严重时可出现过敏性休克 ❖ 如对皮试结果有怀疑，在对侧前臂掌侧下段，皮内注射生理盐水 0.1ml，20min 后，对照反应，确认青霉素试验结果为阴性方可用药

【操作流程】

操作步骤	主要内容
1. 操作前准备	❖ 评估环境：温湿度适宜，安静整洁，光线适中，符合操作要求（口述） ❖ 洗手，戴口罩
2. 检查核对	❖ 检查核对医嘱，检查药物及注射器的有效期、质量
3. 开启瓶盖	❖ 用启瓶器开启青霉素铝盖中心部分，并用碘伏消毒瓶口 ❖ 用 75% 乙醇消毒 10ml 生理盐水的安瓿瓶的瓶颈，并打开
4. 溶解药液	❖ 取 5ml 注射器，用无菌操作的方法，抽吸生理盐水 4ml，注入青霉素瓶中，抽出 4ml 空气后拔针，摇匀溶解药液，视为原液（此时青霉素的浓度是 20 万 U/ml）
5. 第一次稀释	❖ 用 1ml 注射器抽取 0.1ml 原液，再抽取生理盐水稀释至 1ml，摇匀（此时青霉素的浓度是 2 万 U/ml）
6. 第二次稀释	❖ 推出 0.9ml 药液，保留 0.1ml 于注射器内，再抽取生理盐水稀释至 1ml，摇匀（此时青霉素的浓度是 2 000U/ml）
7. 第三次稀释	❖ 推出 0.75ml 药液，保留 0.25ml 于注射器内，再抽取生理盐水稀释至 1ml，摇匀（此时青霉素的浓度是 500U/ml），如需配制 200U/ml 药液，则此步骤改为保留 0.1ml 药液于注射器内，再抽取生理盐水稀释至 1ml，摇匀

续表

操作步骤	主要内容
8. 标识备用	❖ 套上针帽,在胶布上标记配置日期、时间,贴于注射器上
9. 再次核对	❖ 核对医嘱
10. 整理记录	❖ 清理用物
	❖ 洗手,记录

【考核标准】

项目总分	考核要点	分值	扣分记录
素质要求 (4分)	1. 着装整齐,仪表端庄	2	
	2. 报学号、姓名及操作项目,面带微笑,表情自然	2	
操作前准备 (8分)	1. 评估环境	2	
	2. 物品准备齐全,摆放合理,符合无菌原则	4	
	3. 洗手,戴口罩(开始计时)	2	
操作步骤 (80分)	1. 核对医嘱本、治疗单	2	
	2. 准备青霉素		
	(1)检查质量	4	
	(2)正确消毒	2	
	3. 准备生理盐水		
	(1)检查质量	4	
	(2)正确抽吸	2	
	4. 溶解青霉素		
	(1)合适注射器	2	
	(2)手法正确	4	
	(3)严格无菌	4	
	5. 抽吸原液		
	(1)合适注射器	2	
	(2)剂量正确	4	
	(3)手法正确	4	
	(4)严格无菌	4	
	6. 第一次稀释		
	(1)剂量正确	4	
	(2)手法正确	4	
	(3)严格无菌	4	
	7. 第二次稀释		

续表

项目总分	考核要点	分值	扣分记录
操作步骤 （80分）	（1）剂量正确	4	
	（2）手法正确	4	
	（3）严格无菌	4	
	8. 第三次稀释		
	（1）剂量正确	4	
	（2）手法正确	4	
	（3）严格无菌	4	
	9. 再次核对医嘱本、治疗单	2	
	10. 正确标识	2	
	11. 整理用物,洗手,记录（计时结束）	2	
综合评价 （8分）	1. 严格遵守无菌原则和查对制度	2	
	2. 举止端庄,仪表大方,操作规范,熟练有序	2	
	3. 配制过程无药液损失	2	
	4. 操作时间在6min内	2	
操作时间	min		
总分		100	

考核者签名：_____

【自我评价与反思】

1. 现有160万U的青霉素一支,如何配制皮试液呢?
2. 对于过敏试验阴性的病人,护士是否就可以放心地大剂量注射了？为什么？

（王珊珊）

实训二十二

头皮针密闭式周围静脉输液法

【实训目的】

1. 补充水分及电解质,预防及纠正水、电解质和酸碱平衡失调——剧烈呕吐、腹泻、大手术后的病人。

2. 增加血容量,改善微循环,维持血压——休克、大出血、严重烧伤的病人。
3. 补充营养,供给热能,促进组织修复——消耗性疾病、不能由口进食、禁食病人。
4. 输入药物,治疗疾病。

【用物准备】

1. 治疗车上层　治疗盘内备所需的溶液及药液、皮肤常规消毒液、无菌干棉签、砂轮、启瓶器、一次性输液器、输液贴或胶布;治疗盘外备医嘱单、输液卡及输液瓶贴、止血带、治疗巾、小垫枕、清洁弯盘、手消毒液。
2. 治疗车下层　医疗垃圾桶、生活垃圾桶、锐器回收盒、剪刀。
3. 其他　输液架,必要时备小夹板、绷带、棉垫、输液泵。

【知识储备】

知识点	主要内容
常用溶液	❖ 晶体溶液:5% 葡萄糖溶液、10% 葡萄糖溶液、0.9% 氯化钠溶液、5% 葡萄糖氯化钠溶液、5% 碳酸氢钠溶液、1.4% 碳酸氢钠溶液、11.2% 乳酸钠溶液、20% 甘露醇、25% 山梨醇、25%~50% 葡萄糖溶液 ❖ 胶体溶液:中、低分子右旋糖酐、羟乙基淀粉(706 代血浆)、白蛋白、血浆蛋白 ❖ 静脉高营养液:复方氨基酸、脂肪乳
补液原则	❖ 先盐后糖 ❖ 先晶后胶 ❖ 先快后慢 ❖ 液种交替 ❖ 见尿补钾
穿刺部位	❖ 成人首选手背静脉网;选择粗、直弹性好的静脉,避开关节、静脉瓣;长期输液注意合理使用静脉,从远心端小静脉开始
滴速调节	❖ 成人 40~60 滴 /min,儿童 20~40 滴 /min ❖ 婴幼儿、年老体弱、心肺功能不良者宜慢 ❖ 休克、严重脱水、心肺功能良好者可适当加快 ❖ 一般药液、利尿剂速度可稍快,升压药、含钾药、高渗盐水、刺激性强的药物滴速要慢

【操作流程】

> 情景导入
>
> 病人,女性,29 岁,1 床,因食物中毒、剧烈呕吐入院,步入病房,既往体健,无过敏史,心肺功能良好,神志清,精神略差,体温正常,医嘱:立即静脉滴注 0.9%NaCl 250ml。

操作步骤	主要内容	沟通要点
1. 解释评估	❖ 核对病人床号、姓名	❖ 您好,我是您的责任护士××,您叫什么名字?住几号床?让我看一下您的腕带,好吗
	❖ 解释操作目的和配合事项	❖ 现在感觉怎么样 ❖ 我看了您的病例,您现在还是有点失水,遵医嘱一会儿要给您输生理盐水,今天想输哪只手 ❖ 我看一下
	❖ 评估病人合作程度、肢体活动度、局部皮肤血管情况,病室环境(口述)	❖ 您活动一下手臂
	❖ 嘱病人排尿	❖ 输液时间有点长,您需要方便一下吗
	❖ 摆好输液架,交代病人注意安全	❖ 我先把输液架放这儿,您注意安全 ❖ 您先休息,我去准备
2. 操作前准备	❖ 用物准备齐全,摆放合理(口述治疗室环境,物品有效期)	
	❖ 修剪指甲、洗手(七步洗手法,此步骤开始计时)、戴口罩	
3. 核对检查	❖ 两人核对医嘱单、执行单、输液瓶贴、棉签及药液(口述检查结果)	
	❖ 根据输液卡填写输液瓶贴并倒贴在药液瓶标签旁	
4. 准备药液	❖ 套瓶套、启瓶盖	
	❖ 两次消毒瓶塞至瓶颈(若需要,遵医嘱加入药物)	
	❖ 检查输液器包装、有效期与质量(口述)	
	❖ 将输液器针头插入瓶塞至根部	
	❖ 再次核对,消毒双手	
5. 核对解释	❖ 备齐用物携至病人床旁,核对病人床号、姓名,解释输液目的并取得合作,再次洗手	❖ (敲门进入)1床××是吗?来看一下您的腕带。要输液了,您准备好了吗 ❖ 今天输的是250ml的生理盐水,主要补充您身体的水分和盐,待会穿刺过程中,请在我的指导下握拳松拳好吗

续表

操作步骤	主要内容	沟通要点
6. 初次排气	❖ 查对,将输液瓶挂于输液架上	❖ 您这样躺着还舒服吗？还有其他需要吗
	❖ 将茂菲氏滴管倒置,抬高滴管下输液管,使液体流入滴管内,当达到1/2~2/3满时,迅速正置滴管,液体缓缓下降	
	❖ 待液体流入头皮针管内即可关闭调节夹	
	❖ 检查输液管内无气泡,排气一次成功	
	❖ 将输液管头皮针放置妥当（首次排气原则不滴出药液）	
7. 皮肤消毒	❖ 协助病人取舒适卧位,在穿刺静脉肢体下垫小垫枕与治疗巾	❖ 来,抬一下手,垫一个小垫枕
	❖ 备输液胶贴	
	❖ 选择粗直、弹性好、避开关节和静脉瓣的静脉,首次消毒皮肤,消毒面积在5cm以上	❖ 给您消毒,有一点凉
	❖ 在穿刺点上方6~8cm处扎止血带,尾端朝上	❖ 给您扎上止血带,帮助血管充盈,会有点紧,稍忍耐一下
	❖ 再次消毒皮肤	❖ 再给您消毒一次皮肤,这次消过毒您就不要再动了
8. 静脉穿刺	❖ 再次核对,打开调节夹,再次排气至少量药液滴出	❖ 1床,××,对吧
	❖ 关闭调节夹并检查针头及输液管内有无气泡,取下护针帽	
	❖ 嘱病人握拳,一手在消毒区外绷紧皮肤、固定血管,一手持针柄,使针尖斜面向上并与皮肤成适合角度（15°~30°角）进针,见回血后放平针头再将针头沿血管方向潜行少许	❖ 来,握住我的手
9. 固定针头	❖ 一手拇指固定针柄,一手松开止血带,嘱病人松拳,打开调节器	❖ 好,松拳
	❖ 待液体滴入顺畅后,用输液贴分别固定针柄、穿刺点及头皮针管	❖ 液体滴入是顺畅的,您有什么不舒服吗 ❖ 我给您固定了,固定好以后您活动的时候小心一点,以免跑针,输液管也不能扭曲或打折以免滴入不畅
	❖ 取下小垫枕、治疗巾、止血带	❖ 您抬手,我给您整理一下

续表

操作步骤	主要内容	沟通要点
10. 调节滴速	❖ 根据病人的年龄、病情和药物性质调节滴速（口述：一般成人 40~60 滴/min，儿童 20~40 滴/min），调节滴速时间至少 15s（报告滴速），操作后核对病人，安置病人于舒适体位 ❖ 告知每分钟滴速及注意事项，放置呼叫器于易取处	❖ 您是 1 床，××对吧？这样躺着可以吗 ❖ 滴速已经给您调好了，每分钟 60 滴，请您和家人不要自行调节，如果有事请及时按枕边呼叫器叫我
11. 整理记录	❖ 洗手（口述），记录输液卡，并将其悬挂于输液架上 ❖ 每隔 15~30min 巡视病房 1 次（口述）（此步骤计时结束）	❖ 您好好休息
12. 拔针按压	❖ 核对解释，告知病人输液完毕需要拔针 ❖ 揭去针柄与头皮针管处输液贴，轻压穿刺点上方，关闭调节夹，迅速拔针 ❖ 嘱病人按压片刻至无出血，并告知注意事项	❖ 1 床××是吗 ❖ 您的液体已经输完了，我来给您拔针 ❖ 拔过针之后您沿血管方向按压 1~2min，不要揉搓，以免出血 ❖ 好，您按着吧
13. 安置整理	❖ 取下输液瓶，垃圾分类处理，按医院感染管理办法处理用物（口述） ❖ 助病人体位舒适，询问需要	❖ 您躺了这么久要坐起来吗 ❖ 还有其他需要吗 谢谢您的配合，祝您早日康复
14. 洗手记录	❖ 洗手、脱口罩 ❖ 记录输液结束时间及病人反应	

【考核标准】

情景导入

病人，男性，38 岁，12 床，既往体健，3d 前因受凉发生上呼吸道感染，咳嗽咳痰加重遂入院治疗，测生命体征：T 38.9℃，P 86 次/min，R 20 次/min，BP 115/75mmHg，医嘱：0.9%NaCl 250ml，立即静脉滴注。

项目总分	考核要点	分值	扣分记录
素质要求 （4分）	1. 着装整齐,仪表端庄	2	
	2. 报学号、姓名,面带微笑,表情自然	2	
操作前准备 （8分）	1. 核对解释,评估病人、环境	2	
	2. 嘱病人排尿,放好输液架	2	
	3. 评估环境,洗手、戴口罩	2	
	4. 物品准备齐全,摆放合理	2	
操作步骤 （80分）	1. 两人核对,评估	2	
	2. 贴瓶贴,启瓶盖,消毒	8	
	3. 检查输液器,插入瓶塞,再次查对	2	
	4. 携用物至床旁,核对解释	2	
	5. 排气（首次排气原则不滴出药液）,检查无气泡	6	
	6. 协助病人取舒适体位,放垫枕及治疗巾,备输液贴	4	
	7. 选择静脉,扎止血带（距穿刺点上方6~10cm）	4	
	8. 消毒皮肤（直径大于5cm,2次消毒）	6	
	9. 核对,再次排气至有少量药液滴出,检查无气泡,取下护针帽	6	
	10. 握拳,正确穿刺,见回血后针头沿血管方向潜行少许	8	
	11. 固定,松拳、松止血带、松调节器	4	
	12. 调节滴速（40~60滴/min）	6	
	13. 核对,告知注意事项,安置舒适体位,放呼叫器	6	
	14. 整理,洗手,记录,挂卡,巡视病房（口述）	4	
	15. 输液完毕,核对解释	2	
	16. 揭去输液贴,拔针	2	
	17. 嘱病人按压,核对,处理用物,安置卧位	4	
	18. 洗手,记录	4	
综合评价 （8分）	1. 程序正确,操作规范,核对准确,无菌观念强	3	
	2. 护患沟通有效,解释符合临床实际,操作中体现人文关怀	3	
	3. 操作时间在10min内	2	
操作时间	min		
总分		100	

考核者签名：_____

【自我评价与反思】

1. 你是否一次排气成功？分析自己排气成功的原因或者失败的原因。

2. 你是否一次穿刺成功？感觉如何？如果没有成功，造成失败的原因可能是什么？

（黄 丽）

实训二十三

静脉留置针输液法

【实训目的】

1. 减轻因长期输液而静脉穿刺困难的病人的痛苦。
2. 保护静脉，减少因反复穿刺而造成的浅静脉损伤。
3. 保持畅通的静脉通道，便于有效地保证输液、输血及抢救。

【用物准备】

1. 治疗车上层　治疗盘内备所需的溶液及药液、皮肤常规消毒液、无菌干棉签、砂轮、启瓶器、一次性输液器、静脉留置针、无菌透明敷贴、封管液（无菌生理盐水或稀释肝素溶液）；治疗盘外备医嘱单、输液卡及输液瓶贴、止血带、治疗巾、小垫枕、清洁弯盘，车旁挂手消毒液。
2. 治疗车下层　医疗垃圾桶、生活垃圾桶、锐器回收盒、血管钳、剪刀。
3. 其他　输液架，必要时备小夹板、绷带、棉垫、输液泵。

【知识储备】

知识点	主要内容
适应证	❖ 适用于长期输液、静脉穿刺困难、年老体弱、化疗、脱水、大手术后及危重病人的支持疗法，也可以用于中心静脉压的测定
扎带消毒	❖ 止血带距穿刺点上方 8~10cm，以防感染 ❖ 消毒直径 8cm×8cm
固定要点	❖ 以穿刺点为中心，贴膜自然平整地粘贴于皮肤上，应完全覆盖留置针针座部分
封管液	❖ 无菌生理盐水：5~10ml/次，每隔 6~8h 冲管 1 次 ❖ 稀释肝素溶液：10~100U/ml，2~5ml/次
封管手法	❖ 保证脉冲式正压封管，边退针边推封管液，直至针头完全退出，防止发生血液凝固，阻塞输液通道 ❖ 每次输液开始和输液完毕，均应冲洗套管针
留置时间	❖ 静脉留置针一般可以保留 3~5d，最长可保留 7d

【操作流程】

> **情景导入**
>
> 病人,男性,62岁,8床,因晚饭后无诱因出现脐周疼痛加重并转移至右下腹,疼痛为持续性胀痛,伴有恶心、呕吐数次前来急诊科就诊。入院查体:T 38.5℃,P 96次/min,R 24次/min,BP 140/90mmHg。血常规示:WBC $10×10^9$/L,B超示:右下腹异常回声。诊断为急性化脓性阑尾炎。医嘱:0.9%NaCl 250ml,立即静脉滴注。

操作步骤	主要内容	沟通要点
1~5	❖ 同静脉输液	❖ 为了保护您的血管,避免反复穿刺,今天我们使用留置针穿刺可以吗
6. 初步排气	❖ 查对,将输液瓶挂于输液架上	❖ 您这样躺着还舒服吗?还有其他需要吗
	❖ 检查并打开留置针包装	
	❖ 将输液器与留置针接头连接	
	❖ 将茂菲氏滴管倒置,抬高下段输液管,打开调节器,使液体流入滴管内,当达到1/2~2/3满时,迅速转正滴管,液体缓缓下降	
	❖ 排尽留置针内的空气,关闭调节器,检查有无气泡	
7. 皮肤消毒	❖ 协助病人取舒适体位,垫小垫枕与治疗巾	❖ 您这样躺着还舒服吗?您抬下手,给您垫个小垫枕
	❖ 选择静脉	❖ 您的皮肤血管情况挺好的,不用担心
	❖ 常规消毒穿刺部位皮肤2次,(按照消毒—扎止血带—消毒的顺序),待干,准备敷贴	❖ 给您消毒啦,消毒液有一点凉 ❖ 给您扎上止血带,帮助血管充盈,会有点紧,稍忍耐一下
8. 静脉穿刺	❖ 再次核对	❖ 8床,××,对吧
	❖ 去除针套,打开调节器,再次排气至有少量药液滴出	
	❖ 检查有无气泡,旋转松动外套管	
	❖ 嘱病人握拳,左手拇指固定静脉,右手持针柄,针尖斜面向上并与皮肤成15°~30°角进针,见回血后放平针翼,边推进软管边抽出针芯至安全保护件内	❖ 请您轻轻握拳

续表

操作步骤	主要内容	沟通要点
9. 固定针头	❖ 穿刺成功后,松开止血带,打开调节器,嘱病人松拳 ❖ 左手固定Y形三通,右手将针芯取下,放入锐器盒内 ❖ 以穿刺点为中心将无菌敷贴横向固定留置针管,将留置针末端全部包裹,妥善固定 ❖ 注明置管日期、时间及签名,并贴于透明敷贴边缘处 ❖ 取下小垫枕、治疗巾、止血带	❖ 好,松拳 ❖ 液体滴入顺畅,您有什么不舒服的吗 ❖ 我给您固定了,固定好以后您活动的时候小心一点,以免跑针,输液管也不能扭曲或打折,以免滴入不畅 ❖ 您抬手,给您整理一下
10. 调节滴速	❖ 根据病人的年龄、病情和药物性质调节滴速(口述) ❖ 调节滴速时间至少15s,并报告滴速(口述) ❖ 核对,安置病人于舒适体位 ❖ 告知每分钟滴速及注意事项,放置呼叫器于易取处	❖ 您能再说下床号、姓名吗 ❖ 滴速已经给您调好了,每分钟××滴,请您和家人不要自行调节,如果有事请及时按枕边呼叫器叫我
11. 整理记录	❖ 整理用物,洗手,记录输液执行记录卡 ❖ 每隔15~30min巡视病房1次(口述)	❖ 您好好休息
12. 封管	❖ 输液结束时,关闭调节器,分离接头和注射器 ❖ 常规消毒输液接头 ❖ 将封管液的注射器连接输液接头进行脉冲式正压封管	
13. 拔针按压	❖ 核对解释,告知病人输液完毕需要拔针 ❖ 揭开无菌敷贴,无菌干棉签轻压穿刺点上方,关闭调节夹,迅速拔出留置针 ❖ 嘱病人按压片刻至无出血,并告知注意事项	❖ 您好,可以再说下您的床号姓名吗 ❖ 您的液体已经输完了,我来给您拔针 ❖ 拔过针之后您沿血管方向按压5~10min,直到不出血为止 ❖ 来,摁着吧
14. 安置整理	❖ 协助病人取舒适体位,询问需要 ❖ 整理床单位,按医院感染管理办法处理用物	❖ 您这样躺着还舒服吗?还有其他需要吗 ❖ 您先好好休息吧,谢谢您的配合
15. 洗手记录	❖ 洗手、脱口罩 ❖ 记录输液结束时间及病人反应	

【考核标准】

> **情景导入**
>
> 病人,女性,35岁,6床,因进食海鲜后出现恶心、呕吐、腹泻、水样便而入院治疗。入院评估:T 38.9℃,P 120次/min,R 24次/min,BP 110/80mmHg。镜检 WBC:0~2个/HP,潜血(-)。诊断为急性胃肠炎。医嘱:0.9%NaCl 250ml,立即静脉滴注。

项目总分	考核要点	分值	扣分记录
素质要求 (4分)	1. 着装整齐,仪表端庄	2	
	2. 报学号、姓名,面带微笑,表情自然	2	
操作前准备 (8分)	1. 核对解释,评估病人、环境	4	
	2. 用物备齐,洗手,戴口罩(开始计时)	4	
操作步骤 (80分)	1. 两人核对,检查药液质量	2	
	2. 贴瓶贴,启瓶盖,消毒	6	
	3. 检查输液器,插入瓶塞,再次查对	4	
	4. 携用物至床旁,核对解释	2	
	5. 挂液体,连接留置针,排气,检查无气泡	8	
	6. 取舒适体位,垫小垫枕,备无菌敷贴	4	
	7. 选择静脉,扎止血带,消毒皮肤	8	
	8. 核对,再次排气,检查无气泡,松动外套管	6	
	9. 握拳,穿刺,见回血后,边推进边抽出针芯	8	
	10. 松止血带,打开调节器,松拳,固定,贴标识	6	
	11. 调滴速	6	
	12. 核对,告知注意事项,安置体位,放呼叫器	4	
	13. 整理,洗手,记录,挂卡,巡视病房(口述)	4	
	14. 输液完毕,核对解释	2	
	15. 揭去敷贴,拔出留置针	2	
	16. 嘱病人按压,告知注意事项	2	
	17. 安置卧位,询问需要	2	
	18. 整理用物,分类放置,洗手,记录(计时结束)	4	
综合评价 (8分)	1. 一次穿刺成功,一次排气成功	2	
	2. 无菌观念强,查对到位	2	
	3. 注意保护病人安全,沟通有效	2	
	4. 操作时间在12min内	2	
操作时间	min		
总分		100	

考核者签名:＿＿＿＿＿＿

【自我评价与反思】

1. 为病人进行留置针输液时,有何体会?
2. 用静脉留置针和头皮针进行输液有何异同?

（陈玉芳）

实训二十四

密闭式静脉输血法

【实训目的】

1. 补充血容量,增加有效循环血量。
2. 补充血红蛋白,纠正贫血。
3. 补充血浆蛋白,维持血浆胶体渗透压,减轻水肿。
4. 补充各种凝血因子、血小板,改善凝血功能。
5. 补充抗体、补体,增强机体抵抗力,提高抗感染能力。
6. 吞噬、吸附、中和毒物作用,减轻中毒反应。

【用物准备】

同密闭式周围静脉输液法用物,将输液卡更换为输血记录单,一次性输液器更换为一次性静脉输血器,另备生理盐水、一次性手套、血液制品(根据医嘱准备)。

【知识储备】

知识点	主要内容
输血前准备	❖ 知情同意:取得病人理解并征得同意,签署知情同意书 ❖ 备血:抽取病人静脉血标本 2ml,做血型鉴定和交叉配血相容试验。采血时禁忌同时采集两名及以上病人的血标本 ❖ 取血:与血库工作人员共同做好"三查、八对"。三查即查对血液的有效期(采血日期)、血液质量和输血装置是否完好;八对即核对床号、姓名、住院号、血袋(瓶)号、血型、交叉配血试验结果、血液种类、剂量 ❖ 取血后:血液取出后勿剧烈振荡,库存血不能加温,可在室温下放置 15~20min 后再输入 ❖ 输血前核对:输血前与另一名护士再次核对,两人核对无误后方可输血
输血前后	❖ 输血前、后及两袋血之间,应输入少量生理盐水 ❖ 血液内不可随意加入药物
输血顺序	❖ 输入全血与成分血时,应先输入成分血(尤其是浓缩血小板),其次为新鲜血,最后为库存血

【操作流程】

> **情景导入**
>
> 病人,女性,24 岁,8 床,头晕 3 个月,近期加重伴胸闷、心悸,遂来院就诊。诊断:重度缺铁性贫血,入院治疗。查体: BP 95/65mmHg, P 125 次 /min, Hb 55g/L。遵医嘱输注去白细胞悬浮红细胞 2U。

操作步骤	主要内容	沟通要点
1. 核对检查	❖ 用物携至病人床旁,两名护士进行"三查八对",核对无误后两名护士分别签名	
2. 建立通路	❖ 用一次性输血器,按密闭式周围静脉输液法建立静脉通路,输入少量生理盐水	❖ 输血前要先输入生理盐水 ❖ 穿刺时沟通要点同密闭式周围静脉输液法
3. 连接血袋	❖ 将血液轻轻摇匀,消毒输血袋开口处的塑料管 ❖ 输血器针头从生理盐水瓶塞上拔下,插入输血袋的输血接口,并缓慢倒挂于输液架上	
4. 操作后核对	❖ 核对"八对"内容	
5. 调节滴速	❖ 开始速度应慢,滴速不超过 20 滴 /min ❖ 密切观察 15min 左右,若无不良反应发生,则根据病情及年龄调节滴速(一般成人 40~60 滴 /min,老人、儿童酌减)	❖ 刚开始输血速度要慢一些,您自己不要调节 ❖ 现在速度可以调快一些了
6. 整理记录	❖ 取出治疗巾、止血带及小垫枕,整理病人床单位,协助病人取舒适卧位 ❖ 呼叫器置于病人易取处,告知病人或家属注意事项 ❖ 整理用物,洗手,记录	❖ 沟通要点同密闭式周围静脉输液法
7. 严密观察	❖ 加强巡视,严密观察	
8. 拔针按压	❖ 输血完毕,继续输入生理盐水,直至输血器内血液全部进入体内 ❖ 轻揭输液贴,关闭调节器,迅速拔针,嘱病人按压至无出血	❖ 您好,为了保证输血量准确,需要再用生理盐水冲一下管道 ❖ 沟通要点同密闭式周围静脉输液法
9. 整理记录	❖ 协助病人取舒适卧位,整理床单位 ❖ 清理用物,输血器针头剪下放入锐器回收盒内,输血管道放入医疗垃圾筒中,输血袋保留 24h ❖ 洗手,记录	❖ 沟通要点同密闭式周围静脉输液法

【考核标准】

> **情景导入**
>
> 病人,男性,38岁,10床,遭遇车祸致腹部创伤而急诊入院。查体:BP 60/40mmHg,P 125次/min,面色苍白,出冷汗,躁动不安,遵医嘱输入去白细胞悬浮红细胞2U。

项目总分	考核要点	分值	扣分记录
素质要求 (4分)	1. 着装整齐,仪表端庄	2	
	2. 报学号、姓名、面带微笑,表情自然	2	
操作前准备 (8分)	1. 核对病人信息,解释,评估病人	4	
	2. 物品准备齐全,洗手、戴口罩(开始计时)	4	
操作步骤 (80分)	1. 双人核对,无误后分别签名	10	
	2. 建立静脉通路,输入少量生理盐水	15	
	3. 连接血袋,挂于输液架上	10	
	4. 调节输血速度	10	
	5. 再次核对,输血记录单上记录,签全名	5	
	6. 协助病人取舒适卧位	5	
	7. 输血过程,注意观察	5	
	8. 输血完毕,更换生理盐水,拔针按压	8	
	9. 整理床单位,协助病人取舒适卧位	5	
	10. 分类处理用物,洗手,记录(计时结束)	7	
综合评价 (8分)	1. 程序正确,操作规范,核对准确	2	
	2. 无菌观念强	2	
	3. 护患沟通有效,体现人文关怀	2	
	4. 操作时间在15min内	2	
操作时间	min		
总分		100	

考核者签名:_____

【自我评价与反思】

1. 如何查对血制品质量?
2. 如何在输血过程中做好职业防护?

(张 睿)

实训二十五

乙醇拭浴法

【实训目的】

为高热病人降温。

【用物准备】

1. 治疗车上层　治疗盘内备大毛巾、2块小毛巾、热水袋及套、冰袋及套、清洁病号服；治疗盘外备清洁小盆，盆内盛放25%~35%的乙醇200~300ml，温度为30℃；车旁挂手消毒液。

2. 治疗车下层　医疗垃圾桶、生活垃圾桶，必要时备便器。

【知识储备】

知识点	主要内容
禁忌证	❖ 婴幼儿、血液病病人、乙醇过敏者
重点拭浴部位	❖ 侧颈部、腋窝、肘窝、掌心、腹股沟、腘窝
禁忌拭浴部位	❖ 枕后、耳郭、阴囊等处禁用冷疗，以防冻伤 ❖ 心前区禁忌拭浴，以防引起反射性心律失常 ❖ 腹部禁忌拭浴，以防腹痛、腹泻 ❖ 足底禁忌拭浴，以防一过性冠状动脉收缩
热水袋	❖ 热水袋放足底，促进足底血管扩张，减轻头部充血 ❖ 拭浴完毕后立即取下热水袋
冰袋	❖ 小冰块1/2~2/3满 ❖ 冰袋放置头部，防拭浴时表皮血管收缩、头部充血 ❖ 拭浴完30min测体温，若体温降至39℃以下，取下冰袋
上肢拍拭顺序	❖ 外：颈外侧→肩→上臂外侧→前臂外侧→手背 ❖ 内：侧胸→腋窝→上臂内侧→肘窝→前臂内侧→手心 ❖ 每侧拍拭3min
背部拍拭顺序	❖ 顺序：颈下肩部→背部→腰部 ❖ 拍拭3min
下肢拍拭顺序	❖ 外：自髂部→下肢外侧→足背 ❖ 内：腹股沟→下肢内侧→内踝 ❖ 后：臀下→大腿后侧→腘窝→足跟 ❖ 每侧拍拭3min

【操作流程】

> **情景导入**
>
> 病人,男性,19岁,1床,打篮球后淋雨,晚上出现寒战、高热,自觉全身肌肉酸痛,右胸疼痛,深呼吸时加重,以发热待查入院,测腋温39.8℃。遵医嘱给予乙醇拭浴。

操作步骤	主要内容	沟通要点
1. 评估解释	❖ 核对病人床号、姓名、性别、年龄、住院号。解释操作目的和配合事项 ❖ 评估:病人身体状况、体表有无破损、是否酒精过敏	❖ 您好,我是您的责任护士××,请告诉我您的床号和姓名,好吗 ❖ 请让我看看您的腕带 ❖ 刚测的您的体温是39.8℃,属于高热了,现在准备给您进行酒精拭浴,可以迅速降温 ❖ 操作时有翻身、伸臂、屈腿动作,麻烦您到时候配合我,好吗 ❖ 您对酒精过敏吗?您身上皮肤有破损吗 ❖ 好的,您先休息,我去准备用物
2. 操作前准备	❖ 备齐用物,推至床旁 ❖ 洗手,戴口罩	❖ 先生,您好,准备好了吗?我们开始吧
3. 安置卧位	❖ 床帘遮挡病人 ❖ 取舒适卧位	❖ 您这样躺着还舒服吗
4. 放置冰袋	❖ 置冰袋于头部	❖ 我现在把冰袋放到您头上,有助于降温并可防止头部充血
5. 置热水袋	❖ 置热水袋于足底	❖ 热水袋放到您的脚下,可促进足底血管扩张,减轻头部充血
6. 拍拭上肢	❖ 协助病人脱去上衣,松解裤带 ❖ 暴露近侧上肢,下垫大毛巾 ❖ 将小毛巾浸入酒精盆内,拧至半干,缠于手上成手套状,以离心方向拍拭,按顺序拍拭近侧,上肢拍拭完毕用大毛巾擦干皮肤 ❖ 拍拭至腋窝、肘窝、手心处可稍用力拍拭并适当延长拍拭时间,以促进散热 ❖ 每拍拭一个部位更换一次小毛巾,以维持拭浴温度 ❖ 同法擦对侧	❖ 我现在帮您把上衣脱掉,把腰带松一下 ❖ 我先擦近侧,您抬一下,铺上毛巾 ❖ 现在开始擦了,可能有点凉 ❖ 先擦外面,这个力度可以吧 ❖ 抬一下胳膊,擦内面 ❖ 这边擦好了 ❖ 擦另一边

续表

操作步骤	主要内容	沟通要点
7. 拍拭背腰部	❖ 协助病人侧卧,按照顺序拍拭背部 ❖ 协助病人穿上清洁上衣	❖ 先生,现在我帮您侧躺过去,擦一下背部,躺好了吗 ❖ 擦好了,您躺平,我帮您穿上上衣
8. 拍拭下肢	❖ 脱去裤子 ❖ 按照顺序拍拭近侧下肢 ❖ 拍拭腹股沟和腘窝处,适当延长拍拭时间 ❖ 同法擦对侧 ❖ 协助病人穿上裤子	❖ 现在我帮您脱去裤子,拍拭下肢 ❖ 抬腿,铺上毛巾 ❖ 先擦外面 ❖ 内面 ❖ 抬一下腿,擦后面 ❖ 这边擦好了,现在擦对面 ❖ 现在我帮您穿上裤子 ❖ 谢谢您的配合
9. 严密观察	❖ 注意观察局部皮肤及病人反应,询问病人并倾听病人主诉	
10. 撤热水袋	❖ 拭浴毕,取下热水袋 ❖ 整理病人床单位	❖ 我现在帮您取下热水袋 ❖ 您感觉怎么样? 好些没有? 您先休息,我等会儿再来给您测个体温
11. 整理用物	❖ 整理用物,按规定消毒处理后放回原处	
12. 撤去冰袋	❖ 30min 后测体温,若体温降至 39℃ 以下,取下头部冰袋	
13. 准确记录	❖ 洗手,记录 ❖ 记录拭浴时间、效果、局部反应及病人反应	

【考核标准】

> **情景导入**
>
> 病人,女性,26 岁,1 床,肺炎球菌肺炎入院,测量 R 28 次/min,P 120 次/min,T 39.9℃,遵医嘱为病人行乙醇拭浴。

项目总分	考核要点	分值	扣分记录
素质要求 (4分)	1. 着装整齐,仪表端庄 2. 报序号、姓名,面带微笑,表情自然	2 2	
操作前准备 (8分)	1. 核对病人信息,解释,评估病人 2. 用物备齐,洗手,戴口罩(开始计时)	4 4	

续表

项目总分	考核要点	分值	扣分记录
操作步骤 （80分）	1. 核对病人信息，关闭门窗，拉上床帘	2	
	2. 取舒适卧位，头置冰袋，足底放热水袋	4	
	3. 拍拭上肢	4	
	（1）拍拭手法正确，动作轻柔	6	
	（2）拍拭顺序正确	6	
	（3）穿脱衣服顺序正确	4	
	4. 拍拭背部	4	
	（1）拍拭手法正确，动作轻柔	6	
	（2）拍拭顺序正确	4	
	（3）注意保护病人	6	
	5. 拍拭下肢	4	
	（1）拍拭手法正确，动作轻柔	4	
	（2）拍拭顺序正确	4	
	（3）穿脱衣服顺序正确	4	
	（4）注意保护病人隐私	4	
	6. 撤去热水袋	2	
	7. 协助取舒适卧位，整理床单位	4	
	8. 整理用物，按规定消毒处理后放回原处	4	
	9. 30min后测温，降至39℃以下，撤去冰袋	2	
	10. 洗手，记录（计时结束）	2	
综合评价 （8分）	1. 操作娴熟，动作规范，手法轻稳	2	
	2. 沟通有效，体现人文关怀	2	
	3. 相关知识口述无误	2	
	4. 操作时间要求在15min内	2	
操作时间	min		
总分		100	

考核者签名：_____

【自我评价与反思】

1. 拭浴过程中如何保护病人隐私？
2. 为什么拭浴过程中要随时与病人沟通？

（张荣芳）

实训二十六

热湿敷法

【实训目的】

保暖、解痉、消炎、消肿、镇痛。

【用物准备】

1. 治疗车上层　治疗盘内备热水袋、布套、水温计、治疗巾、纱布、塑料薄膜、毛巾、无菌棉签、凡士林。治疗盘外：清洁小盆，盆内备2块敷布（大于患处面积），敷钳2把，大量杯、热水（60~70℃），必要时备大毛巾。车旁挂手消毒液。

2. 治疗车下层　医疗垃圾桶、生活垃圾桶。

【知识储备】

知识点	主要内容
热疗目的	❖ 促进炎症消散或局限 ❖ 减轻深部组织充血 ❖ 减轻疼痛 ❖ 保暖
热疗的禁忌	❖ 急腹症未明确诊断前 ❖ 面部危险三角区感染 ❖ 各种脏器出血、出血性疾病 ❖ 软组织损伤或扭伤48h内 ❖ 其他：孕妇、急性炎症、金属移植物部位、人工关节处
温度	❖ 热水袋装60~70℃的热水，1/2~2/3满 ❖ 对于老年人、末梢循环不良、感觉迟钝等病人，水温低于50℃ ❖ 热湿敷时水温50~60℃
时间	❖ 单纯热水袋使用不超过30min ❖ 每3~5min更换1次敷布，治疗时间15~20min为宜

【操作流程】

情景导入

病人，男性，21岁，1床，打篮球右踝关节扭伤后50h，局部肿胀明显，疼痛剧烈，为减轻疼痛，遵医嘱给予右踝关节热湿敷。

操作步骤	主要内容	沟通要点
1. 评估解释	❖ 核对病人床号、姓名、性别、年龄、住院号。解释操作目的和配合事项 ❖ 评估：病人病情、局部皮肤状况、有无伤口、活动能力及配合程度	❖ 您好，我是您的责任护士××，请告诉我您的床号和姓名，好吗 ❖ 请让我看看您的腕带 ❖ 先生，您的右脚踝已经扭伤2d多了，现在还疼得很吗？我看您精神还不错。遵医嘱我现在给您做右脚踝局部热湿敷，可以促进踝关节软组织瘀血的吸收和消散，从而减轻疼痛 ❖ 我再检查一下右脚踝，局部有红肿，这样疼不疼？皮肤完好。这样有感觉吗？很好 ❖ 等会儿需要您配合我，好吗 ❖ 好的，您先休息，我去准备用物
2. 操作前准备	❖ 备齐用物，推至床旁 ❖ 洗手，戴口罩	❖ 准备好了吗？我们开始吧
3. 调温灌袋	❖ 检查热水袋有无破损、漏气 ❖ 用水温计测量水温，调节水温在60~70℃ ❖ 放平热水袋，一手持热水袋口边缘，另一手向袋内灌水至1/2~2/3满 ❖ 将热水袋口逐渐放平，驱出袋内空气 ❖ 旋紧塞子，擦干热水袋外壁水迹，倒提并轻轻抖动，检查无漏水后装入布套内	
4. 安置卧位	❖ 让病人取舒适卧位 ❖ 暴露治疗部位	❖ 您这样躺着还舒服吗 ❖ 我现在帮您把右边的裤腿挽上去
5. 局部湿敷	❖ 在治疗部位下垫治疗巾，将凡士林涂于患处（范围略大于患处）并在其上盖一单层纱布 ❖ 将敷布浸入热水中，用持物钳将浸在热水中的敷布拧至不滴水 ❖ 抖开敷布，用手腕掌侧皮肤拭温后，折叠敷布敷于患处，按顺序放置塑料薄膜、毛巾、热水袋、大毛巾 ❖ 每3~5min更换1次敷布，及时更换盆内热水，治疗时间以15~20min为宜	❖ 抬一下右腿，我给您垫橡胶单和治疗巾 ❖ 如果您感觉烫的话，及时告诉我
6. 严密观察	❖ 观察局部皮肤及病人反应，倾听病人主诉	❖ 现在感觉怎么样 ❖ 还烫不烫
7. 整理用物	❖ 治疗毕，撤去用物，用纱布擦去凡士林，拭干热敷部位并协助病人取舒适卧位，整理病人床单位 ❖ 整理用物，按规定消毒处理后放回原处	❖ 现在我帮您整理一下 ❖ 好了，已经结束了，谢谢您的配合，您好好休息吧
8. 准确记录	❖ 洗手，记录	

【考核标准】

情景导入

病人,女性,40岁,1床,右前臂擦伤50h,局部肿胀、疼痛,遵医嘱局部热湿敷。

项目总分	考核要点	分值	扣分记录
素质要求（4分）	1. 着装整齐,仪表端庄	2	
	2. 报序号、姓名、面带微笑、表情自然	2	
操作前准备（8分）	1. 核对病人信息,解释,评估病人	4	
	2. 用物备齐,洗手,戴口罩（开始计时）	4	
操作步骤（80分）	1. 核对病人床号、姓名	4	
	2. 灌热水袋	6	
	（1）检查热水袋的性能	2	
	（2）水温正确	4	
	（3）水量合适,方法正确	6	
	（4）排气,检查有无漏水	6	
	3. 协助病人取舒适卧位,暴露热敷部位	4	
	4. 热湿敷	6	
	（1）水温合适	4	
	（2）用物顺序正确	6	
	（3）敷布干湿合适	6	
	（4）方法正确	6	
	5. 每3~5min更换1次敷布,热敷时间一般为15~20min（口述）	4	
	6. 热敷毕,撤去用物,擦去凡士林	6	
	7. 取舒适卧位,整理用物	6	
	8. 洗手,记录（计时结束）	4	
综合评价（8分）	1. 操作娴熟,动作规范,手法轻稳	2	
	2. 沟通有效,体现人文关怀	2	
	3. 相关知识口述无误	2	
	4. 操作时间要求在6min内	2	
操作时间	min		
总分		100	

考核者签名：_____

【自我评价与反思】

如何预防局部热湿敷时烫伤病人?

（张荣芳）

实训二十七

血液标本采集法

（一）静脉血标本采集法

【实训目的】

1. 采集全血标本，测定红细胞沉降率、血常规及血液中某些物质含量。
2. 采集血浆标本，适用于内分泌激素、血栓和止血检测等。
3. 采集血清标本，适用于临床化学和免疫学的检测。
4. 采集血培养标本，检测血液中的病原体。

【用物准备】

1. 治疗车上层　注射盘、一次性注射器（规格视采集量而定）、针头或头皮针及标本容器（抗凝试管、干燥试管、血培养瓶）或真空采血系统（包括真空采血管、真空采血针、持针器）、止血带、治疗巾、小垫枕、胶布、检验单（标明科室、床号、姓名、标本类型、采集时间）、手消毒液、无菌手套。
2. 治疗车下层　生活垃圾桶、医用垃圾桶、锐器回收盒。

【知识储备】

知识点	主要内容
常用静脉	❖ 贵要静脉、肘正中静脉、头静脉、腕部及手背静脉、大隐静脉、小隐静脉、足背静脉、颈外静脉（婴幼儿多选）、股静脉
试管选择	❖ 抗凝剂管：全血标本、血浆标本 ❖ 干燥管：血清标本 ❖ 血培养管：血培养标本
培养标本采集时间、量	❖ 采集细菌培养标本，尽可能在使用抗生素前或伤口局部治疗前、高热寒战期进行标本采集。已经使用抗生素或不能停用的药物应予以注明 ❖ 一般血培养标本取血 5ml；亚急性细菌性心内膜炎病人，采血 10~15ml，以提高培养阳性率
注血/采血顺序	❖ 注射器采血：血培养瓶—抗凝管—干燥试管 ❖ 真空采血器采血：血培养瓶—无添加剂管—凝血管—枸橼酸钠管—肝素管—EDTA 管—草酸盐管—氟化钠管
保证血液质量	❖ 做生化检验，应在清晨空腹时采集血标本 ❖ 肘部采血时，不要拍打病人前臂，结扎止血带时间不超过 40s ❖ 严禁在输液和输血的肢体或针头处抽取血标本，应在对侧肢体采集
真空采血针注意	❖ 不可在穿刺成功前先将真空采血管与采血针头相连，以免试管内负压消失而影响采血

【操作流程】

> **情景导入**
>
> 　　病人，男性，25岁，3床，2d前淋雨后出现发热，伴头痛，全身肌肉酸痛，食欲减退来院就诊。门诊以"发热待查"收入院。体格检查：T 39.4℃，P 100次/min，R 20次/min，BP 100/70mmHg，咽部充血，两肺呼吸音稍粗糙，但未闻及啰音，心律齐，腹软，肝脾未触及。遵医嘱采集静脉血查血常规。

操作步骤	主要内容	沟通要点
核对评估	❖ 核对病人床号、姓名	❖ 您好，我是您的责任护士××，能告诉我您的床号、姓名吗？让我看一下您的腕带
	❖ 评估病人病情、意识、治疗情况、肢体活动情况	❖ 您的胳膊可以活动一下吗
	❖ 评估采集部位皮肤、静脉充盈度和管壁弹性，穿刺部位皮肤有无水肿、结节瘢痕、炎症、破损等（口述）	❖ 我看一下您皮肤、血管的情况
	❖ 评估病人有无情绪的变化，如检验前紧张、焦虑等，有无运动、饮食、吸烟、药物及饮酒、咖啡或茶等	❖ 您现在感觉怎么样？半个小时前有没有运动、进食、吸烟和服用药物、饮酒或者咖啡、茶
解释目的	❖ 向病人解释操作目的、方法	❖ 遵医嘱我需要采集您的静脉血，送到检验科化验血常规。一会儿就在这个位置抽血，好吗？那您再休息一下，我回去准备
用物准备	❖ 用物准备：根据检验目的选择适当容器。在容器外贴上检验单附联，注明科别、床号、姓名、性别、检验目的、送检日期	
	❖ 六步洗手法洗手，戴口罩	
核对解释	❖ 携用物至病人床旁，再次核对床号、姓名	❖ 您好，能再给我说床号和姓名吗
	❖ 解释操作注意事项和配合要点	❖ ×先生，一会儿我会在您的肘窝处抽静脉血，请您把手臂伸直，配合我可以吗
选择静脉	❖ 协助病人取适当体位	
	❖ 嘱病人握拳，使静脉充盈，选择合适的静脉	❖ 请您握拳，静脉充盈挺好的，不要担心
消毒皮肤	❖ 在穿刺点上方6cm处扎止血带，常规消毒皮肤，戴手套	❖ 给您扎上止血带，有点紧，稍忍耐一下
		❖ 现在消毒皮肤了

续表

操作步骤	主要内容	沟通要点
二次核对	❖ 再次核对床号、姓名	❖ 3床,××是吗
静脉采血	注射器采血: ❖ 穿刺抽血:以左手拇指绷紧静脉下端皮肤,右手持注射器,针尖斜面向上与皮肤成15~30°角,自静脉上方或侧方刺入皮下,沿静脉走向潜行刺入静脉,见回血左手抽动活塞抽取所需血量 ❖ 拔针按压:采血完毕,松止血带,嘱病人松拳,迅速拔出针头,用无菌干棉签按压局部1~2min ❖ 注入容器:将血液注入标本容器 真空采血器采血: ❖ 穿刺抽血:取下真空采血针护套,手持采血针,同上法将针头刺入静脉,见回血,将采血针另一端刺入真空管。松开止血带,采血至所需量 ❖ 拔针按压:抽血毕,迅速拔出针头,用无菌干棉签按压局部1~2min	❖ 我进针了,您不要紧张 ❖ 好了,请您松拳 ❖ 我进针了,您不要紧张 ❖ 好了,请您松拳
整理记录	❖ 处置用物,脱手套(口述:用物按医院感染管理办法分类处理) ❖ 协助病人取舒适卧位,整理病人床单位 ❖ 再次核对,清理用物 ❖ 洗手,记录	❖ ×先生,您这样躺着可以吗?还有其他需要吗?呼叫器给您放在枕边了,如果有需要或者有任何不适,请及时按铃叫我,谢谢您的配合,您好好休息
标本送检	❖ 将血标本连同化验单及时送检	

(二)动脉血标本采集法

【实训目的】

1. 作血液气体分析。
2. 动脉血检测用于病人氧合及酸碱平衡情况,为诊断、治疗、用药提供依据。
3. 用于乳酸和丙酮酸测定等。

【用物准备】

1. 治疗车上层　注射盘、2ml或5ml一次性注射器或动脉血气针、肝素适量、治疗巾、治疗小垫枕、无菌纱布、无菌软木塞或橡胶塞、小沙袋、检验单、手消毒液。
2. 治疗车下层　生活垃圾桶、医用垃圾桶、锐器回收盒。

【知识储备】

知识点	主要内容
常用部位	❖ 桡动脉、股动脉、肱动脉、足背动脉 ❖ 桡动脉穿刺点在前臂掌侧腕关节上2cm，桡动脉搏动明显处 ❖ 股动脉穿刺点为腹股沟股动脉搏动明显处 ❖ 新生儿宜选用桡动脉，不宜选用股动脉穿刺，因股动脉穿刺垂直进针时易伤及髋关节
准确采集	❖ 严格区分动脉和静脉

【操作流程】

> **情景导入**
>
> 病人，男性，75岁，5床，反复咳嗽、咳痰22年，心悸、气急、水肿2年，加重半个月入院。半个月前受凉后，病人咳嗽加重，痰为黄色脓性，不易咳出，心悸、气急、双下肢明显水肿。医嘱：抽动脉血查血气分析。

操作步骤	主要内容	沟通要点
核对评估	❖ 核对病人床号、姓名	❖ 您好，我是您的责任护士××，能告诉我您的床号和姓名吗？让我看一下您的腕带
	❖ 评估病人病情、意识、治疗情况、肢体活动情况	❖ 您的胳膊、腿可以活动一下吗
	❖ 评估病人用氧或呼吸机使用情况	❖ 您现在正在吸氧，还觉得胸闷吗
	❖ 评估病人穿刺部位皮肤及动脉搏动情况	❖ 我看一下您皮肤、血管的情况
	❖ 评估病人有无进食、洗澡及运动等	❖ 您刚刚有没有吃饭、洗澡、做剧烈活动
解释目的	❖ 向病人解释操作目的、方法	❖ 一会儿需要为您抽动脉血做血气分析，请您配合我可以吗
准备用物	❖ 根据检验目的选择适当容器。检查容器完好性，在容器外贴上标签（或条形码），注明科别、床号、姓名、性别、检验目的、送检日期 ❖ 六步洗手法洗手，戴口罩	
核对	❖ 携用物至床旁，核对病人的床号、姓名	❖ 您好，能再给我说床号和姓名吗
选择动脉	❖ 协助病人采取合适体位，暴露穿刺部位	❖ 现在给您抽动脉血了，您躺好，不要动
垫枕铺巾	❖ 将治疗巾铺于小垫枕上，置于穿刺部位下	

续表

操作步骤	主要内容	沟通要点
消毒皮肤	❖ 常规消毒皮肤（以动脉搏动最强点为圆心），范围大于5cm；常规消毒操作者左手示指、中指或戴无菌手套	❖ 现在给您消毒
二次核对	❖ 再次核对病人床号、姓名	❖ 5床，××吧
动脉采血	❖ 普通注射器采血：用注射器抽取肝素0.5ml，湿润注射器内壁后余量全部弃去。左手示指、中指将欲穿刺动脉搏动最明显处固定于两指间，右手持注射器在两指间垂直或与动脉走向成40°刺入动脉，见鲜红血液涌入注射器后固定针头的方向及深度，左手抽取血液至所需量 ❖ 动脉血气针采血：取出并检查动脉血气针，将血气针活塞拉至所需血量的刻度，血气针筒自动形成吸引等量血液的负压。穿刺方法同上，见有鲜红色回血后，固定血气针，血气针会自动抽取所需量	❖ 进针了，有点疼，您忍耐一下，手不要动
拔针按压	❖ 采血完毕，迅速拔出针头，同时用无菌纱布或小沙袋加压止血5~10min	❖ 好了，拔针了，请您按压5~10min直至不出血
插入木塞	❖ 拔出针头后，立即将针头斜面刺入软木塞或橡胶塞，以隔绝空气，并轻轻搓动注射器使血液与肝素混匀	
整理记录	❖ 处置用物，脱手套（口述：用物按医院感染管理办法分类处理） ❖ 协助病人取舒适卧位，整理病人床单位 ❖ 再次核对，清理用物 ❖ 洗手，记录	❖ 您这样躺着可以吗？还有其他需要吗？呼叫器给您放在枕边了，如果有需要，请及时按铃叫我，谢谢您的配合，您好好休息
标本送检	❖ 将血标本连同化验单及时送检	

【考核标准】

情景导入

　　病人，男性，36岁，6床，既往有高脂血症病史10年，间断服用辛伐他丁、非诺贝特、血脂康等药物，血脂始终降不下来。最近服用辛伐他丁片20mg晚间服用1次，现来院复查。医嘱抽静脉血查血脂。

项目总分	考核要点	分数	扣分记录
素质要求（4分）	1. 着装整齐,仪表端庄	2	
	2. 报学号、姓名,面带微笑,表情自然	2	
操作前准备（8分）	1. 核对、解释	4	
	2. 洗手,戴口罩（开始计时）	4	
操作步骤（80分）	1. 携用物至病人床旁,再次核对	4	
	2. 选择合适静脉及穿刺点,扎止血带	8	
	3. 消毒局部皮肤,嘱病人握拳,使血管充盈	8	
	4. 穿刺		
	（1）以左手拇指绷紧静脉下端皮肤,右手持注射器,示指固定针栓	6	
	（2）针尖斜面向上与皮肤成15°~30°角,自静脉上方或侧方刺入皮下	8	
	（3）沿静脉走向潜行刺入静脉,见回血后再顺静脉进针少许	6	
	5. 右手固定注射器,左手抽动活塞抽取所需血量	10	
	6. 采血完毕,松止血带	4	
	7. 拔针,按压局部 1~2min	4	
	8. 将血液注入标本容器	4	
	9. 针头放入锐器盒,注射器毁形,放于医用垃圾桶内	6	
	10. 再次核对病人床号、姓名	4	
	11. 协助整理衣物,取舒适卧位,整理床单位	4	
	12. 洗手,记录,标本送检（计时结束）	4	
综合评价（8分）	1. 严格遵守无菌原则和查对制度	2	
	2. 举止端庄,仪表大方,操作规范,熟练有序	2	
	3. 与病人沟通合理有效,操作中体现人文关怀	2	
	4. 有效应变,操作时间在 5min 内	2	
操作时间	min		
总分		100	

考核者签名:_____

【自我评价与反思】

1. 如何减轻穿刺时的疼痛？
2. 病人抽血前恐惧、害怕,如何做好心理疏导？

（申洪娇）

实训二十八

洗 胃 法

【实训目的】

1. 解毒　清除胃内毒物或刺激物，减少毒物吸收，还可利用不同灌洗液进行中和解毒，用于急性食物或药物中毒。服毒后4~6h内洗胃最有效。

2. 减轻胃黏膜水肿　幽门梗阻病人饭后常有滞留现象，通过洗胃可减轻滞留物对胃黏膜的刺激，减轻胃黏膜水肿和炎症，减轻病人痛苦。

3. 为某些手术或检查的病人做准备，如胃肠道手术前。

【用物准备】

1. 治疗车上层　治疗盘内备无菌洗胃包（内有胃管或一次性胃管、镊子、纱布）、塑料围裙或橡胶单、治疗巾、弯盘、棉签、液状石蜡、胶布、50ml注射器、听诊器、手电筒、水温计、量杯、检验标本容器或试管、毛巾，必要时治疗碗内备无菌压舌板、开口器、牙垫、舌钳，车旁挂手消毒液。

2. 治疗车下层　水桶2个（分别盛洗胃液和污水）、生活垃圾桶、医用垃圾桶。

3. 洗胃溶液　根据毒物性质选择25~38℃洗胃液10 000~20 000ml。

4. 洗胃设备　全自动洗胃机。

【知识储备】

知识点	主要内容
插管长度	❖ 经口腔插入55~60cm，为昏迷病人插管时，用开口器撑开口腔，置牙垫于上下臼齿之间，如有舌后坠，可用舌钳将舌拉出，将洗胃管经口腔插至病人咽部，再按照昏迷病人鼻饲法继续插入胃内
禁忌证	❖ 吞服强酸、强碱时禁止洗胃，以免造成穿孔。并迅速服用牛奶、豆浆、蛋清、米汤等物理性对抗剂，保护胃黏膜 ❖ 消化道溃疡、食管阻塞、食管静脉曲张、胃癌等病人不宜洗胃，昏迷病人洗胃应谨慎
卧位	❖ 中毒较轻者：取平卧位 ❖ 中毒较重者：取左侧卧位 ❖ 昏迷病人：去枕平卧头偏向一侧或侧卧位，防止误吸
每次灌入量和时间	❖ 300~500ml：过多引起急性胃扩张，加速毒素的吸收；液体反流，导致呛咳、误吸或窒息。过少延长洗胃时间，不利于抢救的进行 ❖ 服毒后4~6h内洗胃最有效 ❖ 幽门梗阻病人洗胃宜在饭后4~6h或空腹时进行。同时记录胃内潴留量

续表

知识点	主要内容
洗胃方法	❖ 口服催吐：对于清醒合作的病人，应立即采用"口服催吐法"洗胃 ❖ 胃管洗胃：若中毒物质不明，应先抽吸胃内容物送检，洗胃液可选用温开水或生理盐水，待毒物性质明确后，再选用对抗剂洗胃 ❖ 电动吸引器洗胃：调节负压13.3kPa ❖ 全自动洗胃机：三个管道连接正确

【操作流程】

> **情景导入**
>
> 病人，女性，27岁，因感情纠葛自服美曲膦酯（敌百虫）自杀未遂，被家人迅速送至医院急诊室。病人昏迷，神志不清，P 96次/min，R 25次/min，BP 80/56mmHg。

操作步骤	主要内容	沟通要点
评估解释	❖ 核对病人床号、姓名 ❖ 评估病人的病情（意识状态、肢体活动情况）、治疗情况、心理状态 ❖ 向病人家属解释洗胃的目的、方法、注意事项及配合要点，取得病人家属配合 ❖ 评估环境：温湿度适宜，安静整洁，光线适中，符合操作要求	❖ 您好，您是××的家属吗？我是她的责任护士××，能告诉我她的姓名吗 ❖ 由于病人中毒昏迷，现在遵医嘱需要给她插个胃管，插管过程中病人可能会不舒服，您不用担心，一会儿就好了
操作前准备	❖ 用物齐全且符合要求，物品摆放便于操作 ❖ 洗手、戴口罩	
检查安装机器	❖ 洗胃机连接电源，打开机器电源总开关，通电检查电源是否正常 ❖ 检查仪器功能完好，并连接各种管道	
核对解释	❖ 携用物至病人床旁，再次认真核对姓名、洗胃液名称 ❖ 告知病人家属所用洗胃溶液、洗胃目的、方法	❖ 您好，现在要为病人插胃管了
准备病人	❖ 协助病人取合适体位。若有活动义齿，应取下。置污物桶于病人床旁 ❖ 如果病情较轻，病人取坐位或半坐位，中毒较重者左侧卧位，昏迷病人平卧头偏向一侧	
插洗胃管	❖ 戴手套，颌下、胸前铺一次性中单，将治疗碗置于口角旁，清洁鼻腔 ❖ 测量插管长度，即从前额发际到剑突的距离，做好标记	❖ 现在给病人铺一次性中单 ❖ 给病人测量一下胃管的长度

续表

操作步骤	主要内容	沟通要点
插洗胃管	❖ 插入胃管：润滑胃管前端后自鼻腔或口腔插管，病人神志不清，一手将病人头抬起使下颌靠近胸骨柄，以加大咽喉部通道，徐徐送入胃管（口述） ❖ 判断胃管位置及固定 ❖ 检查胃管是否在胃内，方法有三种：抽吸胃液、听气过水声、清水检验是否有气泡（口述） ❖ 固定胃管：用胶布固定	❖ 现在我要检查一下胃管是否在胃内
连洗胃管	❖ 将已配好的洗胃液倒入水桶内，将3根橡胶管分别与全自动洗胃机三管（药管、污水管、胃管）接口相连。药管的另一端放入洗胃液桶内，污水管的另一端放入空水桶内，胃管的另一端与病人的洗胃管相连，调节药量流速	
反复灌洗	❖ 接通电源，按"手吸"键，吸出胃内容物，留取标本第一时间送检 ❖ 再按"自动"键，机器即开始进行自动冲洗 ❖ 反复冲洗至吸出液体澄清无味为止	
观察情况	❖ 洗胃过程中，随时注意观察洗出液的性质、颜色、气味、洗出量，及病人面色、脉搏、呼吸和血压变化	
拔出胃管	❖ 洗胃完毕，胃管末端反折或关闭，揭去固定的胶布 ❖ 用纱布包裹近鼻孔处的胃管，边拔边用纱布擦胃管，拔到咽喉处时快速拔出	❖ 现在要给病人拔胃管了，毒物已经基本清洗出来了，您不用担心了
整理用物	❖ 协助病人漱口，取走治疗碗，清洁病人口、鼻、面部 ❖ 整理用物、床单位，清理用物，协助病人取舒适体位，告知注意事项	❖ 现在已经给病人清洗完胃内毒物了，您还有其他需要吗？呼叫器放在枕边了，病人有什么不适，请您及时按铃叫我 ❖ 谢谢您的配合
清洁管腔	❖ 全自动洗胃机三管同时放入清水中，按"清洗"键，清洗各管腔后，将各管同时取出，待仪器内水完全排尽后，按"停机"键关机	
准确记录	❖ 洗手，记录 ❖ 记录灌洗液的名称、灌入量，洗出液的性质、颜色、气味、洗出量，病人的全身反应 ❖ 幽门梗阻记录胃内潴留量，胃内潴留量=洗出量−灌入量	

111

【考核标准】

> **情景导入**
>
> 病人,女性,19岁,3床,大二学生,因失恋,口服大量地西泮自杀。舍友发现床边有药瓶后立即送来医院,入院时,查体:T 36℃,P 60次/min,R 16次/min,BP 90/60mmHg。医嘱:立即洗胃。

项目总分	考核要点	分值	扣分记录
素质要求（4分）	1. 着装整齐,仪表端庄	2	
	2. 报学号、姓名,面带微笑,表情自然	2	
操作前准备（8分）	1. 备齐用物,有序放置,符合无菌原则	4	
	2. 洗手,戴口罩（开始计时）	4	
操作步骤（80分）	1. 仪器通电,连接管道,倒洗胃液	6	
	2. 携用物至床旁,核对病人信息并解释	5	
	3. 协助病人取合适体位	5	
	4. 插洗胃管		
	（1）铺巾置盘,清洁鼻腔	5	
	（2）插入胃管	10	
	（3）昏迷病人插管方法（口述）	5	
	（4）判断胃管位置及固定	5	
	5. 连洗胃管	8	
	6. 反复冲洗至吸出液体澄清无味为止	5	
	7. 观察洗出液及病人	5	
	8. 拔出胃管	5	
	9. 整理用物		
	（1）协助病人漱口、洗脸,取舒适卧位	6	
	（2）整理床单位、清理用物	5	
	10. 洗手,记录（计时结束）	5	
综合评价（8分）	1. 严格遵守无菌原则和查对制度	2	
	2. 举止端庄,仪表大方,操作规范,熟练有序	2	
	3. 正确指导病人,体现出对病人的人文关怀	2	
	4. 有效应变,操作时间在8min内	2	
操作时间	min		
总分		100	

考核者签名:_____

【自我评价与反思】

1. 你能根据毒物性质正确选择洗胃溶液吗？请回答出至少六种常见毒物及其洗胃溶液。
2. 在洗胃过程中，护士应该重点观察病人哪些内容？

（周 露）

实训二十九

尸 体 护 理

【实训目的】

1. 使尸体清洁，维持良好的外观，易于辨认。
2. 使家属得到心灵上的安慰，减轻悲痛。
3. 尊重死者。

【用物准备】

1. 治疗车上层　血管钳、绷带、不脱脂棉球、剪刀、梳子、松节油、衣裤、尸单（或尸袋）、尸体识别卡3张；擦洗用物；有伤口者需备换药敷料、胶布；必要时备隔离衣和手套。车旁挂手消毒液。
2. 治疗车下层　生活垃圾桶、医用垃圾桶。

尸体识别卡

姓名_____　住院号_____　年龄_____　性别_____

病室_____　床号_____　籍贯_____　诊断_____

住址_____

死亡时间_____年_____月_____日_____时_____分

护士签名_____

_____医院

【知识储备】

知识点	主要内容
尸体护理依据	❖ 医生开具的死亡诊断书
处理要点	❖ 头下垫软枕防止面部淤血变色,有义齿者应装上避免脸型改变 ❖ 用棉花塞于口、鼻、耳、肛门、阴道等孔道,防止体液外溢 ❖ 如有引流管,应拔出后缝合伤口或用蝶形胶布封闭,再用纱布盖上包扎好
处理要求	❖ 对于非传染病病人,按一般出院病人处理 ❖ 对于传染病病人,按传染病病人终末消毒处理

【操作流程】

情景导入

病人,男性,72 岁,14 床,肝癌晚期,建议保守治疗,收入某三甲医院的"宁养病房"。但近日病情每况愈下,于今日 12:10 去世。请为病人进行尸体护理。

操作步骤	主要内容
1. 备齐用物	❖ 填写尸体识别卡,携用物至床旁,屏风或围帘遮挡
2. 劝慰家属	❖ 劝慰家属节哀保重,请其暂时离开病室
3. 撤去治疗	❖ 撤去一切治疗用物,去除尸体身上的各种导管(如输液管、氧气管、导尿管、气管套管或插管等),移除呼吸机、除颤器等抢救仪器
4. 安置体位	❖ 将床放平,使尸体仰卧,头下置一枕头,双臂放于身体两侧,留一大单遮盖尸体
5. 整理遗容	❖ 洗脸,如有义齿者代为装上,协助闭合口、眼
6. 填塞孔道	❖ 用血管钳将棉花塞于相应孔道
7. 清洁尸体	❖ 脱去衣裤,依次擦洗上肢、胸、腹、背及下肢,更衣梳发。用松节油擦净胶布痕迹
8. 包裹尸体	❖ 为死者穿上衣裤,将第一张尸体识别卡系在尸体右手腕部,用尸单包裹尸体,在胸部、腰部、踝部用绷带固定,将第二张尸体识别卡系在尸体腰前的尸单上,也可将尸体放入尸袋里
9. 运送尸体	❖ 将尸体送往太平间,置于停尸屉内,将第三张尸体识别卡系于停尸屉外面
10. 处理文件	❖ 洗手,整理病历(有关医疗文件的处理方法同出院病人,体温单上记录死亡事件,注销各种执行单),按出院手续办理结账
11. 移交遗物	❖ 清理病人遗物交给家属
12. 整理用物	❖ 清洁、消毒死者用过的一切物品,处理病人床单位
13. 洗手记录	❖ 洗手,记录,整理病例

【考核标准】

情景导入

病人,女性,82岁,15床,胃癌晚期,建议保守治疗,收入某三甲医院的"宁养病房"。但近日病情每况愈下,于今日11:15去世。请为病人进行尸体护理。

项目总分	考核要点	分值	扣分记录
素质要求 (4分)	1. 着装整齐,仪表端庄	2	
	2. 报学号、姓名,面带微笑,表情自然	2	
操作前准备 (8分)	1. 评估环境和病人	4	
	2. 用物备齐,洗手,戴口罩(开始计时)	4	
操作步骤 (80分)	1. 确认死亡,填尸体识别卡	5	
	2. 屏风遮挡,并劝慰家属离开	5	
	3. 撤治疗(拔出各种管道)	5	
	4. 放尸平卧,整理遗容	10	
	5. 填塞孔道	10	
	6. 脱衣裤,擦洗尸体体表	15	
	7. 穿衣裤,胸前别第一张尸卡	5	
	8. 尸单包尸,移至平车,别第二张尸卡	5	
	9. 送太平间,尸屉外挂第三张尸卡	5	
	10. 遗物交家属,洗手,整理病历(计时结束)	15	
综合评价 (8分)	1. 尸体清洁、位置良好、无渗液,家属得到安慰	2	
	2. 时间安排合理,操作娴熟,动作规范,手法轻稳	2	
	3. 严肃、认真、仔细大方	2	
	4. 操作时间在 15min 内	2	
操作时间	min		
总分		100	

考核者签名:_____

【自我评价与反思】

1. 请描述一下你在做此项操作时的心情?
2. 如何克服恐惧心理为病人做此项操作?

(冯晓敏)

实训三十

体温单绘制

【实训目的】

1. 记录病人在住院期间的体温、脉搏及呼吸。
2. 记录病人的入院、手术、分娩、转科、出院及死亡时间。
3. 记录病人的血压、体重、大便、出入量、药物过敏等情况。

【用物准备】

病历,体温单,红蓝铅笔,蓝(黑)色墨水笔,红色墨水笔,直尺。

【知识储备】

知识点	主要内容
眉栏项目	❖ 用蓝(黑)笔填写病人姓名、性别、年龄、科别、病室、床号、入院日期、住院病历号等项目 ❖ 日期:每页第1d或跨年度第1d填写年-月-日(如:2019-08-29),跨月需填写月-日(如:09-01),其余只填写日 ❖ 住院天数:从入院当天开始填写,直至出院 ❖ 手术(分娩)后天数:用红笔填写,以手术(分娩)次日为第1d,连续写至第14d。若在14d内进行第二次手术,则将第一次手术日数作为分母,第二次手术日数作为分子,填至第二次术后14d为止
40~42℃	❖ 用红笔纵行填写入院、转入、手术、分娩、出院、死亡等时间,除手术不写具体时间外,其余均按24h制,写"于"或划一竖线(竖线占2个小格),如:入院——二十时三十分
体温的绘制	❖ 符号:口温蓝点●,腋温蓝叉×,肛温蓝圆圈○,相邻两次体温用蓝线相连 ❖ 体温不升:用红笔将"不升"写在35℃线以下,不与相邻温度相连 ❖ 高热降温:30min后测量体温,以红圆圈"○"表示,划在降温前温度的同一纵格内,用红虚线与降温前温度相连,下次测得的体温仍与降温前的温度相连 ❖ 重复测量:无误后在体温符号上用蓝(黑)笔写一小写英文字母"v" ❖ 拒测、外出、请假:用红笔在40~42℃之间相应时间纵格内填写"拒测""外出""请假",前后两次体温断开不相连
脉率的绘制	❖ 符号:脉率红圆点●,心率红圆圈○,相邻脉率或心率用红线相连 ❖ 脉搏短绌:脉率和心率之间用红线填满 ❖ 脉搏与体温重叠:先画体温符号,再用红铅笔在体温符号外划"○"表示脉搏 ❖ 拒测、外出、请假:用红笔在40~42℃之间相应时间纵格内填写"拒测""外出""请假",前后两次脉率(心率)断开不相连

续表

知识点	主要内容
呼吸的记录	❖ 用红色阿拉伯数字表示呼吸次数,不写计量单位,相邻两次的呼吸上下错开记录,首次呼吸记录在上方 ❖ 使用呼吸机:在相应时间内顶格用黑笔画Ⓡ
底栏填写	❖ 用蓝(黑)笔填写,以阿拉伯数字记录,不写计量单位 ❖ 大便:记录前一天的大便次数,每24h 记录 1 次。"0"未解大便,"※"大便失禁,"☆"人工肛门,"E"灌肠。灌肠后排便以"E"为分母、排便次数为分子表示,例如,"1/E"表示灌肠后排便 1 次;"1 2/E"表示自行排便 1 次,灌肠后又排便 2 次 ❖ 尿量:记录前一天 24h 总尿量。"C"表示导尿,"※"表示尿失禁 ❖ 出入量:记录前一天 24h 的出量和入量 ❖ 体重:新入院病人当天应测量体重并记录,因病情危重或卧床等特殊原因不能测量者,体重栏内注明"平车"或"卧床" ❖ 身高:新入院病人当天应测量身高并记录
药物过敏	❖ 用红笔注明过敏药物,如:青霉素(+)
其他	❖ 根据病情需要填写,如特殊用药、腹围、管路情况等

情景导入

病人,女性,50 岁,住院号:×××,于 20××年 9 月 29 日 8 时 20 分入内科×病室×床。诊断:左侧肺癌伴肺部感染。查体:T 37.8℃,P 82 次/min,R 20 次/min,BP 95/60mmHg,体重 51kg,身高 162cm,右侧肢体瘫痪,青霉素皮试(+)。医嘱:严密监测生命体征变化,记录出入量、择期进行手术。入院后嘱病人多饮水,10 月 1 日体温上升至 39.7℃,遵医嘱给予乙醇擦浴,30min 后复测体温 38.5℃,当天晚和次日晨体温均为 37.5℃。10 月 2 日行左侧肺癌切除术,术后改为测量口温,持续在 38.5℃左右。10 月 3 日晚 21 时病人昏迷,遵医嘱插胃管,次日体温改为测量肛温。12:00 测肛温 39.8℃,经复测核实无误,12:15 遵医嘱行乙醇擦浴,30min 后复测肛温 38.8℃。10 月 4 日上午 8 时病人出现脉搏短绌。10 月 5 日病人病情加重,大小便失禁,呼吸增快至 40 次/min 且不规则,遵医嘱使用呼吸机,血压降至 50/30mmHg,晚 21 时抢救无效,死亡。请将病人的生命体征变化及出入量记录绘制在体温单上。

生命体征及出入量记录表

日期	时间	T /℃	P /(次·min⁻¹)	R /(次·min⁻¹)	入量 /ml	出量 /ml	大便 /次	血压 /mmHg
9.29	8:20	37.8(腋)	82	20	1 800	1 600	1	95/60
	12:00	37.7(腋)	80	20				
	16:00	37.5(腋)	82	20				
	20:00	37.6(腋)	88	22				

续表

日期	时间	T/℃	P/(次·min⁻¹)	R/(次·min⁻¹)	入量/ml	出量/ml	大便/次	血压/mmHg
9.30	8:00	37.9(腋)	100	22	2 100	1 800	1	97/66
	12:00	37.7(腋)	96	25				
	16:00	38.1(腋)	92	23				
	20:00	38.4(腋)	92	24				
10.1	8:00	38.8(腋)	98	32	2 000	2 500	自行排便一次后,灌肠后又排便2次	107/70
	12:00	39.2(腋)	100	34				
	16:00	39.7(腋)	106	36				
	16:15	乙醇擦浴						
	16:45	38.5(腋)						
	20:00	37.5(腋)	110	36				
10.2	8:00	37.5(腋)	108	35	2 600	2 000	灌肠2次后排便1次	120/80
	8:30	手术						
	12:00	38.4(口)	110	30				
	16:00	38.6(口)	114	28				
	20:00	38.5(口)	114	28				
10.3	8:00	39.1(口)	112	26	2 400	1 400	灌肠后排便1次	110/70
	12:00	38.8(口)	110	28				
	16:00	39.0(口)	114	28				
	20:00	39.1(口)	114	28				
10.4	8:00	39.6(肛)	120/110	28	2 500	1 000	灌肠后无大便	85/60
	12:00	39.8(肛),核实	130/110	34				
	12:15	乙醇擦浴						
	12:45	38.8(肛)						
	16:00	39.2(肛)	132/106	36				
	20:00	39.2(肛)	134/108	38				
	0:00	39.0(肛)	136/110	40				
10.5	8:00	39.1(肛)	132/114	41			大便失禁	80/50
	12:00	39.2(肛)	132/120	40				
	16:00	39.0(肛)	140	呼吸机				
	20:00	39.1(肛)	97	呼吸机				50/30
	21:00	死亡						

体温单

姓名		性别		年龄		入院日期		科别		病室		床号		住院号	

日期							
住院日数							
手术分娩后日数							
时间	4 8 12 16 20 0	4 8 12 16 20 0	4 8 12 16 20 0	4 8 12 16 20 0	4 8 12 16 20 0	4 8 12 16 20 0	4 8 12 16 20 0

脉搏	体温							
180	42℃							
160	41℃							
140	40℃							
120	39℃							
100	38℃							
80	37℃							
60	36℃							
40	35℃							
20	34℃							
	呼吸							
	大便次数							
	总入量 /ml							
	总出量 /ml							口温●
	引流量 /ml							腋温×
	血压 /mmHg							肛温○
	身高 /cm							脉率●
	体重 /kg							心率○
	过敏药物							

第 页

【自我评价与反思】

1. 在绘制体温单时,应重点注意哪些问题?
2. 简述你在绘制体温单时遇到的问题。

（陈利钦）

实训三十一

医嘱处理

【实训目的】

1. 指导病人的用药、饮食、各种检查及治疗。
2. 指导护士及时、准确、有效地执行各项操作。
3. 保证病人得到及时、有效的诊断及治疗。

【用物准备】

长期医嘱单,临时医嘱单,执行卡,长期医嘱执行单（序号式、表格式、粘贴式）,红色、蓝（黑）色墨水笔。

【知识储备】

知识点	主要内容
医嘱	❖ 医嘱是医生根据病人病情需要,为达到诊治目的而拟定的书面嘱咐,由医护人员共同执行
种类	❖ 长期医嘱:有效时间在 24h 以上,医生注明停止时间后方失效 ❖ 临时医嘱:有效时间在 24h 以内,一般只执行一次,有的需要在限定时间内执行 ❖ 备用医嘱:根据需要分为长期备用医嘱和临时备用医嘱两种 　长期备用医嘱:有效期在 24h 以上,必要时用,医生注明停止时间后方失效 　临时备用医嘱:仅在 12h 内有效,必要时使用,只执行一次,过期未执行则失效
处理原则	❖ 先急后缓 ❖ 先临时后长期
处理方法	❖ 长期医嘱的处理:医生开写在长期医嘱单上,注明日期和时间,并签全名。护士将长期医嘱分别转抄至各种执行单上（如服药单、注射单、治疗单、输液单、饮食单等）,核对后在执行栏内注明时间并签全名

续表

知识点	主要内容
处理方法	❖ 临时医嘱的处理：医生写在临时医嘱单上，注明日期和时间，并签全名。护士将临时医嘱分别转抄至各种临时医嘱执行单上（如服药单、注射单、治疗单等），与执行护士（责任护士）一起核对后交给其执行，护士执行后必须写上执行时间并签全名 ❖ 长期备用医嘱：医生开写在长期医嘱单上，护士将其转抄至执行单上，在执行栏内注明时间并签全名。每次执行后，在临时医嘱单上记录执行时间并签全名，供下一班参考 ❖ 临时备用医嘱：医生开写在临时医嘱单上，待病人需要时执行。执行后按临时医嘱处理，过时未执行，护士应用红色墨水笔在该医嘱栏内写"未用"两字，并签全名 ❖ 停止医嘱：医生在长期医嘱单相应医嘱后，写上停止日期、时间、并签全名。护士在相应的执行单上注销有关项目，然后在医嘱单该项医嘱的停止日期栏内注明停止日期与时间，并签全名 ❖ 出院、转院医嘱：医生在临时医嘱单上开具医嘱，护士按照停止医嘱方法处理相应执行单，通知膳食科停止供膳
重整医嘱	❖ 凡长期医嘱单超过3页，或医嘱调整项目较多时应重整医嘱，重整医嘱时，在原医嘱最后一行下面画一红横线，在红线下正中用蓝（黑）墨水笔写"重整医嘱"，红线上下均不得有空行。再将红线以上有效的长期医嘱，按原日期、时间顺序抄于红线下。抄录完毕必须两人核对无误，并填写重整者姓名 ❖ 手术后、分娩或转科后医嘱，即在原医嘱最后一行下方划一红横线，在红线下正中用蓝或黑色钢笔写上"术后医嘱""分娩医嘱"或"转入医嘱"，再由医生开写新医嘱，红线以上医嘱自行停止
临床信息系统（CIS）	❖ 临床信息系统（clinical information system, CIS）可以支持医院医护人员的临床活动，收集和处理病人的临床医疗信息，丰富和积累临床医学知识，并提供临床咨询、辅助诊疗、辅助临床决策，提高医护人员的工作效率，为病人提供更多、更快、更好的服务。包括：医嘱处理系统、病人床边系统、医生工作站系统、实验室系统、药物咨询系统等 ❖ CIS的处理：医生登录医生工作站，将医嘱按照长期医嘱、临时医嘱、辅助检查、化验等分类录入系统，由护士登录护士工作站系统处理医嘱。包括三个环节：审查医嘱，执行医嘱（点击"医嘱执行"按钮即可完成医嘱处理），打印表单和医嘱单

情景导入

病人，男性，56岁，××床，诊断：肝癌。病人于20××年8月26日入住内科，体重65kg，身高178cm。

医嘱信息表

日期	时间	医嘱
8月26日	9am	内科一级护理
		半流质饮食
		维生素 C 0.2mg，口服，每天 3 次
		复合维生素 B 2 片，口服，每天 3 次
		血尿粪常规
		心电图检查
		血生化检查（钾、钠、氯）
		青霉素皮试（-）
		生理盐水 250ml
		青霉素 800 万 U，静脉滴注，每天 1 次
		肝、胆、肾 B 超
8月29日	8am	5%GS　250ml
		Vit C　2g，静脉滴注，每天 1 次
		NS 250ml
		林可霉素 1.8g，静脉滴注，每天 1 次
		盐酸哌替啶 50mg，肌内注射，紧急时
		地西泮 5mg，口服，必要时
9月2日	8am	停维生素 C 0.2mg，口服，每天 3 次
		停复合维生素 B　2 片，口服，每天 3 次
		停地西泮 5mg，口服，必要时
		复方氨林巴比妥注射液 2ml，肌内注射，8h/次，必要时
		氨基比林 0.5g，口服，紧急时
9月6日	8am	停内科一级护理
		内科二级护理
		停半流质饮食
		普通饮食
		重整医嘱

长期医嘱单

姓名：　　　性别：　　　年龄：　　　科别：　　　床号：　　　病案号：

开始					停止			
日期	时间	医嘱	医生签名	护士签名	日期	时间	医生签名	护士签名

续表

日期	时间	医嘱	医生签名	护士签名	日期	时间	医生签名	护士签名

临时医嘱单

姓名：　　　性别：　　　年龄：　　　科别：　　　床号：　　　病案号：

日期	时间	医嘱	医生签名	执行时间	执行者签名

续表

日期	时间	医嘱	医生签名	执行时间	执行者签名

【自我评价与反思】

1. 医嘱处理有哪些注意事项？
2. 备用医嘱分为哪几类？

（陈艳秋）

下 篇

学习指导

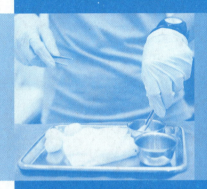

第一章

医院和住院环境

A1 型题

1. 医院的任务不包括
   A. 医疗　　　B. 教学　　　C. 科研　　　D. 预防保健　　　E. 制定卫生方针
2. 医院的中心任务是
   A. 预防保健　　B. 医疗工作　　C. 教育教学　　D. 科学研究　　E. 健康咨询
3. 按医疗技术水平划分可将医院分为
   A. 综合性医院和专科医院　　　　　B. 个体所有制医院和全民所有制医院
   C. 企业医院和军队医院　　　　　　D. 中外合资医院和股份制医院
   E. 一、二、三级医院
4. 根据《医院分级管理标准》，医院共分为三级，等类为
   A. 六等　　　B. 七等　　　C. 八等　　　D. 九等　　　E. 十等
5. 病床数在100张以内的医院为
   A. 一级医院　　B. 二级医院　　C. 三级医院　　D. 特级医院　　E. 专科医院
6. 二级医院指的是
   A. 全国、省、市直属的市级大医院　　B. 一般市、县医院及省辖市的区级医院
   C. 诊治专科疾病而设置的医院　　　　D. 农村乡、镇卫生院和城市街道医院
   E. 医学院的附属医院
7. 医院护理部属于
   A. 住院部　　　　　　B. 辅助诊疗部门　　　　C. 门诊部门
   D. 行政后勤部门　　　E. 急诊科
8. 门诊护士应首先安排就诊的病人是
   A. 阑尾炎　　　　　　B. 胃癌　　　　　　　　C. 急性胃肠炎
   D. 股骨骨折合并休克　E. 白血病
9. 护士可以执行医生口头医嘱的情况是医生在
   A. 抢救病人时　　　　B. 查房过程中　　　　　C. 电话告知时
   D. 外出会诊时　　　　E. 换药期间
10. 急诊物品要做到"五定"是指
    A. 定时更换、定数量品种、定点安置、定人保管、定期消毒灭菌和定期检查维修
    B. 定数量品种、定点安置、定人保管、定期消毒灭菌和定期检查维修
    C. 定数量品种、定人保管、定期消毒灭菌、定期维修和定期检查
    D. 定数量品种、定点安置、定人保管、定期消毒灭菌、定期维修
    E. 定数量品种、定点安置、定人保管、定期消毒灭菌、定期检查

11. 预检护士掌握急诊就诊标准应做到
    A. 一问、二看、三检查、四分诊　　B. 五定
    C. 四轻　　D. 三查七对
    E. 两人查对
12. 急诊要配备完好的急救物品及药品，做到及时检查维修和维护，以确保病人的及时使用和护理安全。急救物品和药品保管使用中错误的环节是
    A. 定人使用　　B. 定人保管　　C. 定点放置　　D. 定时检查　　E. 定期消毒
13. 急诊要配备完好的急救物品及药品，抢救物品的完好率要求达到
    A. 100%　　B. 99%　　C. 98%　　D. 95%　　E. 90%
14. 抢救时间的记录不包括
    A. 病人到达的时间　　B. 医生到达的时间
    C. 抢救措施落实的时间　　D. 病情变化的时间
    E. 家属到达的时间
15. 为保持病室安静应
    A. 工作人员在进行操作时应做到"四轻"
    B. 白天病区环境噪声标准在 35~50dB
    C. 两人交谈的最佳距离是 3m
    D. 病室安装隔音罩
    E. 室内多种花草、树木、减少噪声
16. 下述何组休养环境是合理的
    A. 中暑者，室温应保持在 40℃左右　　B. 产休室，应保暖不能开窗
    C. 破伤风病人，室内光线应明亮　　D. 儿科病室，室内温度宜 22℃左右
    E. 气管切开者，室内相对湿度为 30% 左右
17. 夏季病室内最适宜的温度是
    A. 14~16℃　　B. 16~18℃　　C. 18~22℃　　D. 24~26℃　　E. 26~28℃
18. 病室内湿度过低可引起
    A. 头晕　　B. 疲劳及全身不适　　C. 感到闷热难受
    D. 烦躁不安　　E. 呼吸道黏膜干燥，口渴
19. 手术室内最适宜的温度是
    A. 18~22℃　　B. 22~24℃　　C. 16~18℃　　D. 16~20℃　　E. 18~20℃
20. 根据 WHO 规定的噪声标准，白天病区较理想的噪声强度是
    A. 10~15dB　　B. 15~20dB　　C. 20~30dB　　D. 35~40dB　　E. 45~55dB
21. 某病室室温 30℃，相对湿度 70%，此时对病人的影响是
    A. 水分蒸发快，散热增加　　B. 水分蒸发慢，散热增加　　C. 闷热难受
    D. 咽喉干痛　　E. 肌肉紧张而产生不安
22. 以下哪项不是保持病区环境安静的正确做法
    A. 医务人员应穿软底鞋，走路轻　　B. 推平车进门先开门后推车
    C. 医务人员说话轻，应附耳细语　　D. 车轮要定时注润滑油
    E. 病室门应钉橡胶垫
23. 控制噪声的"四轻"内容中不包括

A. 走路轻　　　B. 说话轻　　　C. 关门轻　　　D. 开灯轻　　　E. 操作轻

24. 调整休息环境下列哪项是合理的
   A. 病室内应定时开窗通风换气,每次2h　　　B. 气管切开病人,室内性对湿度为30%
   C. 婴儿室、产房、手术室以22~24℃为宜　　　D. 老弱病残病人室温应保持在37℃左右
   E. 产休室应保暖不能开窗

25. 不适宜支气管哮喘病人康复的住院环境是
   A. 室温20℃左右　　　B. 相对湿度60%　　　C. 室内放置鲜花
   D. 病室光线明亮　　　E. 定时开窗通风

26. 病区环境管理的目的是
   A. 提高护理部的管理职能及护理水平　　　B. 体现医院的管理水平及护理质量
   C. 提高护士的技术水平促进病人康复　　　D. 提高治愈率及床位使用率
   E. 创造良好的物理环境和心理社会环境

27. 病室通风的主要目的中不包括
   A. 调节室内湿度　　　B. 调节室内温度
   C. 增加病室空气中的含氧量　　　D. 促进病人睡眠
   E. 保持病室空气新鲜

28. 病室内两床之间的距离不得少于
   A. 0.5m　　　B. 1m　　　C. 1.5m　　　D. 2m　　　E. 2.5m

29. 为达到置换病室内空气的目的,一般每次通风时间
   A. 10min　　　B. 20min　　　C. 30min　　　D. 60min　　　E. 90min

30. 在铺暂空床的操作中,符合节力原则的是
   A. 操作前备齐用物按顺序放置　　　B. 操作中使用腕部力量
   C. 铺床角时两腿并列站齐　　　D. 塞中单时身体保持站立住
   E. 铺大单时身体尽量远离床边

31. 下列关于铺床法目的的描述,正确的是
   A. 备用床用于供新入院病人使用　　　B. 备用床主要供暂时离床病人使用
   C. 暂空床主要是保持病室整洁、美观　　　D. 麻醉床可保持床铺不受血液和呕吐物污染
   E. 麻醉床主要供新入院病人使用

32. 下列关于铺麻醉床的操作方法,错误的是
   A. 床上被单全部换为清洁被单　　　B. 盖被三折于一侧床边,开口向门
   C. 椅子置于接受病人对侧的床尾　　　D. 枕头平放于床头,开口背门
   E. 全身麻醉护理盘放置于床旁桌上

A2 型题

33. 病人,男性,45岁,因右上腹慢性疼痛来医院就诊。对前来就诊的病人,门诊护士首先应
   A. 查阅病历资料　　　B. 预检分诊　　　C. 卫生指导
   D. 心理安慰　　　E. 用药指导

34. 某护士在候诊室巡视时,发现一位病人精神不振,诉说肝区隐痛,疲乏,食欲差,巩膜黄染。护士应

A. 转急诊室诊治   B. 安排提前就诊   C. 将病人转隔离门诊
D. 给病人测量生命体征   E. 安慰病人,不要着急焦虑

35. 某病人在门诊候诊时,出现剧烈腹痛,四肢冰凉,呼吸急促。门诊护士应
    A. 安慰病人   B. 测量体温   C. 催促医生
    D. 观察病情进展   E. 安排提前就诊

36. 病人,男性,68 岁,被人搀扶步入医院,分诊护士见其面色发绀,口唇呈黑紫色,呼吸困难,家属称其"肺心病发作"。需立即对其进行的处理是
    A. 为病人挂号   B. 不作处理,等待医生到来   C. 吸氧,监测血压
    D. 叩背   E. 让病人去枕平卧于平车上

37. 病人,男性,65 岁,护士在巡视候诊大厅时发现该病人独自就诊,持续咳嗽,呼吸急促,面色潮红。经询问,病人主诉发热 2d。护士应
    A. 立即扶病人坐下   B. 将病人带至发热门诊   C. 详细询问病人病史
    D. 向医务科汇报   E. 通知病人家属来院

38. 某急诊护士负责预检分诊工作,某天突然接诊 20 名食物中毒病人,急诊人手不够,此时首先应
    A. 通知护士长和医务部   B. 安排向邻近医院转院   C. 参与抢救
    D. 通知卫生行政部门   E. 报告保卫部门

39. 病人,男性,18 岁,因股骨干骨折大出血后昏迷。在抢救过程中医生口头告诉护士静脉推注肾上腺素。护士正确的做法是
    A. 重复一次,确认无误后执行   B. 听到医嘱后直接执行
    C. 迅速执行自己听到的医嘱   D. 听到医嘱应简单复述一次
    E. 听清医嘱后立即执行

40. 病人,男性,25 岁,因车祸致开放性气胸,呼吸极度困难,被紧急送至急诊室。值班护士发现病人心跳呼吸停止,应立即
    A. 通知值班医生   B. 向公安部门报告
    C. 进行胸外心脏按压和人工呼吸   D. 安慰病人家属,耐心等待医生
    E. 给病人建立静脉通路

41. 病人,男性,28 岁,因从高空坠落后致骨盆骨折,大量出血,处于休克状态,被送至急诊室,在医生未到达之前,当班护士应立即
    A. 询问坠落的原因   B. 通知值班医生
    C. 迅速给病人建立静脉通路   D. 给病人注射止痛剂
    E. 给病人注射镇静剂

42. 病人,男性,34 岁,因车祸而致右下肢开放性骨折;大量出血,被送来急诊。在医生未到之前,接诊护士应立即
    A. 详细询问车祸发生的原因   B. 向医院同有关部门报告
    C. 给病人注射镇静剂   D. 给病人使用止血药
    E. 给病人止血、测量血压,建立静脉通道

43. 某患儿,出生 1d,诊断为"新生儿窒息"入暖箱治疗。该新生儿室的湿度波动范围应为
    A. 20%~30%   B. 30%~40%   C. 40%~50%   D. 50%~60%   E. 60%~70%

44. 病人,男性,60岁,喉头水肿行气管切开,病室环境应特别注意
   A. 调节适宜的温度和湿度   B. 保持安静   C. 加强通风
   D. 合理采光   E. 适当绿化

45. 病人,女性,50岁,破伤风感染,阵发性痉挛、抽搐,不符合病室环境要求的是
   A. 室温 18~22℃   B. 相对湿度 50%~60%   C. 保持病室光线充足
   D. 护士要做到"四轻"   E. 门、椅脚钉橡胶垫

46. 产妇顺产一女婴,产后第2d门窗紧闭,不让护士为其病室通风。护士给其宣教通风的目的,不恰当的是
   A. 减少感染的发生   B. 减少细菌数量   C. 增加氧含量
   D. 抑制细菌生长   E. 净化空气

47. 病人,男性,72岁,因急性心梗入院,现病情稳定,家属强烈要求探视,但未到探视时间。此时护士首先应该
   A. 请护士长出面调解   B. 请主管大夫出面调解
   C. 向家属耐心解释并取得家属理解   D. 悄悄让家属进入病房
   E. 不予理睬

48. 病人,男性,78岁,患下肢动脉硬化闭塞住院,护士促使病人适应医院环境的护理措施不包括
   A. 增加病人的信任感   B. 热情接待并介绍医院规定
   C. 关心病人并主动询问其需要   D. 协调处理病友关系
   E. 帮助病人解决一切困难

49. 病人,男性,48岁,因脑外伤在全麻下行颅内探查术。术后的床单位应是
   A. 麻醉床,床中部和床上部各铺一橡胶单、中单
   B. 暂空床,床中部和床上部各铺一橡胶单、中单
   C. 暂空床,床中部和床尾部各铺一橡胶单、中单
   D. 麻醉床,床中部和床尾部各铺一橡胶单、中单
   E. 备用床,床中部和床上部各铺一橡胶单、中单

50. 病人,男性,77岁,因脑出血入院,病人大小便失禁,需加铺橡胶单,其上端距床头距离为
   A. 35~40cm   B. 40~44cm   C. 45~50cm   D. 50~53cm   E. 50~55cm

答案

1. E	2. B	3. E	4. E	5. A	6. B	7. D	8. D	9. A	10. B
11. A	12. A	13. A	14. E	15. A	16. D	17. C	18. E	19. B	20. D
21. C	22. C	23. D	24. C	25. C	26. E	27. D	28. B	29. C	30. A
31. D	32. D	33. B	34. C	35. E	36. C	37. B	38. A	39. A	40. C
41. C	42. E	43. D	44. A	45. C	46. D	47. C	48. E	49. A	50. C

(吕海琴)

第二章 入院和出院护理

A1 型题

1. 下列哪项不属于病人进入病区前的护理
   A. 通知病区护士 B. 进行卫生处置 C. 办理入院手续
   D. 为病人准备床单位 E. 护送病人入病区
2. 入院时不需要进行卫生处置的病人是
   A. 上呼吸道感染的病人 B. 休克病人 C. 高血压病人
   D. 贫血病人 E. 糖尿病病人
3. 住院处为病人办理入院手续的主要依据是
   A. 单位介绍信 B. 转院证明 C. 门诊病历
   D. 住院证 E. 会诊单
4. 病区护士接到住院处通知有新病人入院后,首先应
   A. 安排床位,将备用床改为暂空床 B. 通知医生
   C. 向病人做入院指导 D. 填写有关表格
   E. 收集病情资料
5. 危重病人入院时,不属于护士职责的是
   A. 酌情安置危重病室 B. 迅速通知医生 C. 立即给予应急处理
   D. 书写病危通知 E. 安慰病人家属
6. 关于危重病人的入院护理,下列哪项可在最后进行
   A. 测量生命体征 B. 准备抢救用物 C. 报告医生
   D. 介绍常规标本的留取方法 E. 配合抢救做好记录
7. 休克病人入病区后,护士首先应
   A. 进行详细的自我介绍 B. 通知营养科准备膳食 C. 评估发病过程
   D. 通知医生配合抢救 E. 介绍医院环境
8. 住院处护士用平车护送病人入病区时,错误的是
   A. 注意保暖 B. 不中断输液或给氧
   C. 根据病情安排合适卧位 D. 上下坡时病人头部应置于低处
   E. 与病区护士交接病人病情、用物
9. 一般病人入病区后,护士首先应
   A. 介绍住院规章制度 B. 通知医生协助检查 C. 测量生命体征
   D. 介绍病区陪护制度 E. 安置卧床休息,做自我介绍
10. 入院时间和出院时间的正确填写方法是
    A. 在体温单 38~40℃相应的时间栏内,用红笔纵行填写

B. 在体温单 38~40℃相应的时间栏内,用蓝笔纵行填写

C. 在体温单 40~42℃当天时间栏内,用红笔横向填写

D. 在体温单 40~42℃相应的时间栏内,用蓝笔纵行填写

E. 在体温单 40~42℃相应的时间栏内,用红笔纵行填写

11. 临床医护人员确定护理分级的依据是

A. 病人病情严重程度　　　　　　　B. 病人的自理能力

C. 病情轻重和/或自理能力　　　　　D. 病情轻重缓急和自理能力

E. 病人年龄

12. 三级护理的病人观察病情变化,应多长时间巡视病人 1 次

A. 30min　　B. 1h　　C. 2h　　D. 3h　　E. 专人 24h 护理

13. 二级护理的病人观察病情变化,应多长时间巡视病人 1 次

A. 30min　　B. 1h　　C. 2h　　D. 4h　　E. 专人 24h 护理

14. 不符合特级护理内容的是

A. 24h 专人护理　　　　　　　　　B. 密切观察病情及生命体征变化

C. 做好基础护理,严防并发症　　　　D. 给予卫生保健指导

E. 填写危重病人的护理记录单

15. 出院当天应完成的护理工作不包括

A. 协助病人办理出院手续　　　　　B. 热情护送出院

C. 介绍出院后有关注意事项　　　　D. 征求病人意见

E. 停止一切医嘱

16. 协助病人从床上移向平车的顺序为

A. 上身、臀部、下肢　　　B. 上身、下肢、臀部　　　C. 下肢、臀部、上身

D. 臀部、上身、下肢　　　E. 臀部、下肢、上身

17. 四人搬运病人时操作方法不正确的是

A. 移开床旁桌椅　　　　　　　　　B. 平车头端与床尾成钝角

C. 在病人腰臀下铺帆布兜或中单　　　D. 四人抬起病人时,动作要协调一致

E. 搬运骨折病人时,车上应垫木板,并固定好骨折部位

18. 用平车搬运病人时不正确的是

A. 腰椎骨折病人搬运时,车上垫木板　　B. 下坡时,病人头在平车后端

C. 不可中断输液　　　　　　　　　　　D. 病人挪向平车时,护士固定病床

E. 冬季注意病人保暖

19. 平车上下坡时病人头部应在高处一端的主要目的是

A. 防止血压下降　　　B. 避免呼吸不畅　　　C. 避免头部充血不适

D. 预防坠车　　　　　E. 有利于与病人交谈

20. 病人痊愈出院时,病床单位处理方法不正确的是

A. 拆下被服送洗　　　　　　　　　B. 垫褥和棉胎用紫外线照射消毒

C. 脸盆、痰杯洗净后备用　　　　　D. 床及床旁桌椅用消毒液擦拭

E. 病室开门窗通风

A2 型题

21. 病人，女性，60 岁，因急性左心衰竭入院，病人呼吸极度困难，大汗淋漓。住院处的护士首先应
    A. 办理住院手续　　　　B. 收集健康资料　　　　C. 立即护送病人入病区
    D. 进行卫生处置　　　　E. 介绍医院的规章制度

22. 病人，女性，27 岁，即将分娩，现办理入院手续后入住产科病房，针对该病人的处理措施不妥的是
    A. 由住院处护士送病人入病室
    B. 盆浴
    C. 病人换下的衣服和贵重物品交家属带回
    D. 与病区值班护士做好病情及物品的交接
    E. 立即通知病区护士做好接受新病人的准备

23. 病人，女性，60 岁，因肺心病发生Ⅱ型呼吸衰竭急诊入院，急诊室已给予输液、吸氧，现准备用平车将其送入病房，护送途中护士应注意
    A. 暂停输液，继续吸氧　　B. 暂停吸氧，继续输液　　C. 暂停输液、吸氧
    D. 继续输液、吸氧，避免中断　　E. 暂停护送，缺氧症状好转后再送入病房

24. 病人，男性，28 岁，因车祸昏迷送来急诊，初步诊断为股骨骨折、骨盆骨折。医嘱：开放静脉通路，急行 X 线检查。护士护送病人时，不妥的做法是
    A. 选用平车运送　　　　B. 护士站在病人头侧
    C. 护送时注意保暖　　　　D. 检查时护士暂时离开影像室
    E. 运送期间暂时停止输液

25. 病人，男性，25 岁，患肺炎入院治疗。病人进入病区后，护士的初步护理工作不包括
    A. 迎接新病人　　　　B. 通知病区医生　　　　C. 测量生命体征
    D. 准备急救物品　　　　E. 建立病人住院病历

26. 病人，女性，22 岁，发热待查收入院，体格检查 T 39.8℃，P 120 次/min，R 28 次/min，BP 108/70mmHg，神志清楚，急性面容，病人诉头痛剧烈。入病区后初步护理工作的首要步骤是
    A. 做好入院评估　　　　B. 向病人介绍病室环境
    C. 备好急救药品和物品　　D. 填写住院病历和有关护理表格
    E. 立即通知医生诊治病人，及时执行医嘱

27. 病人，女性，53 岁，因哮喘急性发作入院，入病区后的初步护理措施中不正确的是
    A. 护士简单自我介绍，消除陌生感　　B. 立即给病人氧气吸入
    C. 安慰病人，减轻焦虑　　　　　　D. 详细介绍环境及规章制度
    E. 通知医生，给予诊治

28. 经产妇，26 岁，妊娠 34 周，阵发性腹痛，急诊检查宫口已开大 4cm，住院处护士首先应
    A. 办理入院手续　　　　B. 进行沐浴更衣　　　　C. 进行会阴清洗
    D. 让产妇步行入病区　　E. 用平车送入病区

29. 病人，女性，47 岁，乳腺癌，入院后焦虑、哭泣，应采取的护理措施是
    A. 满足病人提出的一切要求　　B. 通知医生　　　　C. 让病人倾诉，给予安慰
    D. 允许多人陪伴　　　　　　　E. 遵医嘱给予镇静药

30. 病人,女性,33岁,因胆囊炎住院治疗,护士建立病案时首页应是
    A. 体温单　　　　　　　　B. 医嘱单　　　　　　　　C. 体格检查单
    D. 住院证　　　　　　　　E. 住院病案首页

31. 患儿,男性,6岁,因火灾造成全身大面积烧伤,护士应提供的护理级别是
    A. 特级护理　　B. 一级护理　　C. 二级护理　　D. 三级护理　　E. 四级护理

32. 病人,男性,56岁,诊断为消化性溃疡。病人有呕血、黑便,P 100次/min,BP 90/60mmHg,根据病人情况应给予
    A. 特别护理　　B. 一级护理　　C. 二级护理　　D. 三级护理　　E. 个案护理

33. 病人,男性,45岁,肱骨开放性骨折术后2周办理出院,不属于出院前护理的内容是
    A. 进行健康教育　　　　　B. 通知病人及其家属　　　C. 征求病人意见
    D. 做好心理护理　　　　　E. 按出院病案顺序整理

34. 病人,女性,77岁,56kg,因冠心病卧床,两名护士搬运的正确方法是
    A. 甲托背部,乙托臀部　　　　　　　B. 甲托头部,乙托臀部
    C. 甲托头、背部,乙托臀、腘窝　　　D. 甲托头、颈、肩、腰部,乙托臀、腘窝
    E. 甲托头、肩部,乙托臀、膝部

35. 病人,女性,46岁,腰椎骨折,用平车送往放射科检查,运送方法正确的是
    A. 轮椅运送　　　　　　　　　　　B. 单人搬运,平车上垫木板
    C. 三人搬运,平车上垫木板　　　　D. 四人搬运,平车上垫木板
    E. 二人搬运,平车上垫木板

36. 病人,女性,56岁,因踝关节骨折入院,恢复期用轮椅推其户外活动时,不正确的方法是
    A. 翻起脚踏板,制动车闸　　　　　B. 轮椅的椅背和床头平齐　　　C. 嘱病人尽量向后靠
    D. 护士站在轮椅后制动轮椅　　　　E. 注意保暖

A3/A4型题

(37~38题共用题干)

病人,女性,36岁,因脑外伤急诊入院,体检结果:病人烦躁不安、面色苍白、四肢厥冷,BP 76/46mmHg,P 110次/min,体重70kg。

37. 入院后首要的护理措施是
    A. 热情接待,介绍环境和制度　　　　B. 询问受伤经过
    C. 置休克卧位、测量生命体征、通知医生　　D. 准备急救物品,等待值班医生
    E. 填写各种表格,完成入院护理评估

38. 用平车运送至CT室检查时操作方法不正确的是
    A. 根据年龄采用二人搬运法　　　　B. 护士在病人头侧推车
    C. 病人头部卧于平车大轮端　　　　D. 保持静脉输液通畅
    E. 注意观察病情变化

(39~40题共用题干)

病人,男性,65岁,因排脓血黏液便伴腹痛2个月入院,入院后诊断为大肠癌行大肠癌根治术,术后回病房

39. 该病人的护理级别为
    A. 特级护理　　B. 一级护理　　C. 二级护理　　D. 三级护理　　E. 四级护理

40. 护士巡视该病人的时间宜为
   A. 24h 专人护理　　　　B. 每 30min 巡视 1 次　　　C. 每 1h 巡视 1 次
   D. 每 2h 巡视 1 次　　　E. 每 4h 巡视 1 次

答案

1. D	2. B	3. D	4. A	5. D	6. D	7. D	8. D	9. E	10. E
11. D	12. D	13. C	14. D	15. D	16. A	17. B	18. D	19. C	20. C
21. C	22. B	23. D	24. E	25. D	26. E	27. D	28. E	29. C	30. A
31. A	32. B	33. E	34. D	35. D	36. C	37. C	38. A	39. B	40. C

（付保芹）

第三章

舒适与安全

A1 型题

1. 病人静卧时痛，翻身咳嗽时加重，不能忍受，睡眠受干扰，要求用镇痛药，属于疼痛分级中的哪类
   A. 轻度疼痛　　　　　　B. 中度疼痛　　　　　　C. 重度疼痛
   D. 无法忍受的疼痛　　　E. 时有疼痛
2. 给疼痛病人给药，最迅速、有效和精确地给药方式为
   A. 舌下含服给药法　　　B. 口服给药法　　　　　C. 静脉给药法
   D. 皮下注射给药法　　　E. 肌内注射
3. 为准确地评估 5 岁患儿其骨癌所致的患肢疼痛程度，护士最好选用的评估工具是
   A. 面部表情疼痛评定法　B. 文字描述评定法　　　C. 数字评分法
   D. 视觉模拟评分法　　　E. Prince-henry 评分法
4. 使用药物止痛，下列哪项是错误的
   A. 在使用药物前，护士须有药物的基本知识
   B. 在给予止痛药时，护士应严格掌握剂量和时间
   C. 在疼痛发生前给药比疼痛发生后给药效果好
   D. 在病情未确诊前，就开始使用止疼药
   E. 在疼痛缓解或停止时，应及时停药
5. 按 WHO 的疼痛分级，疼痛分为几级
   A. 十级　　　B. 六级　　　C. 五级　　　D. 四级　　　E. 三级
6. 疼痛护理措施中，常用的缓解或解除疼痛的方法不包括

A. 药物止痛　　　　　　B. 物理止痛　　　　　　C. 针灸止痛

D. 经皮神经电刺激疗法　　E. 提供心理支持

7. 缓解疼痛的护理措施中,促进舒适方面常用的方法有

A. 参加活动　　　　　　B. 提供舒适的环境　　　C. 有节律的按摩

D. 深呼吸　　　　　　　E. 指导想象

8. 病人自身无变换卧位的能力,只能躺于被安置的卧位,称为

A. 主动卧位　B. 被动卧位　C. 被迫卧位　D. 治疗卧位　E. 强制卧位

9. 急性胸膜炎病人常取的卧位是

A. 患侧卧位　B. 健侧卧位　C. 端坐位　　D. 半坐卧位　E. 平卧位

10. 支气管哮喘发作的病人应取的卧位是

A. 半坐卧位　　　　　　B. 中凹卧位　　　　　　C. 头高足低位

D. 端坐位　　　　　　　E. 侧卧位

11. 甲状腺手术治疗后的病人采取半坐卧位的主要目的是

A. 预防感染　　　　　　B. 减轻局部出血　　　　C. 避免疼痛

D. 改善呼吸困难　　　　E. 减轻缝合处张力

12. 为病人翻身时错误的操作是

A. 颅骨牵引时先放松再翻身

B. 不能拖拉病人,以免擦伤皮肤

C. 石膏固定的病人翻身后应将患处放于适当位置,防止受压

D. 颅脑手术后的病人一般只能卧于健侧或平卧

E. 多人协作翻身时,动作应协调一致

13. 二人协助病人移向床头时,错误的一项是

A. 依病情放平床头、床尾支架

B. 枕头放于床尾

C. 两人站于床的同侧,一人托肩、腰,一人托臀、腘窝

D. 同时抬起病人移向床头

E. 移回枕头,按需摇起床头床尾支架

14. 使用约束具时,应保持病人肢体处于

A. 舒适位置　B. 功能位置　C. 强迫位置　D. 被迫位置　E. 被动位置

15. 用于限制病人坐起的约束方法是

A. 固定手腕　B. 固定膝盖　C. 固定肩部　D. 固定脚踝　E. 固定下肢

16. 下列促进休息与睡眠的护理措施哪项错误

A. 如病人失眠就给他安眠药

B. 就寝前应做好晚间护理

C. 执行护理措施时应尽量减少对病人睡眠的干扰

D. 为病人创造清洁、安静、舒适的睡眠环境

E. 护士应多与病人交谈,减轻病人的心理压力

17. 活动受限对机体的影响不会出现下列哪项

A. 体位性低血压　　　　B. 排尿困难　　　　　　C. 腹泻

D. 骨质疏松　　　　　　E. 坠积性肺炎

18. 护士在为病人执行全范围关节运动时,下列注意事项哪项除外
    A. 支托住做运动的肢体　　　　　　B. 缓慢、平稳、轻柔的挪动关节
    C. 按护士的指示运动关节部位　　　D. 用力做关节的全范围运动
    E. 每个关节可作 5~10 次完整的 ROM 练习
19. 患儿腰椎穿刺术后,去枕平卧 6h 的目的是防止出现
    A. 休克　　　B. 脑疝　　　C. 头痛　　　D. 惊厥　　　E. 呕吐

A2 型题

20. 病人,女性,31 岁,椎管内麻醉方式下行卵巢囊肿切除术后被送入病房,护士应为其安置的卧位是
    A. 中凹卧位　　B. 侧卧位　　C. 半坐卧位　　D. 端坐位　　E. 去枕仰卧位
21. 病人,女性,33 岁,因宫外孕大出血急诊入院,脉搏细速,血压 65/43mmHg,应为其安置的卧位是
    A. 平卧位　　　　　　　　B. 中凹卧位　　　　　　　　C. 头高足低位
    D. 头低足高位　　　　　　E. 去枕仰卧位
22. 病人,男性,26 岁,不明原因的腹痛,需行腹部触诊,病人应取的卧位是
    A. 仰卧位　　　　　　　　B. 屈膝仰卧位　　　　　　　C. 去枕仰卧位
    D. 半坐卧位　　　　　　　E. 端坐位
23. 病人,男性,25 岁,在一场足球赛中摔伤导致左侧胫骨骨折,进行牵引时病人宜采取的卧位是
    A. 头高足低位　　　　　　B. 侧卧位　　　　　　　　　C. 头低足高位
    D. 中凹卧位　　　　　　　E. 平卧位
24. 病人,女性,46 岁,因车祸导致颈椎骨折,行牵引时需采取的卧位是
    A. 头高足低位　　　　　　B. 头低足高位　　　　　　　C. 中凹卧位
    D. 半坐卧位　　　　　　　E. 端坐位
25. 病人,男性,57 岁,因心力衰竭导致呼吸困难,需采取的卧位是
    A. 去枕仰卧位　　　　　　B. 头高足低位　　　　　　　C. 端坐位
    D. 侧卧位　　　　　　　　E. 俯卧位
26. 病人,女性,28 岁,妊娠 28 周,胎位是臀先露,孕妇需采取的卧位是
    A. 截石位　　　　　　　　B. 膝胸位　　　　　　　　　C. 头低足高位
    D. 俯卧位　　　　　　　　E. 侧卧位
27. 病人,男性,35 岁,因长时间在高温下从事户外工作而中暑,体温 41℃,护士遵医嘱用 4℃ 生理盐水为其降温灌肠,病人应采取的卧位是
    A. 膝胸卧位　　B. 截石位　　C. 侧卧位　　D. 俯卧位　　E. 屈膝仰卧位
28. 病人,男性,35 岁,行颅脑手术后送回病房,护士嘱其头部翻转动作不要过猛,防止引起
    A. 脑干损伤　　B. 脑出血　　C. 脑震荡　　D. 脑疝　　　E. 休克
29. 病人,女性,30 岁,阴道炎,准备进行阴道灌洗,需采取的卧位是
    A. 俯卧位　　　　　　　　B. 屈膝仰卧位　　　　　　　C. 截石位
    D. 半坐卧位　　　　　　　E. 头高足低位
30. 病人,男性,38 岁,颅脑手术后第 2d,护士为其更换卧位,错误的操作是

A. 先将导管安置妥当再翻身　　B. 两人协助病人翻身　　C. 先换药,再翻身
D. 卧于患侧　　E. 动作轻稳

31. 病人,男性,56岁,高位截瘫,该病人不可能出现的并发症是
A. 压疮　　B. 坠积性肺炎　　C. 便秘
D. 肺水肿　　E. 肌肉萎缩

32. 病人,女性,56岁,乳癌根治术后带有引流管,护士为其翻身时,正确的操作方法是
A. 翻身前必须夹紧引流管
B. 病人只能侧卧于健侧
C. 两人协助翻身时,一人托肩、腰部,另一人托臀、腘窝
D. 翻身后更换伤口敷料
E. 翻身后上腿伸直,下腿弯曲

33. 病人,女性,68岁,体重42kg,护士甲独自协助其翻身侧卧,不正确的操作是
A. 让病人仰卧,两手放于腹部　　B. 助病人两腿屈曲
C. 先将病人肩部移向护士站立侧　　D. 再将两下肢移向护士站立侧
E. 护士一手扶肩一手扶膝,轻推病人,使其面向护士

34. 病人,男性,60岁,体重75kg,甲乙两名护士为其翻身时不正确的操作是
A. 护士站在床的同侧　　B. 一人托病人腰背部　　C. 一人托病人臀和腘窝
D. 两人同时抬起病人至近侧　　E. 轻推病人转向对侧

35. 病人,女性,35岁,颈椎骨折行骨牵引,护士为其更换卧位时不正确的操作是
A. 核对病人　　B. 做好解释　　C. 放松牵引后再翻身
D. 检查受压部位皮肤情况　　E. 记录翻身时间

36. 病人,女性,60岁,因脑血管意外导致左侧肢体瘫痪,护士协助其更换卧位后,在身体空隙处垫软枕的作用是
A. 减少皮肤受摩擦刺激　　B. 防止排泄物对局部的直接刺激
C. 促进病人舒适　　D. 减轻局部组织的压强
E. 降低空隙处的压强

37. 病人,男性,48岁,急性心力衰竭急诊入院,呼吸困难、发绀、恐惧、烦躁不安。为防止病人受伤应采取的保护措施是
A. 使用绷带　　B. 使用肩部约束带　　C. 使用膝部约束带
D. 使用踝部约束带　　E. 使用双侧床挡防止坠床

38. 病人,女性,35岁,左侧腓骨骨折,石膏固定1h后护士发现局部颜色发紫,此时应立即
A. 报告医生　　B. 继续严密观察　　C. 拆松石膏
D. 局部按摩　　E. 红外线照射局部

39. 病人,男性,38岁,精神分裂症,有严重的自杀倾向,拟给予保护具,正确的方法是
A. 不需向家属解释使用保护具的必要性　　B. 使用床挡,防止坠床
C. 使用约束带时,每4h松解1次　　D. 使用膝部约束带,防止坐起
E. 记录保护具使用时间

40. 病人,男性,20岁,烧伤后采用暴露疗法,应选用的保护具是
A. 床挡　　B. 肩部约束带　　C. 膝部约束带
D. 支被架　　E. 宽绷带

41. 患儿,5岁,右上肢烫伤,因疼痛大声哭闹,评估后需使用保护具,不正确的方法是
    A. 使用前向病人及家属解释   B. 属于保护性制动措施,只能短时间使用
    C. 将左上肢外展固定于身体左侧   D. 约束带下垫衬垫,松紧适宜
    E. 定时观察约束部位皮肤的颜色和温度

42. 病人,女性,42岁,急性呼吸道感染,处于高热昏迷期,护士采取的措施不当的是
    A. 使用床挡   B. 做好皮肤的清洁护理
    C. 定时漱口预防并发症   D. 定时翻身,检查受压部位皮肤情况
    E. 躁动时使用约束具

43. 病人,男性,28岁,破伤风,意识模糊,牙关紧闭,四肢抽搐,角弓反张,不正确的护理措施是
    A. 使用床挡   B. 使用牙垫   C. 枕头横立床头
    D. 保持室内光线充足,安静   E. 约束四肢

44. 病人,女性,25岁,车祸导致面部开放性伤口。经清创缝合后,暂时入院观察,应采取的体位是
    A. 膝胸卧位   B. 俯卧位   C. 半坐卧位   D. 侧卧位   E. 仰卧位

45. 护士指导病人进行肌肉锻炼,以下哪项不妥
    A. 运动前后应做准备及放松运动
    B. 使病人充分理解、合作并掌握运动的要领
    C. 运动时如有明显的疼痛,鼓励病人坚持锻炼
    D. 每次运动达到肌肉的适度疲劳,运动后有适当的间歇
    E. 应协助病人进行室外活动

46. 病人,男性,45岁,因大量饮酒后出现呕血,护士应协作病人取
    A. 俯卧位   B. 半卧位   C. 平卧位,头偏向一侧
    D. 中凹卧位   E. 头低足高位

47. 病人,女性,30岁,产后35d因子宫大量出血入院。查体:子宫大而软,宫口松弛,阴道口和宫口有血块堵塞。医生诊断为子宫内膜炎引起晚期产后出血,给予抗生素治疗。护士应协助该病人取
    A. 平卧位   B. 中凹卧位   C. 半坐卧位
    D. 头高脚低位   E. 左侧卧位

A3/A4 型题

(48~51题共用题干)

病人,男性,32岁,在蛛网膜下腔麻醉下行阑尾切除术,术中顺利,术后被送回病房。
48. 护士应立即为病人安置的卧位是
    A. 半坐卧位   B. 端坐位   C. 中凹卧位   D. 侧卧位   E. 去枕仰卧位

49. 采取此卧位的目的是
    A. 预防脑缺氧   B. 预防颅内压增高   C. 预防脑出血
    D. 预防昏迷   E. 预防低颅压性头痛

50. 术后6h病人生命体征稳定,护士应协助其采取的卧位是
    A. 半坐卧位   B. 端坐位   C. 头高足低位

D. 中凹卧位　　　　　　　　E. 俯卧位

51. 采取此卧位的目的是

A. 防止引起头痛　　　　　　B. 减少局部出血

C. 减轻缝合处张力,缓解疼痛　D. 改善呼吸困难

E. 防止颅内压增高

（52~54题共用题干）

病人,女性,56岁,因车祸致"脾破裂"急诊入院,病人烦躁不安,面色苍白,四肢厥冷,血压70/48mmHg。

52. 护士应立即为其安置的卧位是

A. 侧卧位　　B. 平卧位　　C. 中凹卧位　　D. 半坐卧位　　E. 头低足高位

53. 此卧位要求分别抬高病人头胸部和下肢

A. 5°~10°,10°~20°　　　B. 10°~20°,5°~10°　　　C. 10°~20°,20°~30°

D. 20°~30°,10°~20°　　　E. 30°~50°,20°~30°

54. 抬高头胸部和下肢的目的哪项不对

A. 保持呼吸道通畅　　　　　B. 有利于通气　　　　　C. 增加回心血量

D. 改善缺氧症状　　　　　　E. 有利于抢救

（55~57题共用题干）

病人,男性,62岁,以呼吸困难、口唇发绀、烦躁不安急诊入院,诊断为风湿性心脏病合并心力衰竭。

55. 为缓解症状,护士应协助病人采取

A. 右侧卧位　　B. 左侧卧位　　C. 半坐卧位　　D. 平卧位　　E. 中凹卧位

56. 该卧位需要

A. 抬高床头15~30cm

B. 抬高床头15°~30°

C. 抬高床头30°~50°,再摇起膝下支架

D. 抬高床头20°~30°,再摇起膝下支架10°~20°

E. 抬高床头60°~70°

57. 病人烦躁不安,为防其受伤,应采取的保护措施是

A. 使用绷带　　　　　　　　B. 使用肩部约束带防止碰伤

C. 使用膝部约束带防止坠床　D. 使用双套结固定肢体防止自伤

E. 使用双侧床挡防止坠床

（58~60题共用题干）

病人,男性,28岁,过量饮酒导致酒精中毒,神志不清,躁动不安

58. 静脉输液时,需限制病人手腕的活动,宽绷带应打成

A. 单套结　　B. 双套结　　C. 外科结　　D. 滑结　　E. 方结

59. 使用保护具时,不正确的操作是

A. 使用前向病人或家属解释　　B. 扎紧约束带,定期做按摩

C. 保持肢体处于功能位置　　　D. 床挡必须两侧同时使用

E. 安置舒适卧位,定时更换

60. 使用宽绷带固定时,应重点观察

A. 衬垫是否垫好　　　　B. 约束带是否太松　　　　C. 神志是否清楚
D. 体位是否舒适　　　　E. 局部皮肤颜色和温度

答案

1. B	2. C	3. A	4. D	5. D	6. E	7. B	8. B	9. A	10. D
11. B	12. A	13. B	14. B	15. C	16. A	17. C	18. D	19. C	20. E
21. B	22. C	23. C	24. A	25. C	26. C	27. C	28. D	29. C	30. D
31. D	32. C	33. E	34. B	35. C	36. D	37. E	38. A	39. E	40. D
41. C	42. C	43. D	44. C	45. C	46. C	47. C	48. E	49. E	50. A
51. C	52. C	53. C	54. E	55. C	56. C	57. C	58. E	59. B	60. E

（王艾青）

第四章

医院感染的预防与控制

A1 型题

1. 对医院内感染的概念陈述错误的是
A. 住院病人是医院内感染的主要对象　　B. 是病人在住院期间遭受的感染
C. 不包括在入院前处于潜伏期的感染　　D. 感染和发病应同时发生
E. 出院后发生的感染也可能是医院内感染

2. 对医院内感染分类的描述，正确的是
A. 内源性感染又称为自身感染，病原体通过直接或间接的途径传播给病人
B. 外源性感染又称为交叉感染，病原体来自病人自身和体外
C. 按病原体来源不同，可分为内源性感染和外源性感染
D. 按病原体种类不同，可分为内源性感染和外源性感染
E. 内源性感染又称为交叉感染，病原体通过间接途径传播给病人

3. 引起医院内感染的主要因素不包括
A. 严格监控消毒灭菌效果　　B. 介入性治疗手段增加　　C. 抗生素的广泛应用
D. 医务人员不重视　　E. 易感人群增加

4. 在某医院心内科病房，因相邻病床出现了3例不明原因的腹泻病人，临床科室医务人员怀疑出现医院感染，应首先
A. 积极进行有关检查，引发感染的诊断明确后及时报告
B. 报告科室主任和医院感染管理部门
C. 密切观察爆发病例是否继续增加

D. 报告卫生行政部门

E. 报告院长

5. 一位去外地学习半年的护士,回来发现走时留下的带血的衣服,请帮她选用溶液去除血渍

　A. 乙醇　　　　　　　　B. 稀氨溶液　　　　　　C. 维生素 C 溶液

　D. 过氧乙酸溶液　　　　E. 过氧化氢溶液

6. 护士在配制洗胃液时,不慎使衣服上沾上了高锰酸钾,去除此污渍宜选用

　A. 乙醇　　　　　　　　B. 稀氨溶液　　　　　　C. 维生素 C 溶液

　D. 草酸溶液　　　　　　E. 苯扎溴铵溶液

7. 能杀灭除细菌芽胞以外的所有致病微生物的方法是

　A. 清洁　　　B. 消毒　　　C. 灭菌　　　D. 抑菌　　　E. 抗菌

8. 临床最常用、消毒效果最可靠的灭菌方法是

　A. 日光暴晒法　　　　　B. 焚烧法　　　　　　　C. 煮沸消毒灭菌法

　D. 压力蒸气灭菌法　　　E. 辐射消毒灭菌法

9. 物理灭菌法中效果最好的是

　A. 燃烧法　　　　　　　B. 煮沸法　　　　　　　C. 压力蒸气灭菌法

　D. 光照消毒法　　　　　E. 生物净化法

10. 紫外线最佳杀菌波长为

　A. 230~240nm　　　　　B. 250~270nm　　　　　C. 280~300nm

　D. 300~310nm　　　　　E. 320~330nm

11. 用紫外线消毒时,能穿透的物质是

　A. 液体　　　B. 气体　　　C. 桌面　　　D. 纸张　　　E. 塑料膜

12. 紫外线消毒,下列哪项是错误的

　A. 消毒用物不可有任何遮蔽

　B. 定期进行空气细菌培养

　C. 紫外线灯管表面每月用无水乙醇擦拭 1 次

　D. 照灯前,病室应先做好清洁工作

　E. 从灯亮 5~7min 后开始计时

13. 紫外线灯管使用的期限为

　A. 200h　　　B. 600h　　　C. 1 000h　　　D. 2 000h　　　E. 4 000h

14. 用燃烧法进行消毒时所用乙醇的浓度是

　A. 25%　　　B. 35%　　　C. 55%　　　D. 75%　　　E. 95%

15. 护士为破伤风病人更换下来的敷料应

　A. 统一填埋　　B. 高压灭菌　　C. 集中焚烧　　D. 日光暴晒　　E. 浸泡消毒

16. 不适合用煮沸法消毒的物品是

　A. 灌肠筒　　B. 搪瓷药杯　　C. 玻璃量杯　　D. 纤维胃镜　　E. 鼻导管

17. 煮沸消毒金属器械时,为了增强杀菌作用和去污防锈,可在水中加入

　A. 氯化钠　　B. 硫酸镁　　C. 稀盐酸　　D. 碳酸氢钠　　E. 亚硝酸钠

18. 保证紫外线杀菌作用的适宜的温度、湿度是

　A. 低于 10℃,低于 20%　　　　　B. 低于 20℃,低于 30%

C. 超过30℃,低于40%   D. 温度20~40℃,相对湿度40%~60%

E. 超过20℃,高于60%

19. 对病人出院后的病室用紫外线进行消毒,不正确的做法是

A. 安排病室内病人暂时离开病室

B. 将门窗关闭

C. 将病人用过的床头柜门及抽屉全部打开

D. 将紫外线灯放在房间的正中央

E. 打开灯管,开始计时,时间为30min

20. 日光暴晒时,下列哪项不妥

A. 常用于床垫的消毒   B. 常用于病床的消毒

C. 在日光直射下暴晒6h   D. 每2h翻动1次,使物体各面均受日光照射

E. 暴晒的最佳时段是上午10点至下午4点

21. 用臭氧灭菌灯进行消毒,结束后至少多长时间方可进入现场

A. 3~5min   B. 10~15min   C. 30min   D. 40min   E. 60min

22. 关于高压蒸气灭菌,不正确的是

A. 器械包不宜过大   B. 放置时各包裹间不宜太挤

C. 布类用物放在搪瓷类用物之下   D. 高压锅内用物不能装太多

E. 放置时各包之间要有空隙

23. 使用预真空压力蒸气灭菌法时,所需的压力、温度、时间是

A. 102.9kPa, 121℃, 15min   B. 105.9kPa, 121℃, 15min

C. 102.9kPa, 132℃, 15min   D. 205.8kPa, 132℃, 4min

E. 205.8kPa, 132℃, 15min

24. 下排气式压力蒸气灭菌手术器械包时,所需的压力、温度、时间是

A. 60kPa, 100℃, 10min   B. 80kPa, 105℃, 15min

C. 102.9kPa, 121℃, 20min   D. 140kPa, 130℃, 40min

E. 205kPa, 132℃, 4~5min

25. 护士为乙型肝炎病人采集血标本时,不慎将血液滴在病人的床头柜上,此时护士对该床头柜的处理方法,正确的是

A. 日光暴晒   B. 流水刷洗   C. 卫生纸擦拭

D. 消毒液擦拭   E. 毛巾湿水擦拭

26. 使用化学消毒灭菌法时,不正确的操作是

A. 戊二醛可用于浸泡器械及内镜

B. 含氯消毒剂应现用现配

C. 碘酊不能用于黏膜的消毒

D. 用化学消毒剂浸泡过的物品,取出后可直接使用

E. 用化学消毒剂浸泡时,应打开物品的轴节或套盖

27. 不属于过氧乙酸使用注意事项的是

A. 对金属有腐蚀性   B. 高温可引起爆炸

C. 不与阴离子活性剂合用   D. 宜现用现配

E. 配制时戴口罩和橡胶手套

28. 可用于黏膜的消毒剂是
 A. 碘酊 B. 乙醇 C. 碘伏 D. 戊二醛 E. 过氧乙酸
29. 2%碱性戊二醛用于金属器械浸泡消毒时,可加入的防锈剂是
 A. 0.5%亚硝酸钠 B. 5%亚硝酸钠 C. 1%碳酸氢钠
 D. 2%碳酸氢钠 E. 10%硫酸钠
30. 能够杀灭芽胞的消毒剂是
 A. 过氧乙酸 B. 酒精 C. 苯扎溴铵酊
 D. 氯己定 E. 碘伏
31. 苯扎溴铵与肥皂同用,影响其消毒效果的原因是
 A. 降低有效浓度 B. 吸附作用 C. 引起分解
 D. 拮抗作用 E. 中和作用
32. 某学校为预防流感,给每个学生宿舍分发了食醋,要求学生对房间进行空气消毒,宿舍长4m、宽3.5m、高3m,一次最少用食醋的量为
 A. 50ml B. 100ml C. 130ml D. 180ml E. 210ml
33. 无需执行无菌技术的护理操作是
 A. 乙醇拭浴 B. 输液 C. 伤口湿热敷
 D. 导尿术 E. 注射
34. 供应室对无菌物品的管理,哪项不妥
 A. 包装好的物品一定在1~2h内进行灭菌
 B. 无菌物品从灭菌器取出后直接放入无菌间,不得有中间环节
 C. 贮存无菌物品的置物架,应离地面10cm以上
 D. 发放无菌物品应遵循"先进先出"的原则
 E. 定期对无菌间空气进行细菌培养
35. 在临床护理的质量标准中,对无菌物品合格率的规定是
 A. 100% B. 95% C. 90% D. 85% E. 80%
36. 无菌用物保管原则不包括
 A. 无菌用物和非无菌用物分别放置 B. 无菌包在没被污染的情况下,有效期是7d
 C. 过期的无菌包要重新灭菌 D. 无菌用物应存放在无菌容器内
 E. 无菌包一经打开不可再用
37. 进行无菌操作时,下列哪项做法不对
 A. 工作人员要面向无菌区域 B. 不可面对无菌区讲话、咳嗽、打喷嚏
 C. 用无菌钳取无菌用物 D. 取出用物没有用完放回原无菌容器中
 E. 操作者手臂须保持在治疗台面以上
38. 进行无菌操作前多长时间,须停止清扫等工作
 A. 10min B. 20min C. 30min D. 40min E. 50min
39. 为防止交叉感染,具有针对性的措施是
 A. 进行无菌操作时要戴口罩、帽子 B. 无菌操作环境要清洁、干燥、宽敞
 C. 无菌物品与非无菌物品要分开放置 D. 用无菌持物钳夹取无菌物品
 E. 一份无菌物品只供一人一次使用
40. 到较远的地方夹取无菌物品时,持物钳的使用应

A. 右手持持物钳,用左手遮盖 B. 持物钳与容器一同搬移,就地使用
C. 手持持物钳快速行走至目的地 D. 手持持物钳,小心被污染
E. 持物钳前端应始终朝下,防止污染

41. 某护士为病人换药,操作中不符合无菌操作原则的是
A. 检查无菌包在有效期,包装无潮湿、破损
B. 铺好无菌盘,放入换药用物
C. 到病床前,打开无菌盘
D. 戴好无菌手套后揭去污染敷料,消毒伤口,盖上无菌敷料,固定
E. 换下的敷料放入治疗车下层弯盘中

42. 长度为 16cm 的无菌镊子,存放于其浸泡容器中时,适宜的消毒液深度为
A. 4cm   B. 5cm   C. 6cm   D. 7cm   E. 8cm

43. 使用无菌持物钳的正确方法是
A. 门诊换药室的无菌持物钳应每周消毒 1 次
B. 可以夹取任何无菌物品
C. 持物钳前端不可触及容器口边缘
D. 到远处取物速去速回
E. 始终保持钳端向上,不可跨越无菌区

44. 经过高压灭菌的无菌包,在未被污染的情况下有效期为
A. 2h   B. 4h   C. 12h   D. 24h   E. 7d

45. 无菌盘的使用方法,不正确的是
A. 治疗盘要清洁、干燥 B. 无菌巾的内面应保持无菌
C. 无菌巾使用后即取下消毒灭菌 D. 未用过的无菌巾一旦受潮应晾干再用
E. 铺好的无菌盘有效期为 4h

46. 某护士铺无菌治疗盘时不正确的操作是
A. 用无菌持物钳夹取治疗巾 B. 注意使治疗巾边缘对齐
C. 治疗巾开口部分及两侧反折 D. 避免潮湿和暴露过久
E. 铺好后注明有效时间 6h

47. 正确使用无菌容器的方法是
A. 盖的内面朝下,以便放置稳妥
B. 手抓边缘以便持物牢靠
C. 手指不可触及容器的内面及边缘,盖内面朝上
D. 容器内无菌物取出后,未污染品可放回
E. 开盖 30min 内盖好,以防污染

48. 取用无菌溶液时,先倒出少量溶液是为了
A. 检查溶液有无混浊 B. 检查溶液有无污染 C. 冲洗无菌容器
D. 检查溶液的颜色 E. 冲洗瓶口

49. 取无菌纱布的正确方法是
A. 用消毒的手指拿取纱布 B. 戴手套拿取纱布
C. 用无菌持物钳夹取纱布 D. 用乙醇擦洗后的换药镊子夹取纱布
E. 手上垫无菌纱布取

50. 取无菌溶液时,不正确的方法是
   A. 核对瓶签
   B. 必要时可将无菌棉签直接伸入瓶内蘸取
   C. 手不可触及瓶口及盖的内面
   D. 检查溶液有无沉淀、浑浊及变色
   E. 倾倒溶液时,瓶签朝上

51. 已启盖的无菌溶液,有效时间是
   A. 2h   B. 4h   C. 14h   D. 24h   E. 48h

52. 取无菌溶液时,下列哪项错误
   A. 不可将无菌用物伸入无菌溶液瓶内蘸取
   B. 不可将非无菌用物伸入无菌溶液瓶内蘸取
   C. 将无菌用物直接接触瓶口倒液
   D. 已倒出的溶液不可再倒回瓶内
   E. 在瓶签上注明开瓶日期、时间

53. 使用无菌溶液时,要先核对
   A. 溶液有无混浊   B. 瓶口有无裂缝   C. 瓶签
   D. 溶液有无变色   E. 瓶盖有无松动

54. 戴无菌手套时,错误的一项是
   A. 剪指甲,洗手,戴口罩   B. 核对手套号码、灭菌日期及包装
   C. 戴好手套后,双手置于胸前   D. 戴上手套的手持手套的内面取出手套
   E. 未戴手套的手持手套的反折部分取出手套

55. 戴无菌手套的正确方法是
   A. 戴手套前,可不必洗手、但一定要修剪指甲
   B. 未戴手套的手可以触及手套的外面
   C. 已戴手套的手可以触及另一手套的内面
   D. 戴手套前,先检查手套的号码和有效期
   E. 戴好手套后两手应置于胸部以上水平

56. 某护士为病人行导尿术时发现手套破损,应该
   A. 用无菌纱布将破损处包裹好   B. 用无菌治疗巾包裹手指操作
   C. 立即更换无菌手套   D. 再套上一双新的无菌手套
   E. 用乙醇棉球擦拭破损处

57. 为防止手套破损,脱手套时宜
   A. 拉手套的边缘   B. 先脱手指部分   C. 内面涂液状石蜡
   D. 自手套口翻转脱下   E. 先拉手掌部分脱下

58. 传染病区区域划分的依据是
   A. 病情轻重   B. 微生物种类   C. 病人接触的环境
   D. 医务人员接触的环境   E. 传播途径

59. 隔离区域的设置要求中,不正确的是
   A. 隔离区域应与普通病区分开   B. 与普通病区相隔 30m,侧面防护距离 10m
   C. 远离水源、食堂   D. 设一个出入口,以便控制人员出入
   E. 设在离公共场所较远的地方

60. 隔离区域内属于半污染区的是

A. 更衣室 B. 配膳室和值班室 C. 治疗室和库房
D. 内走廊和检验室 E. 病房和洗漱间

61. 符合半污染区隔离要求的是
A. 病人不得进入半污染区 B. 病人通过走廊时可接触墙面
C. 病人浴室属于半污染区 D. 医护人员只有脱去隔离衣方能进入半污染区
E. 病人的物品不得放入半污染区

62. 解除隔离的条件是
A. 病人症状减轻或消失 B. 分泌物经一次培养结果转为阴性
C. 分泌物三次培养结果均为阴性 D. 分泌物三次培养结果均为阳性
E. 病人自我感觉好转,无不适

63. 不符合隔离消毒原则的是
A. 病人接触过的医疗器械应按规定消毒 B. 病人的排泄物可直接从下水道排放
C. 每天晨间护理后消毒床、床旁桌椅 D. 病人的信件须消毒后才能送出
E. 入隔离单位要戴口罩、帽子、穿隔离衣

64. 在隔离病房佩戴一次性口罩,一次使用时间不宜超过
A. 4h B. 6h C. 8h D. 12h E. 24h

65. 使用隔离衣方法不正确的是
A. 保持衣领及隔离衣内面清洁 B. 长度超过工作服
C. 不可有破洞 D. 用后将污染面朝内挂在病室内
E. 一般每天更换1次

66. 某护士参加岗前培训,使用隔离衣的要求是
A. 每周更换1次 B. 不用完全盖住工作服
C. 要保持领口及内面清洁 D. 隔离衣潮湿,晾干后再使用
E. 隔离衣挂在走廊内应外面向外

67. 用0.2%过氧乙酸溶液刷手的时间是
A. 2min B. 4min C. 6min D. 8min E. 10min

68. 对于隔离区域的设置下列哪项是错误的
A. 传染病病区要有多个出口 B. 床尾要悬挂隔离标志 C. 门口放干燥擦鞋垫
D. 门外挂隔离衣 E. 门口设洗手装置

69. 为乙型肝炎出院病人进行终末处理时,操作不正确的是
A. 嘱病人洗澡,换清洁衣裤 B. 换下的衣服装好,便于带回清洗
C. 病室的地面用漂白粉液喷洒 D. 病床、桌椅用0.2%~0.5%过氧乙酸擦拭
E. 病室用0.2%~0.4%过氧乙酸溶液喷雾

70. 对传染病室污染的医疗用具,不正确的消毒方法是
A. 玻璃、搪瓷类用0.5%过氧乙酸溶液浸泡
B. 手电筒用环氧乙烷气体消毒
C. 体温计用1%过氧乙酸溶液浸泡两次,每次30min
D. 血压计、听诊器用0.2%过氧乙酸溶液浸泡
E. 金属器械用高压蒸气灭菌

71. 卫生洗手法,错误的一项是

A. 取皂液于手上　　　　　　　　　　B. 双手指尖朝下,低于手腕充分搓洗15s
C. 注意指尖、指缝、指关节、拇指处　　D. 由指尖向腕,流水冲洗
E. 身体勿近水池

72. 卫生洗手法,揉搓时间至少
A. 15s　　B. 20s　　C. 30s　　D. 1min　　E. 2min

73. 脱隔离衣时首先应
A. 解领扣　　B. 消毒双手　　C. 解腰带　　D. 解袖口　　E. 摘口罩

74. 脱隔离衣时,消毒双手后应
A. 解领扣　　B. 解腰带　　C. 脱衣袖　　D. 解袖口　　E. 摘口罩

75. 隔离衣一般情况下更换时间是
A. 4h　　B. 8h　　C. 24h　　D. 48h　　E. 72h

76. 脱隔离衣的正确步骤是
A. 解袖扣、刷手、解领扣、解腰带、脱去隔离衣
B. 解腰带、解袖扣、刷手、解领扣、脱去隔离衣
C. 解腰带、解领扣、刷手、解袖扣、脱去隔离衣
D. 解袖扣、刷手、解领扣、解腰带、脱去隔离衣
E. 刷手、解领扣、解腰带、解袖扣、脱去隔离衣

77. 传染病区,护士穿隔离衣后禁止进入的区域是
A. 病区走廊　　　　B. 肠道隔离病室　　　　C. 治疗室
D. 化验室　　　　　E. 病人浴室

78. 不需立即更换口罩的情况是
A. 口罩潮湿时　　　　　B. 接触鼠疫病人后　　　　C. 污染的手接触了口罩
D. 为病人做保健指导后　　E. 隔离衣袖口触及口罩

79. 执行隔离技术,做法错误的是
A. 取下暂不用的口罩,将污染面向内折叠
B. 从指尖至前臂顺序刷手
C. 隔离衣挂在走廊里清洁面向外
D. 从页面抓取避污纸
E. 隔离衣潮湿应立即更换

80. 传染病区护士中班结束与夜班护士床旁交班后,脱下的隔离衣悬挂正确的是
A. 挂在治疗室,清洁面朝外　　　　　B. 挂在治疗室,清洁面朝内
C. 挂在病室,清洁面朝外　　　　　　D. 挂在走廊,清洁面朝外
E. 挂在走廊,清洁面朝内

81. 在隔离病区工作,护士的下列行为正确的是
A. 掀页撕取避污纸　　　　　　　B. 把口罩挂在胸前
C. 身着隔离衣进入治疗室　　　　D. 为病人翻身后用手整理口罩
E. 护理结核病人后立即更换口罩

A2 型题

82. 病人,男性,39岁,因大面积Ⅲ度烧伤入院,对其所住的病室进行空气消毒的最佳方

法是

 A. 臭氧灭菌灯消毒   B. 消毒液喷雾   C. 开窗通风

 D. 食醋熏蒸   E. 过滤除菌

83. 病人,男性,46岁,在野外探险时不慎被狗熊咬伤,同伴帮其处理伤口时需要对器械进行灭菌处理,不适宜用火烧灼的器械是

 A. 治疗碗   B. 止血钳   C. 持针器   D. 手术刀   E. 镊子

84. 病人,男性,42岁,患急性肝炎而住院,他将自己看过的书籍寄给家人,书籍寄出前正确的处理方法是

 A. 高压蒸气灭菌   B. 过氧乙酸喷雾   C. 甲醛熏蒸

 D. 氯胺溶液喷雾   E. 紫外线照射

85. 病人,男性,47岁,肺癌术后化疗,护士在给其行经外周静脉置入中心静脉导管(PICC)置管过程中发现手套破损。此时应

 A. 用无菌纱布覆盖破损处   B. 用消毒液消毒破损处   C. 用胶布粘贴破损处

 D. 加戴一副手套   E. 立即更换手套

86. 病人,男性,52岁,在查体中发现血清抗-HIV阳性,护士在对其进行健康教育指导时,不正确的是

 A. 排泄物用漂白粉消毒   B. 严禁献血

 C. 性生活应使用避孕套   D. 不能和他人共用牙刷

 E. 外出时应戴口罩

87. 病人,男性,36岁,脚被锈钉扎伤,继而发热、抽搐、牙关紧闭,呈苦笑脸,诊断为破伤风。应施行

 A. 接触隔离   B. 昆虫隔离   C. 呼吸道隔离

 D. 肠道隔离   E. 保护性隔离

88. 病人,男性,48岁,诊断为艾滋病,现需要吸痰,你认为护士的做法哪项错误

 A. 吸痰前洗手、穿好隔离衣

 B. 吸痰前戴好护目镜

 C. 不与其他病人共用中心吸引系统

 D. 吸痰后吸痰管误落地上,立即进行地面的清洁处理

 E. 用后的吸痰管及纱布装入高危品袋中焚烧

89. 病人,男性,45岁,以"流行性脑脊髓炎"收入感染病区治疗。护士在接待过程中不妥的是

 A. 病人衣物经消毒后由家属带回

 B. 护士进入隔离室需戴口罩、帽子

 C. 告知病人需将物品分为传染和未传染两种

 D. 关闭病房走廊的门、窗

 E. 紫外线消毒病室时应戴好眼罩

90. 病人,男性,35岁,因高热急诊入院,主诉头痛、恶心、呕吐和嗜睡,颈项强直。诊断为流行性乙型脑炎。应采取的隔离方式是

 A. 消化隔离   B. 昆虫隔离   C. 接触性隔离

 D. 呼吸性隔离   E. 保护性隔离

答案

1. D	2. C	3. A	4. B	5. E	6. C	7. B	8. D	9. C	10. B
11. B	12. C	13. C	14. E	15. C	16. D	17. D	18. D	19. E	20. B
21. C	22. C	23. D	24. C	25. D	26. D	27. C	28. C	29. A	30. A
31. D	32. E	33. A	34. C	35. A	36. E	37. D	38. C	39. E	40. C
41. D	42. E	43. C	44. E	45. C	46. D	47. C	48. E	49. C	50. D
51. D	52. C	53. C	54. D	55. C	56. D	57. D	58. C	59. D	60. D
61. B	62. C	63. B	64. A	65. D	66. C	67. A	68. C	69. B	70. D
71. D	72. A	73. C	74. A	75. C	76. B	77. C	78. D	79. B	80. C
81. E	82. E	83. D	84. C	85. E	86. E	87. A	88. D	89. C	90. B

（杨艳英）

第五章

清 洁 护 理

A1 型题

1. 特殊口腔护理的适应证不包括

A. 禁食 B. 高热 C. 鼻饲 D. 昏迷 E. 腹泻

2. 口腔 pH 为中性时,最适宜的漱口液是

A. 生理盐水
B. 1%~3% 过氧化氢溶液
C. 1%~4% 碳酸氢钠溶液
D. 2%~3% 硼酸溶液
E. 0.1% 乙酸溶液

3. 口腔内有真菌感染,应选用的漱口液是

A. 生理盐水
B. 复方硼酸溶液
C. 1%~4% 碳酸氢钠溶液
D. 0.1% 醋酸溶液
E. 1%~3% 过氧化氢溶液

4. 去除口臭宜选用的漱口液是

A. 生理盐水
B. 复方硼酸溶液
C. 1%~4% 碳酸氢钠溶液
D. 2%~3% 硼酸溶液
E. 0.1% 醋酸溶液

5. 为昏迷病人进行口腔护理时开口器应从

A. 门齿处放入 B. 尖齿处放入 C. 臼齿处放入
D. 双腭处放入 E. 脸颊处放入

6. 为危重病人做口腔护理,取下的活动性义齿应放入
   A. 热水中 B. 清水中 C. 酒精中
   D. 生理盐水中 E. 碳酸氢钠溶液中
7. 为昏迷病人做口腔护理,正确的是
   A. 协助病人漱口 B. 从外向里擦净牙齿的各面
   C. 棉球干湿度适宜、用血管钳夹紧 D. 用开口器时,从门齿处放入
   E. 活动义齿可放于70℃水中浸泡备用
8. 为凝血功能差的病人进行口腔护理时应特别注意
   A. 动作轻柔 B. 先取下义齿 C. 夹紧棉球
   D. 擦拭时勿触及咽部 E. 不可漱口
9. 为昏迷病人进行口腔护理时,不需要准备的用物是
   A. 手电筒 B. 血管钳 C. 开口器 D. 棉签 E. 吸水管
10. 为卧床病人进行床上洗头时适宜的水温是
    A. 20~24℃ B. 28~32℃ C. 40~45℃ D. 45~50℃ E. 50~60℃
11. 下列病人不宜进行盆浴的是
    A. 小儿 B. 老年病人 C. 传染病病人
    D. 妊娠7个月以上的孕妇 E. 精神病病人
12. 为卧床病人进行床上擦浴时,错误的操作是
    A. 依次擦洗眼、额、面颊、鼻翼、人中、耳后、下颌直至颈部
    B. 遮挡病人,保护病人隐私
    C. 将热水倒入脸盆约2/3满
    D. 为外伤病人脱衣时先脱患侧后脱健侧
    E. 擦浴后骨突处用50%乙醇做按摩
13. 皮肤按摩可选用
    A. 20%~30%乙醇 B. 30%乙醇 C. 50%乙醇
    D. 70%乙醇 E. 95%乙醇
14. 床上擦浴的目的不包括
    A. 促进皮肤血液循环 B. 预防过敏性皮炎 C. 观察病情
    D. 预防皮肤感染 E. 预防压疮
15. 沐浴不宜在饭后立即进行的原因是
    A. 影响休息 B. 影响睡眠 C. 影响消化 D. 影响治疗 E. 影响服药
16. 为病人沐浴时水温过高可产生
    A. 休克 B. 疲劳 C. 眩晕 D. 恶心 E. 头痛
17. 压疮发生的原因不包括
    A. 局部组织长期受压 B. 使用石膏绷带衬垫不当
    C. 全身营养缺乏 D. 局部皮肤经常受排泄物刺激
    E. 肌肉软弱萎缩
18. 仰卧位时,压疮最常发生的部位是
    A. 髋部 B. 背部 C. 腹部 D. 头部 E. 骶尾部
19. 病人坐位时最易发生压疮的部位是

A. 肩胛部　　　B. 肘部　　　C. 坐骨结节　　　D. 骶尾部　　　E. 脊椎体隆突处

20. 不属于压疮发生的高危人群的是
   A. 脑出血昏迷　　　　　　　　　B. 心绞痛急性发作卧床休息者
   C. 脑外伤昏迷　　　　　　　　　D. 瘫痪
   E. 下肢骨骨折牵引病人

21. 预防压疮发生的最有效护理措施是
   A. 增加营养　　　　　B. 保持皮肤清洁、干燥　　　C. 定时更换体位
   D. 支持身体空隙处　　E. 对压疮危险因素及时评分

22. 为不能自行更换卧位的病人翻身时,最长不超过
   A. 1h　　　B. 2h　　　C. 3h　　　D. 4h　　　E. 6h

23. 用50%乙醇按摩局部受压皮肤的目的是
   A. 消毒皮肤　　　　　B. 去除污垢　　　　　C. 降低局部温度
   D. 促进血液循环　　　E. 润滑皮肤

24. 属于俯卧位时压疮好发部位是
   A. 坐骨结节处　　　　B. 髂前上棘　　　　　C. 耳郭
   D. 肩胛　　　　　　　E. 内外踝

25. 晚间护理的主要目的是
   A. 提醒陪护人员离开病室　　B. 保护病室美观、整洁　　C. 保持病人清洁舒适
   D. 做好术前准备　　　　　　E. 进行卫生宣教

A2 型题

26. 病人,男性,29岁,因外伤致昏迷,需鼻饲。护士在晨晚间为其进行口腔护理的目的不包括
   A. 保持口腔清洁　　　　B. 清除口腔内一切细菌　　　C. 清除口臭、牙垢
   D. 观察口腔黏膜　　　　E. 预防并发症

27. 病人,男性,65岁,因慢性支气管炎入院。细菌培养显示铜绿假单胞菌感染。护士为病人做口腔护理时应选用的漱口液是
   A. 生理盐水　　　　　　　　B. 复方硼酸溶液　　　　C. 0.02%呋喃西林溶液
   D. 1%~4%碳酸氢钠溶液　　　E. 0.1%醋酸溶液

28. 某病人使用抗生素数周,近日发现口腔黏膜有乳白色分泌物,为其做口腔护理时应选择的漱口液是
   A. 2%硼酸　　　　　　B. 0.02%呋喃西林　　　C. 4%碳酸氢钠
   D. 2%过氧化氢　　　　E. 0.1%醋酸

29. 病人,女性,32岁,患白血病,长期用抗生素,护士在评估口腔的过程中,应特别注意观察
   A. 口腔黏膜有无溃疡　　B. 口腔有无特殊气味　　C. 口腔黏膜有无真菌感染
   D. 口腔黏膜有无出血　　E. 口唇有无干裂

30. 病人,男性,60岁,白血病,护士为其做口腔护理时,发现舌下有一小血痂,护理方法错误的是
   A. 去除血痂,涂药　　　　　　B. 观察口腔黏膜变化
   C. 用过氧化氢溶液漱口　　　　D. 轻擦口腔各面

E. 观察舌苔变化

31. 病人,男性,18岁,因高热多天入院,护士接诊时发现病人的头发已纠结成团,可用下列哪种溶液湿润梳通头发
   A. 温水　　　B. 生理盐水　　C. 70%乙醇　　D. 50%乙醇　　E. 30%乙醇

32. 病人,男性,25岁,因下肢骨折卧床治疗2周,护士在为其床上洗发过程中,病人突然感到心慌、气促、面色苍白、出冷汗,护士应立即
   A. 请病人深呼吸　　　　　B. 给予镇静药　　　　　C. 尽快完成洗发
   D. 通知医生　　　　　　　E. 停止洗头让病人平卧

33. 病人,男性,28岁,左肱骨干骨折后行切开复位内固定术,术后护士帮助其更换上衣的步骤是
   A. 先脱左侧,后穿右侧　　　B. 先脱左侧,不穿右侧　　　C. 先脱左侧,后穿左侧
   D. 先脱右侧,后穿右侧　　　E. 先脱右侧,后穿左侧

34. 病人,女性,60岁,2周前因高血压性脑出血导致肢体瘫痪。病人神志清楚,说话口齿不清,大小便失禁。护士协助病人翻身后,在身体空隙处垫软枕,其作用是
   A. 促进局部血液循环　　　　　B. 降低局部组织所承受的压力
   C. 降低空隙处所受压强　　　　D. 减少皮肤的摩擦刺激
   E. 防止排泄物对局部的直接刺激

35. 病人,女性,35岁,体重75kg,股骨骨折,石膏固定,体温39℃,护士为其翻身时发现骶尾部有压红,其最可能的诱发因素是
   A. 汗液刺激　　B. 肥胖　　C. 水肿　　D. 高热　　E. 石膏制动和汗液刺激

36. 病人,男性,胫骨骨折复位后夹板固定,护士应特别注意
   A. 让病人卧于硬板床　　　　　B. 观察生命体征
   C. 患侧肢体末端皮肤的颜色和温度　　D. 保持皮肤清洁干燥
   E. 定时松解夹板

37. 病人,男性,65岁,因脑出血后长期卧床,护士为其翻身时发现骶尾部皮肤呈紫红色,触之有硬结。属于压疮的
   A. 炎性浸润期　　　　　B. 淤血红润期　　　　　C. 浅度溃疡期
   D. 深度溃疡期　　　　　E. 局部皮肤感染

38. 病人,女性,60岁,因脑出血入院2周。目前病人意识不清,骶尾部皮肤发红,大小为3cm×3cm,未破损。病人的压疮处于
   A. 淤血红润期　　　　　B. 炎性浸润期　　　　　C. 浅度溃疡期
   D. 深度溃疡期　　　　　E. 坏死溃疡期

39. 病人,男性,30岁,身高170cm,体重56kg,双下肢瘫痪。护士于6时40分为其翻身,检查见全身皮肤状况良好。该病人下一次翻身时间是
   A. 8时40分　　B. 9时40分　　C. 10时40分　　D. 9时10分　　E. 10时10分

40. 病人,女性,31岁,入院时骶尾部组织坏死深达肌层,局部发黑,有臭味,护士应首先采取的护理措施是
   A. 报告医生　　　　　　　　　B. 高压氧疗
   C. 消毒后无菌敷料包扎　　　　D. 红外线照射
   E. 清除坏死组织,保持引流通畅

41. 病人，女性，50岁，急性胆囊炎术后第2d，其晨间护理的内容不包括
   A. 漱口 B. 洗脸 C. 梳头
   D. 检查局部伤口 E. 观察睡眠情况

A3/A4 型题

（42~46题共用题干）

病人，女性，60岁，败血症，高热昏迷已1周，广谱抗生素治疗。评估发现病人右侧颊部口腔黏膜破溃，创面附有白色膜状物，用棉签拭去附着物，可见轻微出血。

42. 病人口腔病变的原因是
   A. 铜绿假单胞菌感染 B. 病毒感染 C. 维生素缺乏
   D. 真菌感染 E. 凝血功能障碍

43. 为其进行口腔护理，应选择的漱口溶液为
   A. 0.9%的氯化钠溶液 B. 2%~3%硼酸溶液 C. 0.1%乙酸溶液
   D. 0.02%呋喃西林溶液 E. 1%~4%碳酸氢钠溶液

44. 进行口腔护理的主要目的是
   A. 观察口腔黏膜变化 B. 预防口腔黏膜出血
   C. 治疗感染、保持正常功能 D. 观察病情的动态变化
   E. 保持口腔黏膜清洁湿润

45. 进行口腔护理时应禁止
   A. 用开口器 B. 先取下义齿 C. 用止血钳夹紧棉球
   D. 漱口 E. 擦拭硬腭

46. 如病人有义齿，正确的处理方法是
   A. 先擦拭口腔黏膜，后取下义齿 B. 先取下义齿清洁后浸泡于清水中备用
   C. 将义齿浸泡于开水中备用 D. 将义齿浸泡于乙醇中备用
   E. 每天取下义齿，清洗后再为病人戴上

（47、48题共用题干）

病人，女性，65岁，因脑出血致肢体偏瘫入院。住院1个月以后，护士发现其骶尾部皮肤发红，并伴有肿、热、麻木，但皮肤未出现破损。

47. 该病人骶尾部的压疮属于哪一期
   A. 淤血红润期 B. 炎性浸润期 C. 浅度溃疡期
   D. 深度溃疡期 E. 坏死溃疡期

48. 针对该病人的情况，护士应采取的主要护理措施是
   A. 增加翻身的次数 B. 保持床铺平整 C. 局部皮肤按摩
   D. 改善全身营养状况 E. 无菌纱布包扎

（49、50题共用题干）

病人，女性，55岁，截瘫，生活不能自理，护士为其进行床上擦浴。

49. 正确的擦洗顺序是
   A. 脸、颈部、上肢、胸腹部、颈、背、臀部、会阴部、双下肢、踝部、双足
   B. 会阴部、脸、颈部、上肢、胸腹部、颈、背、臀部、双下肢、踝部、双足
   C. 脸、颈部、上肢、胸腹部、会阴部、颈、背、臀部、双下肢、踝部、双足

155

D. 脸、颈部、上肢、胸腹部、颈、背、臀部、双下肢、踝部、双足,会阴部

E. 脸、颈部、会阴部、上肢、胸腹部、颈、背、臀部、双下肢、踝部、双足

50. 注意事项中正确的是

A. 严禁擦洗腹股沟 B. 严格消毒隔离原则

C. 操作过程中,双腿并拢 D. 水盆远离身体,防止污水溅到身上

E. 如病人出现寒战、面色苍白等变化,立即停止擦洗

答案

1. E	2. A	3. C	4. B	5. C	6. B	7. C	8. A	9. E	10. C
11. D	12. D	13. C	14. B	15. C	16. C	17. E	18. E	19. C	20. B
21. C	22. B	23. D	24. B	25. C	26. E	27. E	28. C	29. C	30. A
31. E	32. E	33. D	34. B	35. E	36. C	37. A	38. E	39. A	40. E
41. E	42. D	43. E	44. E	45. D	46. E	47. A	48. A	49. D	50. E

(张荣芳)

第六章

生命体征的观察与护理

A1 型题

1. 高热病人用温水擦浴为其降温,其散热的机制是

A. 辐射 B. 对流 C. 蒸发 D. 传导 E. 传递

2. 高热病人头敷冰袋降温,其散热的机制是

A. 辐射 B. 对流 C. 蒸发 D. 传导 E. 传递

3. 关于体温生理性变化的叙述,错误的是

A. 清晨 2~6 时体温最低 B. 下午 2~8 时体温最高

C. 昼夜体温变动范围不超过 1℃ D. 儿童基础代谢率高,体温可略高于成人

E. 女性在月经前期和妊娠早期,体温可轻度降低

4. 下列关于高热病人的护理措施,错误的是

A. 每天测量体温 2 次

B. 冰袋冷敷头部

C. 给予高热量、高蛋白、高维生素流质饮食

D. 鼓励病人多饮水

E. 在晨起、餐后、睡前协助病人漱口

5. 成人腋下温度的正常范围是

A. 35.6~36.6℃   B. 36.0~37.0℃   C. 36.5~37.2℃
D. 36.5~37.5℃   E. 36.5~37.7℃

6. 稽留热常见于
A. 肺炎   B. 败血症   C. 疟疾   D. 肿瘤   E. 流行性感冒

7. 可以使用肛温测量病人体温的情况是
A. 阿米巴痢疾   B. 痔疮术后   C. 肝性脑病
D. 心肌梗死   E. 直肠术后

8. 体温骤然上升时,病人主要表现为
A. 血压下降   B. 四肢湿冷   C. 大量出汗   D. 皮肤苍白   E. 虚脱现象

9. 以口腔温度为标准,中等度热的范围是
A. 38.0~38.9℃   B. 39.0~40.0℃   C. 38.1~39.0℃
D. 37.8~38.5℃   E. 37.5~38.0℃

10. 不会引起体温过低的是
A. 早产儿   B. 全身衰竭   C. 新生儿硬肿症
D. 晕厥   E. 濒死状态

11. 败血症的热型表现为
A. 稽留热型   B. 回归热型   C. 波状热型   D. 弛张热型   E. 间歇热型

12. 为高热病人进行护理,不合适的措施是
A. 卧床休息   B. 口腔护理每天 2~3 次   C. 每隔 4h 测 1 次体温
D. 冰袋放置枕后部   E. 给予高热量流质饮食

13. 腋下测温不适用于
A. 极度消瘦的病人   B. 呼吸困难的病人   C. 鼻腔手术后的病人
D. 心肌梗死病人   E. 口腔手术后的病人

14. 病人使用过的体温计应清洁、消毒,定期检测。正确的是
A. 将体温计浸泡于消毒溶液中 1h 后取出用冷开水冲洗
B. 将体温计浸泡于消毒溶液中 1h 后取出用自来水冲洗
C. 消毒液应每天更换,盛放消毒液的容器应每月消毒 1 次
D. 将体温计放入已经测试过的 38℃以下的水温中,3min 后取出检视
E. 若体温计有破损或水银柱自动下降应不再使用

15. 在环境温度高于皮肤温度时,主要的散热方式是
A. 辐射   B. 对流   C. 蒸发   D. 传导   E. 寒战

16. 高热病人可出现
A. 缓脉   B. 间歇脉   C. 细脉   D. 洪脉   E. 丝脉

17. 脉搏短绌常见于下列哪种病人
A. 发热   B. 房室传导阻滞   C. 洋地黄中毒
D. 心房纤维颤动   E. 甲亢

18. 间歇脉多见于
A. 发热   B. 房室传导阻滞   C. 洋地黄中毒
D. 休克   E. 大出血

19. 测量脉搏的方法,错误的是

A. 用示指、中指、无名指诊脉　　　　　B. 病人剧烈活动后休息 30min 后再测
C. 异常脉搏需测 1min　　　　　　　　D. 脉搏短绌者先测心率，后测脉率
E. 偏瘫病人选择健肢测脉

20. 测得病人心率 120 次/min，脉率 90 次/min，正确的记录方式是
A. 90 次/min、120 次/min　　B. 120 次/min、90 次/min　　C. 90/120/ 次/min
D. 120/90/ 次/min　　　　　　E. 90 次/120 次/min

21. 测量脉搏首选动脉是
A. 颞动脉　　B. 桡动脉　　C. 颈动脉　　D. 肱动脉　　E. 足背动脉

22. 心动过缓是指安静状态下成人脉率每分钟少于
A. 40 次　　B. 50 次　　C. 60 次　　D. 70 次　　E. 80 次

23. 脉搏生理性变化描述错误的是
A. 女性稍快于男性　　B. 成人稍快于幼儿　　C. 运动时较快
D. 忧郁时较慢　　　　E. 恐惧时较快

24. 节律异常的脉搏是
A. 洪脉　　B. 交替脉　　C. 间歇脉　　D. 水冲脉　　E. 缓脉

25. 脉压增大常见的疾病是
A. 心包积液　　　　　B. 缩窄性心包炎　　　　C. 主动脉瓣关闭不全
D. 低血压　　　　　　E. 主动脉狭窄

26. 速脉指成人每分钟脉搏超过
A. 80 次　　B. 90 次　　C. 100 次　　D. 110 次　　E. 120 次

27. 关于异常脉搏的临床意义，不正确的是
A. 速脉见于周围循环衰竭　　　　　B. 交替脉见于室性期前收缩二联律
C. 短绌脉为心房颤动的特征　　　　D. 奇脉为缩窄性心包炎的体征之一
E. 水冲脉见于主动脉瓣关闭不全

28. 鼾声呼吸多见于
A. 喉头水肿病人　　　　B. 高热病人　　　　C. 巴比妥类药物中毒
D. 深昏迷病人　　　　　E. 颅内压增高病人

29. 呼气性呼吸困难多见于
A. 喉头水肿病人　　　　　　　B. 呼吸中枢衰竭病人
C. 巴比妥类药物中毒病人　　　D. 深昏迷病人
E. 支气管哮喘病人

30. 测量呼吸时护士的手不离开诊脉部位的目的是
A. 保持病人体位不变　　　B. 转移病人的注意力　　　C. 易于计时
D. 对照呼吸与脉搏的频率　E. 观察病人面色

31. 呼吸中枢衰竭病人可出现
A. 呼吸增快　　B. 呼吸减慢　　C. 潮式呼吸　　D. 间断呼吸　　E. 深大呼吸

32. 代谢性酸中毒的表现是
A. 叹息样呼吸　　　　　　　B. 深而规则的大呼吸　　　　C. 呼吸困难
D. 呼吸和呼吸暂停交替出现　E. 浅快呼吸

33. 正确测量呼吸的方法是

A. 观察胸部或腹部起伏次数,一起一伏为2次,观察30s,结果乘以2

B. 病人剧烈活动后应休息10min再测量

C. 测量呼吸前要主动与病人沟通,征得病人同意

D. 危重病人观察棉花被吹动的次数30s

E. 诊脉结束后护士的手不离开诊脉的部位即开始测量呼吸

34. 不属于呼气性呼吸困难表现的是

   A. 三凹征　　　　　　　　B. 呼气时间延长　　　　　　C. 发绀

   D. 鼻翼扇动　　　　　　　E. 胸闷、烦躁

35. 关于电动吸引器吸痰的操作方法,错误的是

   A. 成人吸痰负压为40.0~53.3kPa　　　　B. 插管时,护士应反折吸痰管末端

   C. 先吸气管内分泌物,再吸口腔内分泌物　　D. 导管退出后,应用生理盐水抽吸冲洗

   E. 吸痰前,先用生理盐水试吸

36. 每次吸痰的时间不应超过

   A. 5s　　　　B. 10s　　　　C. 15s　　　　D. 20s　　　　E. 25s

37. 吸痰时若痰液黏稠,护士可采取的措施不包括

   A. 协助病人变换体位　　　　B. 配合叩击　　　　　　C. 使用超声雾化吸入

   D. 滴入化痰药物　　　　　　E. 增加负压

38. 治疗盘内吸痰用物更换的时间为

   A. 每次吸痰后　　　　　　　B. 每天1~2次　　　　　　C. 每天1次

   D. 每周1次　　　　　　　　E. 每周2次

39. 为小儿吸痰时,负压不宜超过

   A. 13.3kPa　　B. 20.0kPa　　C. 40.0kPa　　D. 53.3kPa　　E. 60.0kPa

40. 用吸痰管进行气管内吸痰的方法是

   A. 自上而下抽吸　　　　　　B. 自下而上抽吸　　　　　C. 左右旋转向上提吸

   D. 上下移动导管进行抽吸　　E. 固定于一处抽吸

41. 电动吸引器吸痰的原理是利用

   A. 正压作用　　B. 负压作用　　C. 空吸作用　　D. 虹吸作用　　E. 静压作用

42. 下列不属于吸氧指征的是

   A. 支气管哮喘　　　　　　　B. 急性心力衰竭　　　　　C. 一氧化碳中毒

   D. 急性肠炎　　　　　　　　E. 颅脑损伤后昏迷

43. 氧气筒的减压器可将来自氧气筒的压力降低至

   A. 0.1~0.2MPa　　　　　　B. 0.2~0.3MPa　　　　　　C. 0.3~0.4MPa

   D. 0.4~0.5MPa　　　　　　E. 0.5~0.6MPa

44. 装氧气表前打开氧气筒总开关的目的是

   A. 检查筒内是否有氧气　　　　　　　　B. 测试筒内氧气压力

   C. 清洁气门,防止飞尘吹入氧气表内　　D. 估计筒内氧气流量

   E. 了解氧气流出是否通畅

45. 单侧鼻导管给氧,导管插入的长度

   A. 鼻尖至耳垂　　　　　　　B. 鼻尖至耳垂的1/3　　　　C. 鼻尖至耳垂的1/2

   D. 鼻尖至耳垂的2/3　　　　 E. 鼻尖至耳垂的3/4

46. 采用面罩给氧时,氧流量一般为
   A. 2~4L/min   B. 4~6L/min   C. 6~8L/min   D. 8~10L/min   E. 10~12L/min
47. 关于吸氧的注意事项,错误的是
   A. 氧气筒应放在阴凉处   B. 用氧时,先调氧流量再插管
   C. 停氧时,先关氧气开关再拔管   D. 氧气筒内的氧气不可用尽
   E. 鼻导管给氧时,鼻导管应每天更换两次以上
48. 吸氧流量为3L/min,氧浓度为
   A. 29%   B. 33%   C. 37%   D. 41%   E. 45%
49. 慢性肺心病病人,缺氧和二氧化碳潴留同时存在,应给予
   A. 高浓度,高流量,持续给氧   B. 高浓度,高流量,间断给氧
   C. 低浓度,低流量,持续给氧   D. 低浓度,低流量,间断给氧
   E. 先高浓度,后低浓度给氧
50. 氧气表各部分的作用,叙述错误的是
   A. 压力表:测知氧气筒内氧气的压力   B. 流量表:测知每分钟氧气的流出量
   C. 湿化瓶:用于湿化氧气   D. 减压器:减低来自氧气筒内氧气压力
   E. 安全阀:调节氧气用量的大小
51. 吸入氧气浓度低于多少无治疗功效
   A. 20%   B. 25%   C. 30%   D. 35%   E. 40%
52. 氧浓度高于多少时,持续1~2d,会发生氧中毒
   A. 40%   B. 50%   C. 60%   D. 70%   E. 80%
53. 氧气筒内压力降低到多少即不可使用
   A. 3kg/cm^2 B. 5kg/cm^2 C. 7kg/cm^2 D. 10kg/cm^2 E. 15kg/cm^2
54. 下列哪项不是氧中毒的临床表现是
   A. 恶心   B. 烦躁不安   C. 两侧瞳孔大小不等
   D. 面色苍白   E. 进行性呼吸困难
55. 长时间用氧的病人宜采用
   A. 单侧鼻导管法   B. 口罩法   C. 面罩法
   D. 漏斗法   E. 鼻塞法
56. 润滑吸氧鼻导管应选用
   A. 凡士林   B. 液状石蜡   C. 25%乙醇
   D. 0.1%肥皂水   E. 冷开水
57. 如果氧疗中需要调节流量,护士首先应
   A. 关总开关   B. 关流量开关   C. 分离鼻导管
   D. 取下鼻导管   E. 取下湿化瓶
58. 关于血压的生理性描述,错误的是
   A. 儿童血压比成年人低   B. 寒冷刺激下血压可升高   C. 清晨高于傍晚
   D. 右上肢高于左上肢   E. 紧张、恐惧时血压升高
59. 脉压增大主要见于
   A. 心包积液   B. 主动脉瓣狭窄   C. 缩窄性心包炎
   D. 主动脉瓣关闭不全 E. 甲状腺功能减退

60. 当从听诊器中听到第一声搏动时,袖带内压力
   A. 等于心脏收缩压　　　　　B. 大于心脏收缩压　　　　　C. 小于心脏收缩压
   D. 等于心脏舒张压　　　　　E. 小于心脏舒张压
61. 可使血压测量值偏高的因素是
   A. 肢体位置过高　　　　　　B. 袖带过紧　　　　　　　　C. 袖带过宽
   D. 袖带过松　　　　　　　　E. 水银不足时
62. 测量血压的方法,错误的是
   A. 测量前安静休息 20~30min　　　　　B. 测量时肱动脉、心脏处于同一水平
   C. 袖带松弛以一指为宜　　　　　　　D. 打气至 240mmHg
   E. 放气速度以 4mmHg/s 为宜
63. 属于高血压的是
   A. 收缩压 130mmHg,舒张压 100mmHg　　　　B. 收缩压 60mmHg,舒张压 40mmHg
   C. 收缩压 120mmHg,舒张压 80mmHg　　　　 D. 收缩压 135mmHg,舒张压 85mmHg
   E. 收缩压 100mmHg,舒张压 80mmHg
64. 不属于测量血压时"四定"内容的是
   A. 定体位　　　B. 定部位　　　C. 定姿势　　　D. 定血压计　　　E. 定时间
65. 使血压测量值增高的因素是
   A. 测儿童血压袖带宽 12cm　　　　　B. 缠袖带过紧
   C. 坐位时肱动脉平第二肋软骨　　　　D. 血压计内水银不足
   E. 测成人下肢血压袖带宽 12cm
66. 生命体征测量后记录方法错误的是
   A. 体温 37.2℃　　　　　　　　　　B. 呼吸 20 次/min
   C. 心率/脉率 120/min/90 次/min　　 D. 血压 100/70mmHg
   E. 脉率 120 次/min

A2 型题

67. 病人,男性,18 岁,3h 前受凉后出现高热,体温达 40.5℃,面色潮红,皮肤灼热,无汗,呼吸、脉搏增快。该病人的临床表现属于发热过程中的哪一期
   A. 低热上升期　　　　　　　B. 高热上升期　　　　　　　C. 高热持续期
   D. 中度热上升期　　　　　　E. 过高热持续期
68. 病人,女性,50 岁,因肺炎入院,体温 39.5℃,在退热过程中护士应注意监测病人出现下列哪种情况
   A. 低温　　　B. 虚脱　　　C. 皮肤潮红　　　D. 呼吸加快　　　E. 畏寒
69. 病人,男性,36 岁,因肺炎收入院,持续发热 2d,每天口腔温度波动范围在 39.3~40.0℃,并伴有脉搏、呼吸明显增快,该病人的热型属于
   A. 间歇热　　　B. 弛张热　　　C. 波浪热　　　D. 稽留热　　　E. 不规则热
70. 病人,男性,25 岁,因中暑体温上升高达 40℃,面色潮红,皮肤灼热,无汗,呼吸脉搏增快,护士为其进行物理降温,请问物理降温后应间隔多长时间测量体温
   A. 5min　　　B. 10min　　　C. 20min　　　D. 30min　　　E. 60min
71. 患儿,男性,5 岁,测口温时不慎将体温计咬碎,护士应立即

A. 让病人口服牛奶　　　　B. 催吐　　　　　　　C. 让病人服缓泻剂
D. 清除病人口腔内玻璃碎屑　　E. 为病人洗胃

72. 病人,男性,20岁,患肺结核。护士为其测量体温后,应使用哪种方法消毒体温计
A. 煮沸消毒　　　　　　B. 2%碘酊擦拭　　　　C. 70%乙醇浸泡
D. 0.1%氯己定浸泡　　　E. 戊二醛浸泡

73. 病人,男性,57岁,心肌梗死入院,昏迷,正确的测体温方法是
A. 测口腔温度,3min　　B. 测口腔温度,5min　　C. 测直肠温度,3min
D. 测腋下温度,3min　　E. 测腋下温度,10min

74. 病人,男性,65岁,体温过低,不合适的护理措施是
A. 提高室温到24~26℃　　　　B. 增加病人活动量以增加产热量
C. 足部放热水袋　　　　　　　D. 饮热水
E. 适当增加盖被

75. 病人,男性,42岁,诊断为"疟疾",该病人典型的热型为
A. 不规则热　B. 间歇热　C. 弛张热　D. 稽留热　E. 回归热

76. 病人,男性,63岁,胃癌。护士为病人测量口腔温度时,方法错误的是
A. 协助病人用温水漱口　　　　B. 口表水银端斜放于病人舌下
C. 嘱病人勿咬体温表,闭口用鼻呼吸　　D. 3min后取出,用纱布擦净
E. 看读数后,将体温表放于消毒液内,记录

77. 病人,男性,60岁,因风湿性心脏病入院,住院期间病人曾出现心房纤颤。护士为其测量脉搏时,错误的方法是
A 应由两名护士同时测量心率和脉率　　B. 测量前使病人安静
C. 病人手臂放于舒适位置　　　　　　　D. 将手指指端按压在桡动脉搏动处
E. 计数30s,将所测的数值乘以2

78. 病人,女性,35岁,因"风湿性心脏病、心房颤动"入院,主诉心悸、头晕、胸闷、四肢乏力,护士为其把脉时发现脉搏细速、不规则,同一单位时间内心率大于脉率,听诊心率快慢不一,心率完全不规则,心音强弱不等。此脉搏属于
A. 频率异常　B. 波形异常　C. 节律异常　D. 强弱异常　E. 动脉壁弹性异常

79. 病人,男性,25岁,因"胃溃疡"入院治疗,常规测量脉搏的正确方法是
A. 10s×6　　　　　　B. 15s×4　　　　　　C. 30s×2
D. 1min　　　　　　　E. 两人同时测心率和脉率,测1min

80. 病人,女性,67岁,因"风湿性心脏病、主动脉狭窄"住院治疗,护士为其测量脉搏时,最可能的表现是
A. 速脉　　B. 丝脉　　C. 洪脉　　D. 间歇脉　　E. 细脉

81. 病人,女性,48岁,因"甲状腺功能亢进、房颤"入院,病人的脉搏特点不包括
A. 心音强弱不等　　　　　B. 脉搏强弱不等　　　　C. 心率小于脉率
D. 心律不齐　　　　　　　E. 脉搏不齐

82. 病人,男性,29岁,以脑膜炎收入院,入院后查体:口唇发绀,呼吸呈周期性,由浅慢变为深快,再由深快变为浅慢,经过一段呼吸暂停后,重复上述过程。该病人的呼吸属于
A. 潮式呼吸　　　　　　B. 间断呼吸　　　　　　C. 鼾声呼吸
D. 蝉鸣样呼吸　　　　　E. 呼吸困难

83. 病人,男性,23岁,安眠药中毒后意识模糊不清,呼吸微弱、浅而慢,不易观察,护士应采取的测量方法是

　　A. 以 1/4 的脉率计算　　　　　　　B. 测脉率后观察胸腹起伏次数
　　C. 听呼吸音响计数　　　　　　　　D. 用手感觉呼吸气流通过计数
　　E. 用少许棉花置于病人鼻孔前观察棉花纤维飘动次数计算呼吸频率

84. 病人,女性,6岁,诊断"喉头异物"入院。查体:面色青紫,呼吸费力,伴明显的三凹征。其呼吸类型属于

　　A. 深度呼吸　　　　　　　　B. 潮式呼吸　　　　　　　　C. 吸气性呼吸困难
　　D. 呼气性呼吸困难　　　　　E. 混合性呼吸困难

85. 病人,男性,29岁,因"哮喘"入院,病人发病时典型的呼吸变化是

　　A. 潮式呼吸　　　　　　　　B. 库斯莫呼吸　　　　　　　C. 吸气性呼吸困难
　　D. 呼气性呼吸困难　　　　　E. 混合性呼吸困难

86. 病人,女性,75岁,因"糖尿病酮症酸中毒"入院,病人的呼吸特点是

　　A. 浅、快　　　　　　　　　　　　　B. 慢、不规则
　　C. 呼吸几次后暂停,反复交替　　　　D. 深大、有规则
　　E. 由浅慢到深快,再变浅慢后暂停,周期性变化

87. 病人,男性,60岁,因脑血管意外昏迷入院。在呼吸道有较多分泌物,肺部听诊呈湿啰音。护士为该病人吸痰时,错误的操作是

　　A. 调节负压至 40.0~53.3kPa　　　　B. 病人头部转向操作者
　　C. 先插管再启动吸引器　　　　　　D. 吸管从深部向上提出,左右旋转吸痰
　　E. 吸痰前采用超声雾化吸入

88. 病人,女性,2岁,因呼吸困难需氧疗,最合适的给氧方法是

　　A. 鼻导管法　　B. 鼻塞法　　C. 面罩法　　D. 氧气枕法　　E. 头罩法

89. 病人,男性,3岁,因高热后惊厥急送医院急诊科。患儿从急诊科去病房的过程中,最佳的吸氧方式是

　　A. 鼻导管　　B. 面罩　　C. 头罩　　D. 鼻塞　　E. 氧气枕

90. 病人,男性,56岁,因肺心病需要吸氧,错误的操作是

　　A. 插管前用湿棉签清洁鼻腔　　　　B. 插管前检查导管是否通畅
　　C. 先调节好流量再插管　　　　　　D. 给氧期间不可随意调节氧流量
　　E. 停用氧气时先关流量开关

91. 病人,女性,65岁,患肺心病5年,现出现呼吸困难同时合并精神症状,应采取的给氧方法是

　　A. 高流量给氧　　　　　　　B. 高浓度给氧　　　　　　　C. 高压给氧
　　D. 低流量、低浓度持续性给氧　　E. 酒精湿化给氧

92. 病人,女性,60岁,确诊为急性呼吸窘迫综合征,给予面罩吸氧。为了使吸入氧浓度能达到53%,需将氧流量调至

　　A. 10L/min　　B. 8L/min　　C. 6L/min　　D. 4L/min　　E. 2L/min

93. 病人,女性,25岁,连续3次测得的血压为80/50mmHg,该病人的血压属于

　　A. 低血压　　　　　　　　　　B. 正常血压　　　　　　　　C. 临界低血压
　　D. 收缩压正常,舒张压降低　　E. 收缩压降低,舒张压正常

94. 病人,男性,65岁,以"原发性高血压"入院,病人右侧肢体偏瘫。测量血压操作正确的是
    A. 固定专人测量   B. 测量左上肢血压   C. 袖带下缘平肘窝
    D. 听诊器胸件置于袖带内   E. 充气至水银刻度达 150mmHg

95. 病人,男性,69岁,因脑出血入院治疗,现意识模糊,左侧肢体瘫痪。护士为其测量血压、体温的正确方法是
    A. 测量口腔温度、右上肢血压   B. 测量腋下温度、右上肢血压
    C. 测量腋下温度、左上肢血压   D. 测量直肠温度、左上肢血压
    E. 测量口腔温度、左上肢血压

96. 病人,男性,68岁,因高血压来诊,医嘱予降压药口服治疗,护士应指导病人,为评估降压效果,病人自行测血压,记录血压。测血压的最佳时段是
    A. 服用降压药前   B. 服用降压药后
    C. 两次服用降压药之间   D. 服用降压药 0.5h 后
    E. 服用降压药 2h 后

97. 病人,男性,30岁,胃溃疡术后第 3d,护士为其测量血压,会使血压值偏低的情况是
    A. 袖带过紧   B. 放气速度太慢   C. 手臂位置太低
    D. 袖带过窄   E. 视线太低

98. 病人,女性,60岁,因"肺心病"入院,护士在为其测量血压,第一次没有听清,要重新测量,于是驱净袖带内气体,使汞柱降至"0"点,其目的是
    A. 避免连续加压使肢体循环受阻   B. 避免连续加压使肢体循环加快
    C. 避免加压过度给病人造成不适感   D. 避免袖带长时间接触肢体造成不适
    E. 避免输气球冲压过度造成气球损坏

99. 病人,男性,68岁,因治疗需要监测其血压变化情况,在测量血压时应该做到
    A. 定时间,定部位,定体位,定温度   B. 定时间,定部位,定地点,定血压计
    C. 定时间,定床位,定体位,定血压计   D. 定时间,定部位,定体位,定血压计
    E. 定护士,定部位,定体位,定血压计

100. 病人,男性,50岁,收缩压为 160mmHg,舒张压为 90mmHg,血脂偏高,劳累后感到心前区疼痛,休息后可缓解,心电图检查不正常,诊断为冠心病收入心内科。有关病人病情描述哪项不正确
    A. 病人血压为高血压   B. 病人血压为临界高血压   C. 病人脉压增大
    D. 病人多有动脉硬化   E. 心前区疼痛为心肌缺血所致

答案

1. C	2. D	3. E	4. A	5. B	6. A	7. C	8. D	9. C	10. D
11. D	12. D	13. A	14. E	15. C	16. C	17. C	18. C	19. D	20. D
21. B	22. C	23. B	24. C	25. C	26. C	27. C	28. C	29. E	30. B
31. D	32. B	33. E	34. A	35. C	36. C	37. E	38. C	39. C	40. C
41. B	42. D	43. C	44. C	45. D	46. C	47. C	48. C	49. C	50. E
51. B	52. C	53. B	54. C	55. E	56. E	57. C	58. C	59. D	60. A

61. D	62. D	63. A	64. C	65. E	66. C	67. C	68. B	69. D	70. D
71. D	72. C	73. E	74. B	75. B	76. A	77. E	78. C	79. E	80. B
81. C	82. A	83. E	84. C	85. D	86. D	87. C	88. E	89. E	90. E
91. D	92. B	93. A	94. B	95. B	96. E	97. A	98. A	99. D	100. B

(李晓静)

第七章

饮食护理

A1 型题

1. 不属于医院基本饮食的是
   A. 普通饮食　　B. 软质饮食　　C. 治疗饮食　　D. 流质饮食　　E. 半流质饮食
2. 高热病人适宜
   A. 普通饮食　　　　　　　B. 软质饮食　　　　　　　C. 半流质饮食
   D. 流质饮食　　　　　　　E. 禁食
3. 低盐饮食指食盐量不超过
   A. 2g　　　　B. 4g　　　　C. 6g　　　　D. 8g　　　　E. 10g
4. 要素饮食的温度应保持在
   A. 34~36℃　　B. 36~38℃　　C. 38~40℃　　D. 40~42℃　　E. 42~44℃
5. 甲亢病人需做 ^{131}I 试验,护士应嘱咐病人禁食
   A. 肉类　　　B. 动物血　　　C. 绿色蔬菜　　　D. 动物肝脏　　　E. 海带
6. 肾病综合征的病人适宜
   A. 高热量饮食　　　　　　B. 高蛋白饮食　　　　　　C. 低胆固醇饮食
   D. 低脂肪饮食　　　　　　E. 低盐饮食
7. 下列有关饮食护理的说法,错误的是
   A. 对禁食或限制饮食的病人,应讲解原因,取得配合
   B. 为病人创造清洁、整齐、安静、空气清新、舒适的就餐环境
   C. 帮助病人纠正错误的饮食习惯和饮食行为
   D. 对食管胃底静脉曲张病人,插胃管提供胃肠内营养
   E. 按医嘱确定饮食种类,向病人指导可选择的食物和不可选择的食物
8. 下列关于病人饮食护理措施的描述,错误的是
   A. 尊重病人的饮食习惯　　　　　　B. 餐前一切治疗及检查应暂停
   C. 协助病人取舒适卧位　　　　　　D. 对需禁食的病人应告知原因
   E. 对双目失明的病人应告知食物名称

9. 鼻饲的适用对象不包括
   A. 昏迷病人　　　　　　　B. 口腔疾病病人　　　　　C. 早产儿
   D. 精神病病人拒绝进食时　　E. 偏食者
10. 一般胃管插入的长度为
    A. 14~16cm　　B. 20~30cm　　C. 45~55cm　　D. 60~70cm　　E. 80~90cm
11. 正确测量胃管插入长度的方法是
    A. 从鼻尖至剑突　　　　　　B. 从眉心至剑突　　　　　C. 从眉心至胸骨柄
    D. 从前发际至剑突　　　　　E. 从前发际至胸骨柄
12. 插胃管时病人出现呛咳、发绀, 护士应
    A. 立即拔出胃管　　　　　　B. 嘱病人深呼吸
    C. 指导病人做吞咽动作　　　D. 稍停片刻重新插入
    E. 继续插入
13. 关于鼻饲的操作方法, 错误的是
    A. 每次鼻饲量不超过 200ml
    B. 每次灌注前应检查胃管是否通畅
    C. 每次鼻饲前注入少量温开水, 证实胃管是否在胃内
    D. 药品研碎溶解后灌入
    E. 拔管应夹紧胃管末端快速拔出
14. 长期鼻饲病人胃管更换时间为
    A. 每天1次　　B. 隔日1次　　C. 每周1次　　D. 每周2次　　E. 每月1次
15. 葡萄糖耐量试验饮食中共采血
    A. 6次　　　　B. 5次　　　　C. 4次　　　　D. 3次　　　　E. 2次
16. 要素饮食不适合以下哪种病人
    A. 严重烧伤及创伤需要营养支持的病人　　B. 消化道瘘病人
    C. 急性胰腺炎病人　　　　　　　　　　　D. 口腔手术后的病人
    E. 肿瘤导致的营养不良的病人
17. 经鼻胃管要素饮食滴注每次
    A. 100~200ml　　　　　　　B. 150~200ml　　　　　　C. 250~400ml
    D. 400~500ml　　　　　　　E. 400~600ml
18. 胃肠外营养不适合的病人是
    A. 消化吸收障碍的病人　　　B. 高代谢病人
    C. 胃肠道需要充分休息的病人　　D. 不能从胃肠道摄取营养的病人
    E. 出凝血功能紊乱的病人
19. 胃肠外营养的并发症不包括
    A. 气胸　　　　　　　　　　B. 窒息　　　　　　　　　C. 败血症
    D. 肝功能损害　　　　　　　E. 电解质紊乱
20. 每次为病人注入鼻饲液的量和时间间隔要求分别是
    A. ≤200ml; ≥2h　　　　　　B. ≤200ml; ≥4h　　　　　　C. >200ml; <4h
    D. >200ml; ≥4h　　　　　　E. >200ml; ≥2h
21. 通过鼻饲注入流质饮食后, 再注入少量温开水的目的是

A. 使病人温暖舒适 B. 准确记录出入量 C. 防止病人呕吐
D. 冲净胃管,避免鼻饲液积存 E. 保证足够的水分摄入

22. 低胆固醇饮食应控制胆固醇摄入量每天小于
 A. 100mg B. 200mg C. 300mg D. 400mg E. 500mg

23. 属于试验饮食的是
 A. 少渣饮食 B. 溃疡病饮食 C. 高脂肪饮食
 D. 要素饮食 E. 高蛋白饮食

24. 胃管插入后,检查其在胃内的正确方法是
 A. 注入少量温开水,同时在胃部听气过水声
 B. 注入少量温开水,同时听肠鸣音变化
 C. 注入少量气体,同时听肠鸣音变化
 D. 注入少量气体,同时在胃部听气过水声
 E. 将胃管末端放入水中,见有气泡溢出

25. 胃管留置期间护理措施不正确的是
 A. 每天做口腔护理 B. 每次喂食间隔时间不少于 2h
 C. 灌流质前后注入少量温开水 D. 每天晚上拔出胃管,次晨换管插入
 E. 鼻饲用物每天消毒 1 次

A2 型题

26. 病人,男性,45 岁,因肝硬化致食管-胃底静脉曲张,护士应指导病人摄入
 A. 低脂饮食 B. 低盐饮食 C. 低蛋白饮食
 D. 少渣饮食 E. 低胆固醇饮食

27. 病人,男性,50 岁,患冠心病 3 年,护士应指导病人摄入
 A. 低盐饮食 B. 少渣饮食 C. 低蛋白饮食
 D. 高蛋白饮食 E. 低胆固醇饮食

28. 病人,女性,20 岁,重症肝炎。护士应指导病人摄入
 A. 无盐饮食 B. 少渣饮食 C. 低脂肪饮食
 D. 高蛋白饮食 E. 高纤维素饮食

29. 病人,男性,36 岁,因食物中毒导致腹泻,每天大便 10 余次,护士应指导病人摄入
 A. 高纤维素饮食 B. 高热量饮食 C. 低盐饮食
 D. 低蛋白饮食 E. 少渣饮食

30. 病人,女性,22 岁,患甲状腺功能亢进,需做 ^{131}I 试验,在检查期间需忌食
 A. 牛肉 B. 猪肚 C. 肝脏 D. 猪血 E. 海蜇

31. 病人,男性,28 岁,因流感高热 3d,为保证病人足够营养,宜选择的饮食是
 A. 普通饮食 B. 软质饮食 C. 半流质饮食
 D. 流质饮食 E. 鼻饲饮食

32. 病人,男性,60 岁,患慢性肺源性心脏病,为减轻其心脏负担,饮食宜采用
 A. 高蛋白饮食 B. 低脂肪饮食 C. 低盐饮食
 D. 少渣饮食 E. 低胆固醇饮食

33. 病人,男性,26 岁,胃溃疡,需做潜血试验,试验前 3d 起不可进的食物是

A. 白菜　　　B. 土豆　　　C. 豆制品　　　D. 冬瓜　　　E. 绿色蔬菜

34. 病人，男性，56岁，需做大便潜血试验，护士指导其在标本采集前3d内，可食用的食物是

A. 肉类　　　B. 动物肝　　　C. 动物血　　　D. 豆腐　　　E. 绿色蔬菜

35. 病人，女性，27岁，因"怕热、多汗、消瘦半年"入院。入院后诊断为甲状腺功能亢进，护士应指导病人进食下列哪种饮食

A. 高热量饮食　　　B. 高脂肪饮食　　　C. 低蛋白饮食
D. 低盐饮食　　　E. 高纤维素饮食

36. 病人，男性，30岁，因脑外伤后昏迷入院，护士准备通过鼻饲为其提供营养。护士插胃管时，当插至10~15cm时托起病人头部靠近胸骨柄，这样做的目的是

A. 避免恶心、呕吐　　　B. 减少病人痛苦　　　C. 以免损伤食管黏膜
D. 增大咽喉部通道的弧度　　　E. 使咽部肌肉放松

37. 病人，女性，65岁，脑出血昏迷，现病情稳定，采用鼻饲胃肠内营养，下列操作错误的是

A. 喂食前注入少量温开水判断胃管位置　　　B. 每次喂食间隔不少于2h
C. 灌注药物先将药片研碎、溶解　　　D. 每次鼻饲量不超过200ml
E. 每天进行口腔护理

38. 病人，男性，45岁，脑外伤昏迷2周，为其插鼻饲管协助进食，以满足营养需要。在为病人行鼻饲插管时，为提高插管成功率，应重点采取的措施是

A. 病人取平卧位，利于胃管插入
B. 先稍向上而后平行再向下缓慢轻轻地插入
C. 插管时动作要准确，让胃管快速通过咽部
D. 插入10~15cm时，托起病人头部使下颌靠近胸骨柄
E. 边插边用注射器抽吸有无胃液，检验胃管是否在胃内

39. 病人，女性，54岁，因近半年来进食吞咽困难就诊。身高160cm，体重40kg。由此判断病人为

A. 肥胖　　　B. 超重　　　C. 消瘦　　　D. 明显消瘦　　　E. 正常

40. 病人，男性，42岁，诊断高血压3年。平素喜食咸菜等腌制食品，目前对其最主要的饮食护理指导是

A. 低脂饮食　　　B. 低磷饮食　　　C. 低钠饮食
D. 低蛋白饮食　　　E. 低纤维素饮食

41. 病人，男性，30岁，脾切除术后，为促进伤口早日愈合，应注意多补充

A. 水　　　B. 碳水化合物　　　C. 蛋白质
D. 维生素　　　E. 无机盐

42. 病人，男性，56岁，胃大部切除术后给予要素饮食，不符合要素饮食特点的是

A. 各种营养素天然合成　　　B. 不经消化也能被吸收
C. 有利于纠正负氮平衡　　　D. 符合人体正常生理需要
E. 必需氨基酸与非必需氨基酸比例相当

43. 病人，女性，24岁，以近段时间进食油腻食物后腹痛、恶心为主述就诊。医嘱：胆囊造影。选择进食高脂肪餐的时间是

A. 检查前一天晚上及当天摄片显影良好后中午

B. 检查前一天中午及当天摄片显影良好后

C. 检查前一天晚上及当天摄片显影良好后晚上

D. 检查前一天中午及当天摄片显影良好后晚上

E. 检查前一天中午及当天摄片后

44. 病人，男性，35岁，大面积烧伤，宜选择的饮食是

A. 高热量、低蛋白　　　　B. 高蛋白、高热量　　　　C. 高维生素、低蛋白

D. 高脂肪、高蛋白　　　　E. 低脂肪、高热量

45. 病人，男性，48岁，脑瘤晚期昏迷，鼻饲供给营养时护理措施错误的是

A. 所有鼻饲用物每天应消毒1次　　　　B. 每天做口腔护理

C. 每次灌食前检查胃管是否在胃内　　　　D. 鼻饲间隔时间不少于2h

E. 胃管应每周更换消毒

46. 病人，男性，78岁，心衰，护士喂食时不正确的做法是

A. 半坐卧位头偏向一侧　　　　B. 食物温度适宜

C. 流质食物用吸管吸吮　　　　D. 小口喂食，以便咀嚼和吞咽

E. 喂食速度宜快，以免食物放凉

47. 病人，女性，56岁，突发心肌梗死入院，经治疗，症状好转，恢复期最适宜的饮食是

A. 高蛋白饮食　　　　B. 高纤维素饮食　　　　C. 高脂肪饮食

D. 低脂肪饮食　　　　E. 高热量饮食

48. 病人，男性，34岁，肠梗阻，胃肠减压插入胃管时，病人恶心欲吐，正确的做法是

A. 立即拔出胃管，待症状缓解后重新插入

B. 暂停片刻，嘱病人深呼吸，待症状缓解后继续插入

C. 嘱病人忍耐，快速插入

D. 拔管后从另一侧鼻孔插入

E. 托起病人头部继续缓慢插入

49. 病人，男性，25岁，患肺结核半年，应给予

A. 高蛋白、高热量饮食　　　　B. 高脂肪、高热量饮食　　　　C. 高热量、低脂肪饮食

D. 低盐、高蛋白饮食　　　　E. 高热量、低蛋白饮食

50. 病人，男性，40岁，口腔手术后1d，留置胃管，根据病情，应给予

A. 普通饮食　　　　B. 软质饮食　　　　C. 半流质饮食

D. 流质饮食　　　　E. 高蛋白饮食

答案

1. C	2. D	3. A	4. C	5. E	6. B	7. D	8. B	9. E	10. C
11. D	12. A	13. C	14. C	15. B	16. D	17. C	18. E	19. B	20. A
21. D	22. C	23. C	24. D	25. D	26. D	27. E	28. C	29. E	30. E
31. D	32. C	33. E	34. D	35. A	36. D	37. A	38. D	39. D	40. C
41. C	42. D	43. B	44. B	45. E	46. E	47. D	48. B	49. A	50. D

（申洪娇）

第八章 排泄护理

A1 型题

1. 多尿是指每昼夜尿量超过
   A. 2 000ml   B. 1 800ml   C. 1 600ml   D. 1 500ml   E. 2 500ml
2. 无尿是指 24h 尿量少于
   A. 80ml   B. 100ml   C. 70ml   D. 50ml   E. 17ml
3. 多尿可见于
   A. 糖尿病   B. 高热   C. 休克   D. 膀胱炎   E. 大出血
4. 能使尿量减少的因素是
   A. 寒冷环境   B. 高热
   C. 摄入咖啡、茶、酒类饮料后   D. 排尿的姿势
   E. 妊娠
5. 血尿颜色呈
   A. 洗肉水样   B. 浓茶色   C. 深黄色   D. 白色   E. 鲜红色
6. 血红蛋白尿颜色是
   A. 洗肉水样   B. 酱油色   C. 深黄色   D. 白色   E. 鲜黄色
7. 乳糜尿颜色是
   A. 洗肉水样   B. 浓茶色   C. 深黄色   D. 白色   E. 鲜黄色
8. 肾盂肾炎病人的尿液经检查有脓细胞,尿颜色可呈现
   A. 淡黄色   B. 棕色   C. 白色混浊   D. 乳白色   E. 酱油色
9. 病人排出的尿液含有烂苹果味提示
   A. 前列腺炎   B. 尿道炎   C. 膀胱炎
   D. 糖尿病酮症酸中毒   E. 急性肾炎
10. 尿潴留是指
    A. 下腹部触到一囊性肿物   B. 病人超过 8h 未排尿
    C. 下尿路不全梗阻   D. 膀胱内尿液大量存留且不能自动排出
    E. 后尿道损伤
11. 以下哪种病人排尿时可有尿频、尿急、尿痛
    A. 肾炎   B. 膀胱炎   C. 尿失禁   D. 尿潴留   E. 泌尿系统结石
12. 对尿失禁描述正确的是
    A. 咳嗽或大笑时出现不自觉排尿属于真性尿失禁
    B. 当膀胱压力减轻时,排尿即停止,而膀胱仍呈胀满状态称为充溢性尿失禁
    C. 出现持续滴尿使膀胱完全排出的现象属于假性尿失禁

D. 尿失禁的原因是括约肌的控制受到干扰

E. 当膀胱内的尿液充盈达到一定压力时,即排出少量尿液属于压力性尿失禁

13. 关于尿失禁病人的护理措施,错误的是
   A. 理解与尊重病人　　　　　　　　B. 保持会阴部清洁干燥
   C. 控制饮水,减少尿量　　　　　　D. 长期尿失禁的病人可留置导尿
   E. 知道病人锻炼盆底部肌肉

14. 长期尿失禁病人预防泌尿系感染的护理措施是
   A. 留置尿管引流尿液　　　B. 设法接尿　　　　　C. 指导盆底肌锻炼
   D. 注意室内环境　　　　　E. 嘱病人每天饮水 2 000~3 000ml

15. 为成年女性导尿时尿管插入的长度为
   A. 2~3cm　　　　　　　　B. 4~6cm　　　　　　C. 7~8cm
   D. 7~9cm　　　　　　　　E. 9~10cm

16. 成年男性导尿管插入的长度为
   A. 12~14cm　　　　　　　B. 14~16cm　　　　　C. 16~18cm
   D. 18~20cm　　　　　　　E. 20~22cm

17. 导尿前彻底清洁外阴的目的是
   A. 使病人清洁舒适　　　　B. 防止污染导尿管　　C. 易暴露尿道口
   D. 消毒前的准备　　　　　E. 便于固定导尿管

18. 为女性病人导尿应安置的卧位是
   A. 侧卧位　　　　　　　　B. 截石位　　　　　　C. 头低足高位
   D. 去枕仰卧位　　　　　　E. 屈膝仰卧位

19. 为女病人导尿,插管前再次消毒的顺序为
   A. 自上而下,由内向外　　　　　　B. 自下而上,由外向内
   C. 自上而下,由外向内　　　　　　D. 自下而上,由内向外
   E. 尿道口外螺旋式消毒 2 次

20. 为男性导尿,提起阴茎与腹壁成 60° 角可使
   A. 耻骨下弯消失　　　　　B. 耻骨前弯消失　　　C. 尿道膜部扩张
   D. 耻骨下弯和前弯均消失　E. 以上均不对

21. 为男性病人导尿,第一次消毒外阴时应首先消毒
   A. 尿道口　　B. 阴阜　　C. 阴茎　　D. 阴囊　　E. 龟头

22. 为男性病人导尿,第二次消毒时应首先消毒
   A. 龟头　　B. 冠状沟　　C. 尿道口　　D. 阴阜　　E. 阴茎

23. 导尿时,膀胱高度膨胀且又极度衰弱的病人,首次放尿不应超过
   A. 500ml　　B. 600ml　　C. 800ml　　D. 900ml　　E. 1 000ml

24. 导尿时,膀胱高度膨胀且又极度衰弱的病人,首次放尿过多,会发生
   A. 膀胱挛缩　　　　　　　B. 加重不舒适感　　　C. 血尿和虚脱
   D. 诱发膀胱感染　　　　　E. 膀胱反射功能恢复减慢

25. 留取未受污染的尿标本进行细菌培养的目的是
   A. 测量膀胱容量　　　　　B. 协助临床诊断　　　C. 避免术中误伤膀胱
   D. 坚强病人痛苦　　　　　E. 记录尿量,观察肾功能

26. 尿路感染女性发病率高于男性,是因为女性尿道较男性尿道
    A. 短而宽　　　B. 长而窄　　　C. 扁而平　　　D. 宽而长　　　E. 短而窄
27. 双腔导尿管插入膀胱后应向气囊内注入
    A. 温水　　　　　　　　　　B. 0.1%肥皂液　　　　　　C. 蒸馏水
    D. 无菌生理盐水　　　　　　E. 乙醇
28. 留置导尿管的护理哪项不正确
    A. 及时倾倒尿液　　　　　　B. 每天定时消毒尿道口　　　C. 每周更换集尿袋
    D. 每周更换尿管1次　　　　E. 鼓励多饮水
29. 为防止逆行感染及尿盐沉积阻塞管腔留置导尿管一般应
    A. 每天更换1次　　　　　　B. 每天更换2次　　　　　　C. 每周更换1次
    D. 每周更换2次　　　　　　E. 以上都不对
30. 长期尿失禁病人预防泌尿系感染的护理措施是
    A. 留置尿管引流尿液　　　　B. 设法接尿　　　　　　　　C. 指导盆底肌锻炼
    D. 注意室内环境　　　　　　E. 嘱病人每天饮水2 000~3 000ml
31. 长期留置导尿者,如发现尿液混浊或结晶应采取下列哪一措施
    A. 多饮水以利排尿　　　　　B. 导尿管勿受压、扭曲　　　C. 应进行膀胱冲洗
    D. 经常更换卧位　　　　　　E. 消毒外阴
32. 留置导尿管病人的护理措施正确的是
    A. 每月更换集尿袋　　　　　B. 鼓励病人少饮水　　　　　C. 每天更换导尿管
    D. 保持引流通畅,不能夹管　E. 保持尿道口清洁
33. 预防长期留置导尿造成泌尿系统感染的正确护理措施是
    A. 注意倾听病人的主诉并观察尿液情况　　B. 经常更换卧位
    C. 膀胱内滴药　　　　　　　　　　　　　D. 热敷下腰部
    E. 经常清洗尿道口
34. 为留置导尿病人进行膀胱反射功能训练的方法是
    A. 温水冲洗外阴　　　　　　B. 每周更换导尿管　　　　　C. 间断夹闭引流管
    D. 定时给病人翻身　　　　　E. 鼓励病人多饮水
35. 阿米巴痢疾或肠套叠时,大便呈
    A. 果酱样　　　B. 柏油样　　　C. 陶土色　　　D. 黄褐色　　　E. 栗子样
36. 排便时有鲜血滴出,常见于
    A. 阿米巴痢疾　　　　　　　B. 上消化道出血　　　　　　C. 肠息肉
    D. 肠套叠　　　　　　　　　E. 痔疮出血
37. 下列关于粪便性状异常的描述错误的是
    A. 完全性胆道阻塞时粪便呈酱油色　　　　B. 肠套叠病人粪便可呈果酱样便
    C. 上消化道出血时粪便呈柏油样便　　　　D. 直肠狭窄时粪便呈扁条状或带状
    E. 下消化道出血时粪便呈暗红色
38. 排便性质异常的描述哪项是错误的
    A. 上消化道出血是柏油样便　　　　　　　B. 胆道完全阻塞时,粪便呈淡酱色
    C. 便后有鲜血滴出者多为痔疮出血　　　　D. 黏液血便见于痢疾
    E. 直肠溃疡者便呈腐臭味

39. 胆道完全梗阻病人的粪便呈
   A. 果酱样　　　B. 柏油样　　　C. 陶土色　　　D. 黄褐色　　　E. 栗子样
40. 直肠癌病人的粪便不可能出现
   A. 扁条状或带状　　　　　　B. 腐臭味　　　　　　C. 伴有脓血
   D. 柏油样便　　　　　　　　E. 肉眼可见的黏液
41. 不属于影响粪便量和颜色的因素是
   A. 饮食量　　　　　　　　　B. 食物种类　　　　　　C. 进食时间
   D. 某些药物　　　　　　　　E. 消化器官的功能
42. 排便性质异常,错误的描述是
   A. 上消化道出血时粪便为柏油样　　　B. 胆道完全梗阻时粪便为陶土色
   C. 消化不良者大便呈腥臭味　　　　　D. 上消化道出血者大便呈腥臭味
   E. 痢疾病人粪便呈黏液血便
43. 下列关于排便的影响因素中,描述错误的
   A. 进食富含膳食纤维的食物能促进肠蠕动
   B. 缓泻药可使肠蠕动减慢,排便次数减少
   C. 卧床病人因排便姿势改变可导致便秘
   D. 大剂量使用镇静药可导致便秘
   E. 肠道感染时肠蠕动增加,可导致腹泻
44. 对便秘病人进行健康指导时,措施不合适的是
   A. 生活规律,定时排便　　　　　　　B. 病情许可时,协助下床活动
   C. 多食富有粗纤维的食物　　　　　　D. 摄取适量油脂食物
   E. 每晚睡前使用开塞露
45. 腹泻病人的护理措施中,不正确的是
   A. 避免高纤维饮食　　　　B. 腹泻严重者禁食、禁水　　　C. 卧床休息
   D. 排便后用软纸擦净　　　E. 肛门周围涂油膏
46. 腹泻病人的饮食护理,不正确的是
   A. 少渣食物　　　　　　　B. 严重病人禁食　　　　　　C. 流质或半流质饮食
   D. 富含纤维素　　　　　　E. 鼓励多饮水
47. 排便失禁病人的护理重点是
   A. 保护臀部,防治发生皮肤破溃　　　B. 给予病人高蛋白软食
   C. 认真观察排便时的心理反应　　　　D. 鼓励病人多饮水
   E. 观察记录粪便性质、颜色和量
48. 解除病人便秘不正确的方法是
   A. 多食用蔬菜、水果、粗粮等高纤维食物　　　B. 多喝水运动
   C. 长期应用缓泻剂　　　　　　　　　　　　　D. 应用开塞露
   E. 适当食用油脂类食物
49. 大量不保留灌肠时,成人每次用液量为
   A. 500~1 000ml　　　　B. 200~500ml　　　　C. 1 000~1 500ml
   D. 250~600ml　　　　　E. 300~800ml
50. 大量不保留灌肠时,灌肠液的温度是

A. 35~40℃　　B. 38~43℃　　C. 40~45℃　　D. 39~41℃　　E. 30~40℃

51. 大量不保留灌肠时,灌肠液内液面应距肛门

　　A. 50~60cm　　B. 60~70cm　　C. 40~60cm　　D. 45~60cm　　E. 40~50cm

52. 大量不保留灌肠时,肛管插入直肠内的长度一般是

　　A. 5~10cm　　B. 7~10cm　　C. 15~20cm　　D. 10~15cm　　E. 20~25cm

53. 下列不宜行大量不保留灌肠的是

　　A. 腹部手术前　　　　　　　B. 高热　　　　　　　　　　C. 结肠镜检查前

　　D. 习惯性便秘　　　　　　　E. 急腹症

54. 对大量不保留灌肠叙述正确的是

　　A. 高热病人应在灌肠后 30min 测量体温　　B. 肝性脑病病人选用肥皂水灌肠

　　C. 充血性心衰病人禁用生理盐水灌肠　　　D. 伤寒病人灌肠量在 500ml 以上

　　E. 保留的时间应超过 60min 以上

55. 可实施大量不保留灌肠的病人是

　　A. 高热病人　　　　　　　　B. 心肌梗死病人　　　　　　C. 急腹症病人

　　D. 消化道出血病人　　　　　E. 妊娠早期病人

56. 成人肥皂液灌肠的浓度及量的要求是

　　A. 0.1%~0.2%,500~1 000ml　　　　　B. 0.2%~0.5%,300~500ml

　　C. 1%~2%,500~1 000ml　　　　　　　D. 0.5%,500ml

　　E. 0.2%~0.5%,500~1 000ml

57. 伤寒病人灌肠的液量及液面距肛门的距离应是

　　A. 500ml 以内,不超过 30cm　　　　　B. 500ml 以内,不超过 50cm

　　C. 1 000ml 以内,不超过 30cm　　　　D. 1 000ml 以内,不超过 50cm

　　E. 以上均不对

58. 当液体灌入 200ml 时,病人感觉有便意,护士应

　　A. 停止灌肠　　　　　　　　B. 移动肛管　　　　　　　　C. 嘱病人张口深呼吸

　　D. 放低肛管筒的高度　　　　E. 协助病人平卧

59. 行大量不保留灌肠时,如溶液流入受阻,应采取的措施是

　　A. 拔出肛管　　　　　　　　　　　　B. 可稍转动肛管

　　C. 将肛管往前插入少许　　　　　　　D. 嘱病人转换体位

　　E. 嘱病人深呼吸

60. 小量不保留灌肠时,灌肠筒内液面应距肛门

　　A. 20cm 以下　　B. 30cm 以下　　C. 40cm 以下　　D. 50cm 以下　　E. 60cm 以下

61. "1、2、3"溶液的配制方法

　　A. 50% 硫酸镁 10ml,甘油 20ml,温开水 30ml

　　B. 50% 硫酸镁 20ml,甘油 40ml,温开水 60ml

　　C. 50% 硫酸镁 30ml,甘油 60ml,温开水 90ml

　　D. 50% 硫酸镁 40ml,甘油 50ml,温开水 60ml

　　E. 50% 硫酸镁 30ml,甘油 40ml,温开水 60ml

62. 保留灌肠仅使用于

　　A. 早期妊娠　　　　　　　　B. 急腹症　　　　　　　　　C. 消化道出血

D. 慢性痢疾　　　　　　　　E. 小儿便秘

63. 行保留灌肠时,溶液的量不应超过
   A. 100ml　　B. 1 000ml　　C. 200ml　　D. 500ml　　E. 50ml

64. 保留灌肠时,液面距肛门不超过
   A. 10cm　　B. 20cm　　C. 30cm　　D. 40cm　　E. 50cm

65. 保留灌肠时,肛管插入肛门一般为
   A. 7~10cm　　B. 10~15cm　　C. 15~20cm　　D. 5~10cm　　E. 10~20cm

66. 使用抗生素灌肠时应保留的时间是
   A. 7~10min　　B. 10~20min　　C. 30min 以上
   D. 40min 以上　　E. 60min 以上

67. 阿米巴痢疾病人做保留灌肠,采取右侧卧位的目的是
   A. 提高疗效　　B. 促进药物排泄　　C. 减轻不良反应
   D. 便于操作　　E. 使病人舒适

68. 为了提高疗效,保留灌肠最佳时间为
   A. 饭前　　B. 饭后　　C. 睡前
   D. 晨起　　E. 任何时间都一样

69. 肛管排气时插管深度和置管时间正确的是
   A. 7~10cm,30min 左右　　B. 10~15cm,20min 左右
   C. 15~18cm,30min 左右　　D. 15~18cm,20min 左右
   E. 18~22cm,1h 左右

70. 肛管排气时,肛管不宜长时间放置肛门内是因为
   A. 以免影响排气　　B. 以免影响排便
   C. 以免影响肛门括约肌的功能及肠蠕动　　D. 以免影响病人的活动
   E. 病人感觉不舒适

A₂ 型题

71. 病人,男性,70 岁,因肾功能衰竭入院,护士观察其 24h 尿量为 360ml,该病人的排尿情况是
   A. 正常　　B. 尿量偏少　　C. 无尿　　D. 少尿　　E. 尿潴留

72. 病人,女性,36 岁,患慢性肾衰竭,近 2d 来平均尿量为 12ml/h,考虑为
   A. 少尿　　B. 无尿　　C. 多尿　　D. 尿潴留　　E. 正常排尿

73. 某病人检查尿液胆红素(+++),其尿的颜色应为
   A. 淡黄色　　B. 黄褐色　　C. 棕色　　D. 乳白色　　E. 酱油色

74. 病人,女性,24 岁,宫外孕破裂大出血入院,输血时发生溶血反应,其尿液可呈
   A. 酱油色　　B. 洗肉水色　　C. 黄褐色　　D. 乳白色　　E. 深黄色

75. 病人,男性,28 岁,诊断为膀胱炎,该病人排出的新鲜尿液有
   A. 烂苹果味　　B. 芳香味　　C. 硫化氢味　　D. 粪臭味　　E. 氨臭味

76. 病人,女性,78 岁,尿失禁,护理该病人时下列措施不妥的是
   A. 热敷或按摩下腹部　　B. 指导病人进行盆底肌锻炼
   C. 嘱病人白天多饮水　　D. 长期尿失禁可遵医嘱行留置导尿

E. 加强皮肤护理和心理护理

77. 病人,女性,33 岁,剖宫产术后 12h,排尿困难,用温水冲洗会阴部的目的是

A. 清洁会阴,防止尿路感染　　　　B. 用温热作用缓解尿道痉挛
C. 利用条件反射,促进排尿　　　　D. 减轻紧张心理,分散注意力
E. 使病人感觉舒适

78. 解除产后尿潴留应首选的护理措施是

A. 温水冲洗会阴　　　　　　　　B. 热敷、按摩下腹部
C. 让病人听流水声　　　　　　　D. 协助病人调整姿势和体位
E. 导尿术

79. 病人,女性,34 岁,遵医嘱行一次性导尿术留取无菌尿标本,下列符合无菌操作原则的是

A. 用物污染后应立即用酒精棉球擦拭
B. 打开导尿包后,用手将小药杯置于边角
C. 导尿管误入阴道,应拔出后重插
D. 留取前段尿液 5ml 作细菌培养
E. 先戴好无菌手套,再铺孔巾

80. 病人,男性,为其进行导尿时,若插管受阻其原因可能是

A. 导管过粗　　　　　B. 导管过细太软　　　　C. 病人体位不正确
D. 膀胱肌肉收缩　　　E. 插管方向不正确

81. 病人,男性,为其进行导尿,插导尿管时如遇阻力,正确的处理方法是

A. 先将导尿管退出少许,按摩下腹部后再插入
B. 转动导尿管稍用力插入
C. 嘱病人张口呼吸再缓缓插入
D. 改变体位后再插入
E. 更换细导管插入

82. 病人,男性,尿道损伤后出现排尿困难。护士遵医嘱为其留置导尿。病人表情紧张:"会不会很疼啊?"下列回答较妥当的是

A. 放心,一点儿也不疼　　　　　B. 当然会疼,谁让你受伤了呢
C. 不太清楚　　　　　　　　　　D. 为了治病,疼也得忍着
E. 会有一些疼痛,我会尽量帮你减轻痛苦

83. 病人,女性,53 岁,子宫肌瘤摘除术前需留置导尿管,病人怕羞拒绝,护士首先应采取

A. 请家属协助劝说　　　　　　　B. 向病人说明留置时间
C. 解释操作方法及过程　　　　　D. 交代插管后注意事项
E. 耐心解释插管目的,用屏风遮挡

84. 病人,女性,子宫肌瘤,病人术前留置导尿的目的是

A. 放出尿液,解除痛苦　　　　　B. 排空膀胱,避免术中误伤
C. 收集尿液作培养　　　　　　　D. 测量残余尿量
E. 测膀胱容量

85. 某病人,截瘫,为其留置导尿的目的是

A. 测定残余尿 B. 收集尿液做培养
C. 保持会阴部清洁干燥 D. 放出尿液,减轻痛苦
E. 排空膀胱,避免术中误伤

86. 某病人,长期留置尿管,为防止出现尿液混浊沉淀,首先嘱咐病人
A. 膀胱内滴药 B. 大量饮水 C. 更换尿管
D. 膀胱冲洗 E. 消毒外阴

87. 病人,男性,58岁,术后3d未排气,诉腹胀,遵医嘱予肛管排气,下列操作不妥的是
A. 橡胶管留出够翻身的长度 B. 排气橡胶管要插入水瓶液面下
C. 肛管插入直肠15~18cm D. 排气不畅时,可按摩腹部,以助排气
E. 保留肛管1h左右,以便充分排气

88. 病人,女性,65岁,因尿失禁留置导尿管,措施不妥的是
A. 保持尿管持续开放 B. 集尿袋低于耻骨联合
C. 每天更换1次集尿袋 D. 每周更换1次导尿管
E. 避免引流管受压、扭曲

89. 病人,男性,患十二指肠溃疡,经对症治疗出血停止,大便隐血阳性,出血期间,病人大便呈
A. 黄褐色便 B. 果酱样便 C. 柏油样便 D. 陶土色便 E. 鲜红色便

90. 病人,女性,76岁,大便失禁,在护理该病人时下列措施不妥的是
A. 指导病人做盆底肌练习 B. 观察排便前反应
C. 便后用温水清洁肛周,保持皮肤湿润 D. 定时帮助病人使用便盆排便
E. 观察排便规律

91. 病人,女性,68岁,肺炎,入院后因活动减少发生便秘,下列措施中不妥的是
A. 使用简易通便剂,如开塞露、甘油栓 B. 嘱病人禁忌食用油脂类食物
C. 在腹部做环状按摩,刺激肠蠕动 D. 根据病情适当增加活动量
E. 嘱病人多吃富含膳食纤维的食物

92. 病人,男性,68岁,腹泻,在护理该病人时下列措施不妥的是
A. 严重腹泻者给予禁食 B. 嘱病人卧床休息
C. 观察并记录排便次数和性状 D. 给予口服缓泻剂
E. 酌情给予流质或半流质饮食

93. 病人,男性,52岁,肝性脑病,为病人灌肠时不宜选用肥皂水,原因是
A. 防止发生腹胀 B. 防止发生酸中毒
C. 防止对肠黏膜的刺激 D. 减少氨的产生和吸收
E. 避免引起腹泻

94. 病人,女性,36岁,因高热后中暑,体温达40.5℃。护士遵医嘱为其灌肠降温,正确的做法是
A. 选用0.1%~0.2%肥皂水 B. 用4℃的0.9%氯化钠溶液
C. 灌肠液量每次<500ml D. 灌肠时病人取右侧卧位
E. 灌肠后病人保留1h后排便

95. 病人,男性,65岁,尿失禁,予留置导尿术,定期进行膀胱冲洗。在冲洗过程中需要停止冲洗并报告医生的情况是

A. 剧烈疼痛 B. 感觉不适 C. 冲洗液浑浊
D. 冲洗不畅 E. 冲洗速度过快

96. 病人,男性,76岁,慢性支气管炎。5d未排便,腹痛、腹胀。按医嘱给予大量不保留灌肠。给予该病人大量不保留灌肠时,下列注意事项中哪项是错误的
A. 应明确病人是否患有严重的心血管疾病
B. 灌肠过程中需密切关注病人的病情变化
C. 准确掌握灌肠液的温度、浓度
D. 准确掌握灌肠液的压力和溶液的量
E. 灌肠过程中,如果病人有便意应该立即去排便

97. 病人,男性,82岁,习惯性便秘,遵医嘱行小量不保留灌肠,下列操作不正确的是
A. 灌肠后嘱病人保留溶液 10~20min 再排便
B. 灌肠液温度调至 39~41℃
C. 可选用 "1、2、3" 溶液
D. 灌肠筒液面距离肛门 40~60cm
E. 肛管插入直肠 7~10cm

98. 病人,女性,45岁,子宫全切术后3d,腹胀严重。最佳的护理方法是
A. 口服导泻药 B. 生理盐水灌肠 C. "1、2、3" 溶液灌肠
D. 肥皂水灌肠 E. 抗生素保留灌肠

99. 病人,男性,50岁,需行直肠造瘘术,为病人做肠道准备时选择
A. 大量不保留灌肠 B. 小量不保留灌肠 C. 保留灌肠
D. 清洁灌肠 E. 肛管排气

100. 病人,男性,40岁,需做结肠检查,为病人灌肠选用的溶液是
A. 肥皂水 B. 生理盐水
C. 温开水 D. 50% 硫酸镁
E. 第一次用肥皂水,以后用生理盐水

101. 病人,男性,拟在硬膜外麻醉下行左肾切除术,手术前一天晚上给予清洁灌肠,灌肠液的温度应控制在
A. 35℃ B. 37℃ C. 39~41℃ D. 42~45℃ E. 47℃

102. 病人,男性,50岁,术前医嘱:清洁灌肠。在灌肠过程中出现面色苍白,出冷汗,心慌气促,此时护士应采取的措施是
A. 边灌肠边通知医生 B. 转移病人的注意力
C. 立即停止灌肠并通知医生 D. 边灌肠边指导病人深呼吸
E. 减低灌肠筒高度减轻压力

103. 病人,女性,28岁,慢性细菌性痢疾,遵医嘱行 0.5% 新霉素保留灌肠,下列操作不妥的是
A. 肛管插入直肠 7~10cm B. 嘱病人保留药液 1h 以上
C. 病人取左侧卧位,臀部抬高 10cm D. 液面与肛门距离 <30cm
E. 操作前嘱病人先排便

104. 病人,男性,45岁,腹泻多次,粪便呈果酱样,入院检查初诊为阿米巴痢疾,医嘱用甲硝唑灌肠治疗。操作正确的是

A. 灌肠前臀部抬高 20cm B. 液面与肛门距离 40~60cm
C. 灌肠时病人取右侧卧位 D. 灌入药液量应少于 500ml
E. 灌入后保留 30min

105. 病人,男性,阿米巴痢疾,遵医嘱保留灌肠,正确的操作是
A. 液面距肛门 40~60cm B. 取左侧卧位
C. 臀部抬高 10cm D. 轻轻插入肛管 7cm
E. 尽量保留 5~10min 后再排便

106. 病人,女性,慢性细菌性痢疾,医嘱:生理盐水 20ml 加庆大霉素 16 万 U 保留灌肠,操作不正确的是
A. 嘱病人先排便 B. 取右侧卧位 C. 臀部抬高 10cm
D. 轻轻插入肛管 15cm E. 保留 1h 以上

107. 病人,男性,49 岁,慢性痢疾,医嘱给予 0.5% 新霉素保留灌肠,灌肠前护士嘱病人先排便、排尿,其原因是
A. 清洁肠道 B. 软化粪便
C. 排出肠腔积气 D. 防止药液溢出
E. 以利于药物的保留和吸收

108. 病人,女性,28 岁,出现肠胀气,予肛管排气后缓解不明显,再次进行排气时,应间隔
A. 2~3h   B. 60min   C. 40min   D. 30min   E. 15min

答案

1. E	2. B	3. A	4. B	5. A	6. B	7. D	8. C	9. D	10. D
11. B	12. B	13. C	14. E	15. B	16. B	17. B	18. E	19. A	20. B
21. B	22. C	23. E	24. C	25. B	26. A	27. C	28. C	29. C	30. E
31. C	32. E	33. A	34. C	35. A	36. E	37. A	38. B	39. C	40. D
41. C	42. C	43. B	44. E	45. E	46. D	47. A	48. C	49. B	50. D
51. C	52. B	53. E	54. C	55. A	56. B	57. D	58. D	59. B	60. C
61. C	62. D	63. C	64. C	65. C	66. E	67. C	68. C	69. D	70. C
71. D	72. A	73. B	74. A	75. E	76. B	77. C	78. D	79. E	80. D
81. C	82. E	83. E	84. B	85. C	86. B	87. E	88. A	89. C	90. C
91. B	92. D	93. D	94. B	95. A	96. E	97. D	98. C	99. D	100. E
101. C	102. C	103. A	104. C	105. C	106. B	107. E	108. A		

(王珊珊)

第九章

药物疗法与过敏试验法

A1 型题

1. 内服药在药瓶上应贴哪种颜色边的标签
   A. 黄色　　　B. 红色　　　C. 蓝色　　　D. 白色　　　E. 黑色

2. 剧毒药品必须是
   A. 放在治疗室醒目的地方　　B. 放在柜子里　　C. 专柜加锁专人保管
   D. 与普通药一起放置　　E. 用时到病区药房领取

3. 需要加锁、登记、交班的药物是
   A. 内服药　　B. 氨茶碱　　C. 哌替啶　　D. 疫苗　　E. 硝普钠

4. 药品的保管原则不正确的一项是
   A. 药柜应放置在干燥、阳光直射处
   B. 内服药、注射药、外用药分类保管
   C. 易挥发、潮解的药物,须装瓶内盖紧
   D. 抗生素按有效日期先后使用,避免浪费
   E. 病人个人专用的特种药物,应单独存放

5. 药物的保管,不正确的是
   A. 氨茶碱片:装在有色密盖瓶内
   B. 维生素 C 片:装在白色玻璃瓶内盖紧
   C. 乙肝疫苗:放冰箱内
   D. 盐酸肾上腺素:装在盒内用黑纸遮盖
   E. 糖衣片:装瓶盖紧

6. 应远离明火处保存的药物是
   A. 维生素 C　　　B. 乙醚、乙醇　　　C. 胎盘球蛋白
   D. 肾上腺素　　　E. 棕色合剂

7. 执行给药原则中,最重要的一项是
   A. 给药时间要准确　　B. 给药后要注意观察疗效　　C. 遵医嘱给药
   D. 给药途径要准确　　E. 注意用药不良反应

8. 不是"三查七对"内容的是
   A. 药物的剂量　　B. 药物的使用方法　　C. 药物的名称
   D. 药物的浓度　　E. 药物的化学成分

9. 刺激食欲的健胃药适宜的服药时间是
   A. am　　　B. pm　　　C. ac　　　D. pc　　　E. st

10. 每晚 1 次的外文缩写是

A. qd　　　　　B. qh　　　　　C. qm　　　　　D. qn　　　　　E. qid

11. 下列外文缩写不正确的是

A. qod,隔日 1 次　　　　　B. hs,每晚 1 次　　　　　C. qd,每天 1 次

D. qid,每天 4 次　　　　　E. biw,每周 2 次

12. 服药前应测量心率的药物是

A. 平喘药　　　B. 洋地黄　　　C. 健胃药　　　D. 铁剂　　　E. 磺胺类药

13. 服用退热药需

A. 饭前服　　　　　　　　B. 饭后服　　　　　　　　C. 睡前服

D. 服药后多饮水　　　　　E. 服药后不饮水

14. 摆口服药时不正确的操作是

A. 片剂药物用药匙取　　　　　　　B. 摆水剂药物应用量杯计量

C. 药液不足 1ml 时用滴管吸取　　　D. 发药前由另一护士再次核对一次

E. 先摆水剂、油剂,后摆片剂、胶囊

15. 关于取药、配药的方法,下列哪项不正确

A. 更换药液品种,应洗净量杯　　　B. 药液不足 1ml 用量杯量取

C. 取固体药用药匙　　　　　　　　D. 油剂药液应倒入少量温开水于杯中

E. 两种药液不可同置一个药杯内

16. 服用强心苷类药物时,心率低于多少不可使用

A. 60~80 次 /min　　　B. 90~100 次 /min　　　C. >110 次 /min

D. >120 次 /min　　　E. <60 次 /min

17. 超声波雾化的特点是

A. 病人不需漱口,便可操作　　　　B. 雾滴小而均匀,可吸入支气管末端

C. 用氧量小,节约资源　　　　　　D. 温度高于体温,使病人舒适

E. 雾量大小固定

18. 超声波雾化吸入器产生超声波声能的部件是

A. 超声波发生器　　　B. 晶体换能器　　　C. 透声膜

D. 雾化罐　　　　　　E. 水槽

19. 适用于超声雾化吸入的药物不包括

A. 庆大霉素　　　　　B. 青霉素　　　　　C. 沙丁胺醇

D. 卡那霉素　　　　　E. α- 糜蛋白酶

20. 雾化吸入药物的作用不正确的叙述是

A. 沙丁胺醇可帮助祛痰　　　　　B. 氨茶碱可解除支气管痉挛

C. α- 糜蛋白酶可稀化痰液　　　　D. 地塞米松可减轻呼吸道黏膜水肿

E. 庆大霉素可消除呼吸道炎症

21. 氧气雾化吸入,雾化器内应放

A. 温开水　　　B. 冷水　　　C. 药物　　　D. 生理盐水　　　E. 50% 乙醇

22. 下列关于氧气雾化吸入的操作方法,不正确的是

A. 核对病人,做好解释　　　　　B. 嘱病人紧闭口唇深吸气,呼气用鼻

C. 抽吸并稀释药液　　　　　　　D. 氧流量为 4~6L/min

E. 吸入完毕,先取下雾化器再关氧气开关

23. 关于各种注射方法正确的是
    A. 皮下注射时针头与皮肤呈 90°角
    B. 股静脉注射时针头与皮肤呈 45°角
    C. 四肢浅静脉注射时针头与皮肤呈 5°角
    D. 肌内注射时针头与皮肤呈 30°~40°角
    E. 皮内注射时针头与皮肤呈 20°角

24. 下列哪项不符合无痛注射
    A. 分散病人注意力   B. 注意配伍禁忌
    C. "两快一慢"的注射技术   D. 正确的体位,使肌肉松弛
    E. 对于刺激性强的药液,注射时宜慢推,以免疼痛

25. 注射时防止感染的主要措施是
    A. 注射前洗手、戴口罩,注射时皮肤消毒直径在 5cm 以上
    B. 注意药物配伍禁忌
    C. 选择无钩、无弯曲的锐利针头
    D. 不可使用变色、混浊的药
    E. 不可在硬结、瘢痕处进针

26. 可用手接触灭菌注射器及针头的部位是
    A. 乳头、针栓   B. 活塞、针梗   C. 空筒、针尖
    D. 活塞轴、针梗   E. 活塞柄、针栓

27. 自安瓿内吸取药液的方法,错误的是
    A. 用砂轮在颈部划一锯痕,折断安瓿   B. 仔细查对
    C. 将安瓿尖端药液弹至体部   D. 吸药时手不能握住活塞
    E. 将针头斜面向下放入安瓿内的液面下吸药

28. 皮内试验法注射过程中,下列错误的是
    A. 严格执行三查七对   B. 用 75% 酒精消毒皮肤
    C. 针尖与皮肤呈 5°角刺入   D. 注药量为 0.1ml
    E. 拔针后,用无菌棉签按压针眼处

29. 关于皮下注射的操作方法,错误的是
    A. 持针时,右手示指固定针栓   B. 进针深度为针梗的 1/2~2/3
    C. 药量少于 1ml 时需用 1ml 注射器抽吸   D. 注射部位常规消毒
    E. 针头和皮肤呈 50°角刺入

30. 乙型脑炎疫苗正确的接种部位和方法是
    A. 上臂三角肌下缘,皮下注射   B. 前臂掌侧下段,皮内注射
    C. 上臂三角肌,肌内注射   D. 上臂三角肌下缘,皮内注射
    E. 臀大肌,肌内注射

31. 为 2 岁以下婴幼儿肌内注射,不恰当的是
    A. 切勿把针梗全部刺入   B. 注意更换注射部位
    C. 注意药物的配伍禁忌   D. 宜选肌肉肥厚的臀大肌
    E. 注射时应固定好肢体以防折针

32. 臀大肌注射"十"字定位法:是从臀裂顶点向左或右划一水平线,然后从髂嵴最高

点作一垂直线,将臀部分为四个象限,其正确的注射区域是

A. 内下象限,避开内角　　　　B. 内上象限,避开内角　　　　C. 中心部分

D. 外下象限,避开内角　　　　E. 外上象限,避开内角

33. 股静脉穿刺点位于

A. 股动脉外侧 1cm 处　　　　　　B. 股动脉内侧 0.5cm 处

C. 股动脉外侧 0.5cm 处　　　　　D. 股神经外侧 0.5cm 处

E. 股神经外侧 1cm 处

34. 静脉注射部位疼痛、局部肿胀、抽之无回血,考虑是

A. 针头阻塞　　　　　B. 针头滑出血管外　　　　C. 针头一半在血管内

D. 静脉痉挛　　　　　E. 药液黏稠度大

35. 股静脉穿刺后按压不当,最容易发生

A. 血栓　　B. 局部血肿　　C. 空气栓塞　　D. 静脉炎　　E. 蜂窝组织炎

36. 各种注射法部位错误的是

A. ID—前臂掌侧下段　　B. ID—三角肌下缘　　C. IM—大腿中段外侧

D. H—大腿内侧　　　　　E. IM—肩峰下 2~3 横指处

37. 链霉素过敏试验皮内注射

A. 0.1ml, 15U　　　　　B. 0.1ml, 50U　　　　　C. 0.1ml, 250U

D. 0.1ml, 0.25mg　　　E. 0.1m, 0.075mg

38. 禁忌做青霉素过敏试验的病人是

A. 首次用青霉素　　　　　　　　　B. 停药 3d

C. 使用中更换批号　　　　　　　　D. 已知病人有青霉素过敏史者

E. 使用中更换药物生产厂家

A2 型题

39. 病人,男性,59 岁,因输液致静脉炎,医嘱:50% 硫酸镁热湿敷患部;病人,女性,38 岁,子痫,医嘱:10% 硫酸镁 10ml 肌内注射。两病人用同种药物而给药途径不同是因为

A. 药物吸收速度不同　　　B. 病人抵抗力不同　　　C. 治疗需要不同

D. 药物副作用不同　　　　E. 护理人员的认识不同

40. 病人,男性,26 岁,医嘱:苯丙酸诺龙 25mg,肌内注射,biw,biw 的中文译意是

A. 每天 3 次　　B. 每天 2 次　　C. 每周 1 次　　D. 每周 2 次　　E. 每 4h 1 次

41. 病人,女性,28 岁,咽炎,医嘱:复方新诺明 0.8g,口服,每天 3 次,护士指导病人服药时间,正确的是

A. 8am　　　　　　　　　B. 8pm　　　　　　　　　C. 8am-4pm

D. 8am-12n-4pm　　　　E. 8am-12n-4pm-8pm

42. 病人,女性,25 岁,泌尿系统感染,医嘱口服磺胺类药物抗感染,护士嘱其服药后多饮水,目的是

A. 增强药物疗效　　　　　　　　　B. 避免损害肝功能

C. 增加尿量,避免结晶　　　　　　D. 减少刺激

E. 增加吸收

43. 病人,女性,68 岁,患慢性充血性心力衰竭,医嘱:地高辛 0.25mg,口服,每天 1 次,

护士发药时首先应注意

  A. 给药前测呼吸节律   B. 视病人服下后再离开

  C. 给药前测心率及节律   D. 嘱病人服药后多饮水

  E. 将药研碎再喂服

44. 病人,女性,25岁,因贫血,需服用硫酸亚铁,发药时护士正确的做法是

  A. 将药物发给病人后即可离开

  B. 发药前测量体温、脉搏

  C. 如果病人不在,可以将药物放在床旁桌上

  D. 告知病人服药后切勿饮茶

  E. 告知病人服药后不宜饮水

45. 患儿,6个月,因佝偻病用鱼肝油治疗,医嘱:鱼肝油6滴/次,口服,每天1次,取药前护士在杯中放少量温开水的目的是

  A. 防止药物刺激   B. 避免药液挥发   C. 影响服后吸收

  D. 减少药量损失   E. 避免油腻

46. 患儿,6岁,高热,服用美林退热,护士应指导患儿

  A. 饭前服   B. 服用后少饮水   C. 服用后需要多饮水

  D. 饭后服   E. 应最后服用

47. 病人,女性,35岁,车祸后并发血气胸,进行手术治疗后医嘱常规行乙酰半胱氨酸雾化吸入,用该药物的目的是

  A. 平喘   B. 镇痛   C. 解痉

  D. 稀释痰液,促进排出   E. 抑制腺体分泌

48. 病人,男性,48岁,声带息肉手术后第3d,医嘱超声雾化吸入。正确的操作为

  A. 接通电源,先开雾量开关,再调整定时开关15~20min

  B. 将面罩罩于病人口鼻部,指导其闭口深呼吸

  C. 呼吸面罩应在消毒液中浸泡30min再清洗备用

  D. 若水槽内水温超过70℃立即停止

  E. 使用治疗结束先关电源开关,再关雾化开关

49. 患儿,7岁,咳嗽咳痰6d,医嘱给予氧气雾化吸入治疗。操作时错误的是

  A. 氧气湿化瓶内放1/2冷蒸馏水

  B. 氧气雾化吸入器与氧气装置连接紧密,不漏气

  C. 调节氧流量6~8L/min

  D. 口含嘴放入患儿口中,嘱其紧闭口唇深吸气

  E. 吸入完毕,先取下雾化器再关氧气开关

50. 病人,女性,65岁,患食道癌,术后第3d,为预防呼吸道感染,最佳的护理措施是

  A. 紫外线空气消毒   B. 使用空气清新剂

  C. 超声波雾化吸入疗法   D. 病室经常开窗通风

  E. 给予呼吸道隔离

51. 患儿,14个月,因"发热、流涕2d"就诊。查体:T 39.7℃,P 135次/min;神志清,咽部充血,心肺检查无异常,查体时患儿突然双眼上翻、四肢强直性、阵挛性抽搐。按医嘱静脉注射地西泮2mg(1ml含10mg地西泮),应抽取药液的量是

A. 1ml   B. 0.8ml   C. 0.6ml   D. 0.4ml   E. 0.2ml

52. 护士为一位阑尾炎术后病人静脉输液前需"三查七对"的内容不包括

　　A. 床号、姓名　　　　　　　B. 剂量　　　　　　　C. 药名、浓度

　　D. 配伍禁忌　　　　　　　　E. 方法、时间

53. 病人,女性,59岁,护士为病人注射胰岛素时,错误的是

　　A. 用1ml注射器,4号针头　　　　　　B. 取20°角进针,见回血后注射

　　C. 部位在大腿外侧　　　　　　　　　D. 在饭前15min注射

　　E. 常规消毒皮肤

54. 8个月男婴,在社区准备接种麻疹疫苗。护士在消毒时,应使用的消毒剂是

　　A. 2%碘酊　　　　　　　B. 0.5%碘伏　　　　　　C. 0.9%生理盐水

　　D. 75%乙醇　　　　　　　E. 90%乙醇

55. 某新生儿出生15h,护士为其进行预防接种卡介苗,操作时正确的方法是

　　A. 前臂掌侧下段（ID）　　　　　　B. 上臂三角肌下缘（H）

　　C. 上臂三角肌下缘（ID）　　　　　D. 臀大肌（IM）

　　E. 股外侧（H）

56. 病人,男性,56岁,患2型糖尿病,需长期注射胰岛素,出院时护士对其进行健康指导,不恰当的是

　　A. 行皮下注射,进针角度30°~40°角　　B. 不可在发炎、有瘢痕、硬结处注射

　　C. 进针后不能有回血　　　　　　　　　D. 注射区皮肤要消毒

　　E. 固定在上臂三角肌下缘处注射

57. 患儿,1岁,因上呼吸道感染入院,T 39.8℃,P 120次/min,R 27次/min。青霉素皮试阴性后遵医嘱给予青霉素40万U,肌内注射,每天3次,为该病人肌内注射应选择的部位是

　　A. 三角肌下缘　　B. 三角肌　　C. 臀中小肌　　D. 股外侧肌　　E. 臀大肌

58. 病人,男性,32岁,体温39.5℃,咽痛,诊断为化脓性扁桃体炎。医嘱头孢曲松钠皮试。护士进行皮试时,正确的操作是

　　A. 选择前臂掌侧下段为注射部位　　　B. 用安尔碘消毒皮肤

　　C. 注射时,针尖斜面向下　　　　　　D. 针尖与皮肤呈15°角刺入皮内

　　E. 注射完毕,迅速拔出针头,用棉签按压针眼

59. 护士遵医嘱为病人静脉注射时,不妥的操作是

　　A. 在穿刺点上方6cm处扎止血带　　　B. 由近心端向远心端选择血管

　　C. 见回血松止血带推药　　　　　　　D. 针头与皮肤呈20°角

　　E. 从静脉上方或侧方进针

60. 病人,男性,25岁,在静脉注射过程中,主诉注射部位疼痛,检查:注射部位局部肿胀,试抽有回血,应考虑为

　　A. 针头斜面部分在血管内　　B. 静脉痉挛　　　　　C. 针头阻塞

　　D. 针头滑出血管外　　　　　E. 针头斜面穿透对侧血管壁

61. 病人,男性,38岁,该病人去年注射青霉素后引起皮肤过敏,此次入院应

　　A. 直接给药　　　　　　　　　　　B. 青霉素常规皮试

　　C. 禁止做青霉素过敏试验　　　　　D. 皮试后注意观察

E. 皮试同时做对照试验

62. 病人,女性,34岁,因感冒体温39.5℃,医嘱青霉素皮试,皮试后5min突然出现面色苍白、呼吸微弱、脉搏细弱、意识丧失,你首先应
    A. 立即通知家属　　　　　　　　　B. 立即行心肺复苏术
    C. 立即针刺人中　　　　　　　　　D. 立即皮下注射0.1%盐酸肾上腺素
    E. 氧气吸入,保暖

63. 病人,女性,45岁,注射青霉素后第11d,出现皮肤瘙痒、腹痛、关节肿痛、全身淋巴结肿大等症状,考虑病人有可能发生了
    A. 消化系统过敏症状　　　B. 呼吸道过敏症状　　　C. 皮肤过敏反应
    D. 血清病型反应　　　　　E. 循环衰竭症状

64. 病人,女性,38岁,在注射青霉素过程中,发生了过敏性休克,表现为胸闷、气急,伴濒危感,此症状是
    A. 皮肤过敏症状　　　　　B. 中枢神经系统症状　　　C. 循环衰竭症状
    D. 呼吸道阻塞症状　　　　E. 各器官组织的过敏症状

65. 病人,男性,19岁,因肺部感染入院,医嘱需用青霉素。青霉素皮试结果:局部皮肤红肿,直径1.3cm,无自觉症状,下列处理正确的是
    A. 可以注射青霉素,但需减少剂量　　　B. 在对侧肢体用盐水做对照试验
    C. 暂停该药,下次使用重新试验　　　　D. 可以注射青霉素
    E. 禁用青霉素,及时报告医生

66. 病人,女性,25岁,因紧张工作压力大、劳累而睡眠不好,上班时出现面色苍白、出冷汗、虚脱而来院就诊。医嘱:50%葡萄糖100ml,静脉注射。最佳注射部位是
    A. 头静脉　　B. 手背静脉　　C. 小隐静脉　　D. 股静脉　　E. 锁骨下静脉

67. 病人,女性,20岁,患急性结核病,在使用链霉素治疗过程中发生过敏性休克,为降低链霉素毒性作用,可选用哪种药物
    A. 碳酸钙　　　　　　　B. 乳酸钙　　　　　　C. 草酸钙
    D. 葡萄糖酸钙　　　　　E. 溴化钙

68. 病人,女性,17岁,行破伤风抗毒素过敏试验,20min后结果:局部皮丘红肿,硬结大于1.5cm,红晕大于4cm,自述有痒感,应采取的措施是
    A. 待病人痒感消失后再全量注射　　　B. 将抗毒素分成4等份,分次注射
    C. 将抗毒素分4次逐渐增加剂量注射　　D. 在对侧手臂做对照试验后再注射
    E. 将抗毒素稀释,分2次注射

69. 医生为某病人开具医嘱青霉素肌内注射,护士在核对医嘱时发现该病人无青霉素用药史记录,医生也未开具青霉素皮试医嘱。此时,护士应首先
    A. 向护士长报告　　　　B. 为病人行青霉素皮试　　　C. 拒绝转抄医嘱
    D. 执行医嘱　　　　　　E. 向医师提出加开皮试医嘱

70. 病人,男性,24岁,因上呼吸道感染选用抗生素治疗,青霉素皮试阴性后,肌内注射青霉素,5min后病人出现憋气、面色苍白、脉搏细弱。应首先采取的急救措施是
    A. 报告医生　　　　　　B. 注射抗组织胺药物　　　C. 皮下注射肾上腺素
    D. 建立静脉通道　　　　E. 氧气吸入

71. 病人,男性,36岁,肛周脓肿,医嘱青霉素过敏试验阴性后,肌内注射160万U的青

霉素。青霉素过敏试验液使用时才配制的主要目的是

 A. 防止失效   B. 防止污染   C. 防止效价降低

 D. 防止致敏物质的产生   E. 减少青霉噻唑蛋白的产生

72. 病人,男性,38岁,因呼吸道感染伴有发热、咳嗽到医院就诊。医嘱:青霉素160万U,肌内注射,每天3次。皮试结果(-),注射药物8d后,病人出现皮肤瘙痒、发热、荨麻疹症状,病人可能发生

 A. 血清病型反应   B. 青霉素毒性反应   C. 呼吸道过敏反应

 D. 青霉素过敏性休克   E. 皮肤过敏反应

73. 某护士给一位外伤病人做头孢菌素皮试,其结果为阳性,但医生仍然坚持用药。此时护士最应坚持的是

 A. 做对照试验   B. 继续执行医嘱

 C. 与其他护士进行商量   D. 拒绝使用

 E. 重做一次

74. 病人,男性,57岁,大叶性肺炎,做青霉素皮试时呈阳性,值班护士的处理措施哪项不对

 A. 在体温单床头卡上注明青霉素阳性标记

 B. 通知医生,选用其他药物

 C. 严格交班

 D. 告知病人及家属

 E. 以后用青霉素之前一定要做皮试

75. 某病人,每天肌内注射青霉素1次,在青霉素治疗过程中,下列情况应重做皮试的是

 A. 病人病情加重   B. 青霉素批号更改

 C. 肌内注射每天1次改每天2次   D. 病人因故未注射药物

 E. 肌内注射改静脉滴注

A3/A4 型题

(76~78题共用题干)

患儿,11月龄,因食欲下降近1个月来院就诊。查面色苍白,Hb 90g/L,诊断为"营养性缺铁性贫血",需补充铁剂治疗。

76. 为提高疗效可同时服用

 A. 维生素C   B. 维生素E   C. 维生素B_1 D. 维生素D   E. 维生素B_2

77. 服用铁剂时要注意的是

 A. 餐后服用   B. 餐前服用   C. 服用后勿漱口

 D. 临睡时   E. 服用时用吸管吸入

78. 若同时服用下列药物,应最后服用的是

 A. 谷维素   B. 氯芬黄敏(感冒通)   C. 止咳糖浆

 D. 硫酸亚铁   E. 维生素C

(79~80题共用题干)

病人,男性,42岁,支气管哮喘发作,咳喘严重难以平卧,医嘱作超声雾化吸入治疗。

79. 为病人解痉平喘,应选用的药物是

 A. 沙丁胺醇   B. 乙酰半胱氨酸   C. α-糜蛋白酶

D. 庆大霉素　　　　　　　　E. 地塞米松

80. 超声雾化吸入的正确操作是

A. 治疗结束先关电源开关,再关雾化开关

B. 水槽内加热蒸馏水要浸没雾化罐底部的透声膜

C. 当水槽内水温超过 50℃应关机更换冷蒸馏水

D. 雾化罐、螺纹管及口含嘴应在消毒液中浸泡 20min 再清洗备用

E. 每次吸入 30~40min

(81~82 题共用题干)

病人,男性,45 岁,因哮喘发作前来急诊。医嘱氨茶碱 0.25g 加入 25% 葡萄糖 20ml 静脉推注。

81. 静脉注射时穿刺的角度通常为

A. 15°~30°角　　B. 30°~40°角　　C. 40°~50°角　　D. 45°~90°角　　E. 50°~60°角

82. 在推药过程中发现局部肿胀,抽之有回血,病人诉疼痛明显,可能的原因是

A. 针头堵塞　　　　　　　　B. 针头斜面紧贴血管壁

C. 针头刺入过深,药物注入组织间隙　　D. 针头斜面一半在血管外

E. 针头穿透血管壁

(83~84 题共用题干)

病人,女性,34 岁,颅脑损伤后昏迷 1 周,现体温 39.9℃。医嘱复方氨基比林 2ml,肌内注射,st。

83. 护士选择股外侧肌作为注射部位,正确的注射范围是

A. 髋关节以下,膝关节以上大腿外侧

B. 大腿内侧,膝关节以上 10cm

C. 大腿外侧,膝关节以上

D. 髋关节以下 10cm,膝关节以上 10cm 大腿外侧

E. 髋关节以下 10cm,膝关节以上 10cm 大腿内侧

84. 注射时,进针深度为

A. 针头斜面都进入　　B. 针梗的 1/2~2/3　　C. 针梗的 1/3~1/2

D. 针梗的 1/4~1/3　　E. 全部针梗

(85~87 题共用题干)

病人,男性,30 岁,主诉咽部疼痛、流涕、鼻塞、咳嗽,伴有食欲减退、全身酸痛、乏力。检查 T 39.8℃,血常规结果显示白细胞计数与中性粒细胞均增高。需肌内注射庆大霉素。

85. 臀大肌注射时病人的正确姿势是

A. 上腿伸直,下腿弯曲　　B. 两腿伸直

C. 上腿弯曲,下腿伸直　　D. 两腿抬起

E. 两腿弯曲

86. 臀大肌注射连线法正确的是

A. 髂嵴和尾骨连线的外上 1/3 处　　B. 髂嵴和尾骨连线的下 1/3 处

C. 髂前上棘和尾骨连线的中下 1/3 处　　D. 髂前上棘和尾骨连线的中 1/2 处

E. 髂前上棘和尾骨连线的外上 1/3 处

87. 不符合无痛注射原则的是

A. 注射刺激性强的药物,进针要深

B. 先注射刺激性强的药物再注射刺激性弱的药物

C. 体位舒适、肌肉松弛

D. 注射时做到"二快一慢"

E. 分散注意力

(88~90题共用题干)

病人,女性,20岁,急性扁桃体炎。查体:T 39.8℃,扁桃体肿大、充血,表面有脓点以及颌下淋巴结肿大。医嘱青霉素治疗。

88. 使用青霉素前需做过敏试验,其浓度为每毫升

A. 5U   B. 10U   C. 20~50U   D. 200~500U   E. 2 500U

89. 皮试7min后病人出现胸闷、气急、皮肤瘙痒、面色苍白、脉搏细弱、血压下降、烦躁不安,请考虑发生何种反应

A. 青霉素毒性反应   B. 过敏性休克   C. 呼吸道过敏反应

D. 血清病型反应   E. 皮肤组织过敏反应

90. 护士首先采取的急救措施是

A. 立即停药,皮下注射异丙肾上腺素   B. 立即停药,皮下注射盐酸肾上腺素

C. 立即停药,静脉注射地塞米松   D. 立即停药,注射呼吸兴奋剂

E. 立即静脉输液,给予升压药

(91~94题共用题干)

病人,男性,69岁,慢性支气管炎10年,最近咳嗽加剧、有痰液,伴呼吸困难,给予超声雾化吸入庆大霉素和稀释痰液的药物治疗。

91. 超声雾化吸入治疗的目的不包括

A. 帮助祛痰   B. 减轻咳嗽   C. 消除炎症   D. 促进食欲   E. 释化痰液

92. 痰黏稠的首选药物是

A. 沙丁胺醇   B. 地塞米松   C. α-糜蛋白酶

D. 庆大霉素   E. 氨茶碱

93. 指导病人超声雾化吸入时,错误的是

A. 先解释说明目的   B. 打开电源开关,调节雾量

C. 嘱病人张口深吸气   D. 吸入时间15min

E. 治疗毕,先关雾化开关,再关电源开关

94. 超声波雾化吸入后,护士不需要消毒哪项物品

A. 水槽   B. 螺纹管   C. 面罩   D. 雾化罐   E. 口含嘴

(95~99题共用题干)

病人,男性,52岁,因咳嗽、发热前来就诊,医嘱给予青霉素80万U,肌内注射,每天2次。

95. 护士首先为病人进行青霉素皮试,执行操作时错误的是

A. 皮试液要现用现配

B. 护士皮试前详细询问用药史、过敏史

C. 在皮试盘内准备盐酸肾上腺素和注射器等急救物品

D. 用注射用水配制青霉素皮试液

E. 在前臂掌侧下段注射皮试液0.1ml

96. 注射 0.1ml 青霉素皮试液含青霉素
   A. 10U   B. 50U   C. 100U   D. 200U   E. 500U

97. 皮试 5min 后，病人出现胸闷、气急伴濒死感，面色苍白出冷汗，皮肤瘙痒。考虑病人出现了
   A. 呼吸道过敏反应   B. 血清病型反应   C. 青霉素毒性反应
   D. 青霉素过敏性休克   E. 皮肤过敏反应

98. 青霉素过敏反应产生的抗体主要是
   A. IgG   B. IgE   C. IgM   D. IgA   E. IgD

99. 根据病人病情，首选的药物是
   A. 盐酸肾上腺素   B. 去甲肾上腺素   C. 异丙肾上腺素
   D. 地塞米松   E. 多巴胺

（100~102 题共用题干）

病人，男性，23 岁，10d 前在田间劳动时不慎刺伤足底，自行包扎处理。1d 前病人出现头痛、烦躁、张口困难及颈项强直，诊断为破伤风。

100. 该病人注射破伤风抗毒血清（tetanus antitoxin，TAT）的目的是
   A. 中和游离毒素   B. 杀灭破伤风杆菌   C. 抑制破伤风杆菌
   D. 镇静、止痛   E. 预防肺部感染

101. 该病人足底刺伤后的正确处理方法是
   A. 包扎伤口前清除异物   B. 彻底清创后注射 TAT
   C. 清洗伤口，注射抗生素   D. 酒精消毒后包扎伤口
   E. 用干净布类马上包扎伤口

102. 住院期间限制探视的主要目的是
   A. 预防病人继发感染   B. 保护医务人员   C. 避免亲友受感染
   D. 维持病房良好秩序   E. 减少对病人的刺激

答案

1. C	2. C	3. C	4. A	5. B	6. B	7. C	8. E	9. C	10. D
11. B	12. B	13. D	14. E	15. B	16. E	17. B	18. B	19. B	20. A
21. C	22. D	23. B	24. B	25. A	26. E	27. A	28. E	29. E	30. C
31. D	32. E	33. B	34. B	35. D	36. D	37. D	38. D	39. D	40. D
41. D	42. C	43. C	44. D	45. D	46. D	47. D	48. B	49. A	50. C
51. E	52. B	53. B	54. D	55. C	56. E	57. C	58. A	59. B	60. A
61. C	62. D	63. D	64. D	65. D	66. A	67. D	68. C	69. C	70. C
71. D	72. A	73. D	74. E	75. B	76. A	77. E	78. C	79. A	80. C
81. A	82. D	83. D	84. D	85. B	86. E	87. B	88. B	89. B	90. B
91. D	92. C	93. C	94. A	95. D	96. B	97. D	98. B	99. A	100. A
101. B	102. E								

（黄 丽）

第十章

静脉输液和输血

A1 型题

1. 静脉输液的目的不包括
   A. 纠正体内水电解质及酸碱失衡
   B. 增加血红蛋白,纠正贫血
   C. 补充营养,维持能量
   D. 输入药物,治疗疾病
   E. 增加循环血量,维持血压
2. 中分子右旋糖酐的主要作用是
   A. 保持酸碱平衡
   B. 补充营养和水分
   C. 提高血浆胶体渗透压
   D. 补充蛋白质
   E. 降低血液黏稠度,改善微循环
3. 输入高渗溶液的目的不包括
   A. 减轻脑水肿
   B. 利尿
   C. 降低颅内压
   D. 纠正脱水
   E. 减轻组织水肿
4. 对大出血合并休克的病人进行静脉输液,其主要是
   A. 补充营养,供给热能
   B. 输入药物,治疗疾病
   C. 纠正水和电解质失调,维持酸碱平衡
   D. 增加血红蛋白,纠正贫血
   E. 增加血容量,维持血压
5. 下列哪种液体为胶体溶液
   A. 中分子右旋糖酐
   B. 10% 葡萄糖
   C. 5% 碳酸氢钠
   D. 复方氯化钠
   E. 20% 甘露醇
6. 静脉输入 20% 的甘露醇可达到的作用是
   A. 供给热能
   B. 利尿脱水
   C. 补充电解质
   D. 增加血容量
   E. 维持酸碱平衡
7. 下列哪种药物可降低血液黏稠度,改善微循环
   A. 低分子右旋糖酐
   B. 5% 葡萄糖溶液
   C. 升压药
   D. 抗生素
   E. 生理盐水
8. 对于需要静脉输液的成年人,使用头皮针进行静脉穿刺时优先选择的血管是
   A. 贵要静脉
   B. 头静脉
   C. 桡静脉
   D. 手背静脉网
   E. 肘正中静脉
9. 为婴儿进行静脉注射时,最常采用的静脉是
   A. 肘正中静脉
   B. 颞浅静脉
   C. 大隐静脉
   D. 贵要静脉
   E. 手背静脉网
10. 颈外静脉的穿刺点是

A. 下颌角和锁骨下缘中点连线的上 1/3 处
B. 下颌角和锁骨上缘中点连线的上 1/3 处
C. 下颌角和锁骨下缘中点连线的上 1/2 处
D. 下颌角和锁骨上缘中点连线的上 1/2 处
E. 下颌角和锁骨上缘中点连线的上 2/3 处

11. 关于静脉输液注意事项的描述,错误的是
   A. 根据病情安排输液顺序　　　　　B. 输液过程中应加强巡视
   C. 注意药物配伍禁忌　　　　　　　D. 输液前必须排尽输液管及针头内空气
   E. 对于需 24h 连续输液者,应 2d 更换 1 次输液器

12. 静脉留置针的最大优点是
   A. 不影响肢体活动　　　　　　　　B. 对血管刺激性小
   C. 减轻护士工作量　　　　　　　　D. 减少多次穿刺造成的浅静脉损伤
   E. 保证治疗效果

13. 溶液不滴或滴入不畅的常见原因是
   A. 滴管内液面过高　　　B. 滴管内液面过低　　　C. 输液压力过低
   D. 滴管以上部位漏气　　E. 滴管以下部位漏气

14. 输液中发现针头已阻塞,正确的处理方法是
   A. 调整针头位置　　　　　　　　　B. 更换针头重新穿刺
   C. 用手用力挤压针头端的输液管　　D. 用注射器推注生理盐水
   E. 局部血管热敷

15. 常见的输液反应不包括
   A. 发热反应　　　　　　B. 过敏反应　　　　　　C. 循环负荷过重
   D. 静脉炎　　　　　　　E. 空气栓塞

16. 输液中发热反应的常见原因是
   A. 输入液体过多　　　　　　　　　B. 输入速度过快
   C. 输入致热物质　　　　　　　　　D. 输液时间过长
   E. 输入高浓度、刺激性强的药物

17. 输液引起循环负荷过重的主要原因是
   A. 输注药物刺激性强　　B. 液体温度过低　　　　C. 空气栓塞
   D. 短时间输入过量液体　E. 输入致热源

18. 发生循环负荷过重时,乙醇湿化的最佳浓度为
   A. 10%~20%　B. 20%~30%　C. 30%~40%　D. 40%~50%　E. 50%~60%

19. 静脉炎对症处理措施中错误的是
   A. 患肢制动抬高　　　　　　　　　B. 减慢输液速度
   C. 局部 50% 硫酸镁湿敷　　　　　　D. 更换输液部位
   E. 理疗

20. 空气栓塞致死的部位是
   A. 肺静脉入口　　　　　B. 肺动脉入口　　　　　C. 上腔静脉入口
   D. 下腔静脉入口　　　　E. 主动脉入口

21. 大量输入库存时间较长的全血或血细胞时不可能出现的反应是

A. 酸中毒　　B. 高血钾　　C. 高血钙　　D. 出血倾向　　E. 枸橼酸钠中毒

22. 采集血标本配血的依据是

A. 临床输血申请单　　　　B. 输血记录单　　　　C. 输血配合报告单

D. 输血观察记录单　　　　E. 输血查对登记本

23. 护理操作过程中不符合输血准则的是

A. 采集血标本后可让病人家属送检

B. 输血时必须经两人核对无误后方可输入

C. 全血应在 4h 内输完

D. 两袋血之间需输入少量生理盐水

E. 依据血制品种类调节滴速

24. 关于医疗机构临床用血的规定,正确的是

A. 可自行采集

B. 可将临床多余用血出售给血液制品生产单位

C. 必须进行配型核查

D. 必须先行缴费后使用

E. 主要动员家庭、亲友为病人献血

25. 根据我国《献血法》规定,为保障临床急救用血需要,对择期手术病人,应提倡采用的用血方式是

A. 互助献血　　B. 同型输血　　C. 自身储血　　D. 自愿献血　　E. 输成分血

26. 凝血因子缺乏病人最合适输入的血液制品是

A. 新鲜血浆　　　　　　　B. 冰冻血浆　　　　　　　C. 干燥血浆

D. 红细胞悬液　　　　　　E. 血小板浓缩悬液

27. 血液病病人最宜输

A. 库存血　　B. 新鲜血　　C. 血浆　　D. 清蛋白　　E. 水解蛋白

28. 需保存在 4℃环境下,48h 内有效的血液制品是

A. 白细胞浓缩悬液　　　　B. 血小板浓缩悬液　　　　C. 新鲜血浆

D. 冰冻血浆　　　　　　　E. 白蛋白液

29. 应保存在 22℃环境下,24h 内有效的血液制品是

A. 白细胞浓缩悬液　　　　B. 血小板浓缩悬液　　　　C. 新鲜血浆

D. 冰冻血浆　　　　　　　E. 白蛋白液

30. 下列哪种血液制品在使用前应放在 37℃温水中融化

A. 新鲜血浆　　B. 保存血浆　　C. 干燥血浆　　D. 冰冻血浆　　E. 白蛋白液

31. 关于输血的叙述,错误的是

A. 输血前须两人进行查对

B. 输血前先输入少量生理盐水

C. 输血后输入少量生理盐水

D. 在输血卡上记录输血时间、滴速、病人状况等

E. 输血完毕后及时将输血器、血袋等物品进行消毒,分类弃置

32. 关于直接输血的描述,错误的是

A. 常用于婴幼儿少量输血

B. 此过程由三位护士协作完成

C. 直接输血 150ml 需加 4% 枸橼酸钠 5ml

D. 需同时消毒供血者和受血者皮肤

E. 更换注射器时不需拔出针头

33. 某护士为病人输血时,防护措施不正确的是

A. 输血前后卫生洗手

B. 采集血标本和输血时戴手套

C. 皮肤一旦接触血液应立即清洗

D. 拔针时被针头刺伤出血应立即消毒

E. 采集血标本后将注射器直接放入回收器

34. 某护士在填写输血登记本时不需要记录的内容是

A. 输血的时间   B. 血制品种类、剂量、血型

C. 输注条件   D. 血袋号

E. 有无输血反应

35. 最严重的输血反应是

A. 空气栓塞   B. 过敏反应   C. 溶血反应

D. 循环负荷过重   E. 枸橼酸钠中毒

36. 发生溶血反应时,立即采取的护理措施是

A. 测量血压、脉搏、呼吸   B. 停止输血,保留余血

C. 通知医生和血库值班人员   D. 双侧肾区热敷

E. 静脉滴注 5% 碳酸氢钠

37. 溶血反应阻塞期的典型症状是

A. 四肢麻木、腰背剧痛   B. 黄疸   C. 血红蛋白尿

D. 高热   E. 呼吸急促

38. 对溶血反应导致少尿或无尿发生机制,陈述正确的是

A. Rh 血型不合

B. 红细胞凝集成团阻塞肾小管

C. 大量血红蛋白进入血浆

D. 急性肾功能衰竭

E. 大量血红蛋白遇酸性物质结晶阻塞肾小管

39. 溶血反应致肾功能衰竭的原因是

A. 红细胞凝集成团阻塞部分小血管   B. 红细胞凝集成团阻塞部分肾小管

C. 红细胞溶解阻塞部分小血管   D. 红细胞溶解阻塞部分肾小管

E. 血红蛋白形成结晶阻塞肾小管

40. 防范溶血反应发生的护理措施中不正确的是

A. 严禁同时采集两个病人的血标本

B. 输血前认真检查血制品的质量

C. 血制品中不可加入除生理盐水以外任何药物

D. 血制品输注前应在 37℃恒温水浴中融化

E. 在规定的时间内输注

41. 输血发生过敏反应最有可能的原因不包括
   A. 输入血液中含有使输血者致敏的物质
   B. 献血者的变态反应性抗体随血液输给受血者
   C. 多次输血者体内产生白细胞和血小板抗体
   D. 献血者属过敏体质
   E. 输血前红细胞已溶解变质
42. 发生溶血反应时,处理错误的是
   A. 停止输血   B. 碱化尿液
   C. 双侧腰部封闭,或用热水袋热敷   D. 尿闭者增加入水量
   E. 视需要用升压药

A2 型题

43. 治疗护士拟定静脉输液计划时,应考虑输液速度可以适当加快的病例是
   A. 老年高热病人   B. 慢性肺气肿   C. 急性胃肠炎
   D. 风湿性心脏病   E. 心力衰竭
44. 病人,女性,48 岁,慢性肾小球肾炎 5 年余,近 1 周来出现下肢水肿加重。为其治疗时应选择的胶体溶液是
   A. 中分子右旋糖酐   B. 水解蛋白   C. 氧化聚明胶
   D. 羟乙基淀粉注射液   E. 浓缩白蛋白
45. 病人,男性,57 岁,上消化道大出血,在无输血条件的情况下选择的溶液是
   A. 低分子右旋糖酐   B. 中分子右旋糖酐   C. 11.2% 乳酸钠
   D. 聚维酮   E. 5% 葡萄糖氯化钠
46. 病人,女性,46 岁,肠梗阻术后肠瘘,医嘱:禁食。提供全肠道外营养时应选择的溶液是
   A. 低分子右旋糖酐   B. 白蛋白   C. 氨基酸
   D. 5% 葡萄糖   E. 氧化聚明胶
47. 病人,女性,36 岁,因突发性头晕、头痛伴恶心、呕吐入院,入院后诊断为高血压性脑出血。医嘱要求给予输液治疗,首选的液体是
   A. 低分子右旋糖酐   B. 中分子右旋糖酐   C. 代血浆
   D. 浓缩白蛋白   E. 20% 甘露醇
48. 对于新生儿肺炎病人,静脉输注抗生素治疗的最佳方法是
   A. 眶上静脉密闭式输液   B. 头静脉留置针输液
   C. 颞浅静脉留置针输液   D. 枕静脉开放式输液
   E. 正中静脉密闭式输液
49. 病人,男性,63 岁,肺部感染、中毒性休克,医嘱:10% 葡萄糖溶液 400ml,多巴胺 20mg,20 滴 /min(输液器滴系数 15),可持续滴注的时间是
   A. 6h   B. 5h   C. 4h   D. 3h   E. 2h
50. 病人,男性,56 岁,因血管畸形致颅内出血,医嘱:静脉滴注 20% 甘露醇 250ml,要求在 25min 滴完(输液器滴系数 15),速度应调节为
   A. 100 滴 /min   B. 120 滴 /min   C. 150 滴 /min

D. 160 滴/min E. 180 滴/min

51. 病人,男性,49岁,急性胃肠炎,计划静脉补液1 500ml,滴速60滴/min(输液器滴系数15),9:00开始,结束的时间是

A. 15:00   B. 15:15   C. 15:30   D. 15:45   E. 16:00

52. 病人,男性,28岁,颅脑外伤术后脑水肿,给予20%甘露醇250ml静脉输液。最佳输液速度是

A. 20滴/min   B. 40滴/min   C. 60滴/min
D. 80滴/min   E. 100滴/min

53. 病人,女性,26岁,哺乳期急性乳腺炎入院治疗。护士巡视病房发现输注溶液不滴,挤压输液管时感觉有阻力,检查无回血,病人无不适。最有可能的原因是

A. 输液压力过低   B. 针头滑出血管外   C. 静脉痉挛
D. 针头斜面紧贴血管壁   E. 针头阻塞

54. 病人,男性,47岁,幽门不全梗阻,在静脉补液过程中发生静脉痉挛,可排除的因素是

A. 液体温度过低   B. 输入药物刺激性较强   C. 病人敏感性过高
D. 肢体位置放置不当   E. 环境温度过低

55. 某护士为病人准备液体时,因排气不当造成滴管内液面过高,正确的处理方法是

A. 挤压滴管
B. 更换输液器
C. 提高输液瓶位置
D. 倾斜输液瓶,输液针露出液面,先挤压滴管,放松后再恢复输液瓶位置
E. 倾斜输液瓶,输液针露出液面,挤压滴管后,恢复输液瓶位置

56. 在为病人输液时发现液体滴注不畅,寻其原因为静脉痉挛导致,护士应采取的措施是

A. 减慢滴液速度   B. 加压输液   C. 局部热敷
D. 适当更换肢体位置   E. 降低输液瓶位置

57. 在为病人输液时,护士发现液体滴注不畅,观察注射部位无肿胀、疼痛,挤压输液管有回血,这种情况是因为

A. 针头滑出血管外   B. 针尖斜面一半在血管内,一半在外
C. 针梗完全阻塞   D. 针梗完全不在血管内
E. 针头斜面紧贴血管壁

58. 病人,女性,20岁,诊断:再生障碍性贫血,医嘱:输注浓缩红细胞。护士巡房时发现输血速度变慢,穿刺点局部无肿胀、无压痛,挤捏输液器无阻力,局部皮温正常。护士首先应

A. 用生理盐水冲管   B. 热敷病人穿刺局部
C. 更换输血器后继续输血   D. 使用恒温器加热血液
E. 拔针后另行穿刺

59. 护士在巡回过程中发现某病人输液器小壶内液面不断自行下降,最可能的原因是

A. 针头滑出血管外   B. 输液瓶位置过高   C. 病人静脉痉挛
D. 输液管有漏气   E. 病人静脉扩张

60. 护士在巡回过程中发现某病人静脉输液突然发生溶液不滴,该护士首先应采取的措施为

　　A. 调整针头斜面　　　　　　　　　B. 抬高输液瓶
　　C. 穿刺部位热敷　　　　　　　　　D. 挤压输液管
　　E. 观察穿刺部位有无红肿及疼痛

61. 病人,女性,68岁,呼吸道感染合并肺炎,静脉输液过程中发生循环负荷过重,支持诊断的典型症状是

　　A. 面色苍白、血压下降　　　　　　B. 咳嗽、咳血性泡沫痰
　　C. 发绀、烦躁不安　　　　　　　　D. 胸闷、气喘、呼吸困难
　　E. 心慌、恶心、呕吐

62. 病人,男性,32岁,急性阑尾炎术后,输液过程中突发呼吸困难,严重发绀,听诊心前区有响亮的水泡声,最有可能出现的问题是

　　A. 发热反应　　　　B. 过敏反应　　　　C. 急性肺水肿
　　D. 空气栓塞　　　　E. 药物渗漏

63. 病人,男性,18岁,连续输液10d后沿静脉走向出现一条索状红线,感觉局部灼热、疼痛,应考虑为

　　A. 动脉炎　　　　　B. 静脉炎　　　　　C. 发热反应
　　D. 空气栓塞　　　　E. 静脉栓塞

64. 病人,女性,36岁,患风湿性心脏病。在输液过程中,病人出现突发性呼吸困难,听诊心前区有响亮的"水泡音",病人可能发生空气栓塞,空气栓塞的部位是在

　　A. 主动脉入口　　　　　　　　　　B. 肺动脉入口　　　　　　　　　　C. 肺静脉入口
　　D. 上腔动脉入口　　　　　　　　　E. 下腔动脉入口

65. 病人,女性,75岁,慢性阻塞性肺气肿8年,肺炎3d入院,9∶00 静脉输入10%葡萄糖溶液500ml 和0.9%氯化钠溶液500ml 时,滴速70滴/min,10∶00 病人突然出现呛咳、呼吸急促、大汗淋漓、咳粉红色泡沫痰,给病人吸入乙醇湿化氧,其乙醇浓度为

　　A. 10%~15%　　　　　　B. 20%~30%　　　　　　C. 40%~50%
　　D. 50%~60%　　　　　　E. 70%~80%

66. 病人,男性,48岁,胃全切术后,肠道外营养,护理策略不正确的是

　　A. 输液方式:静脉留置针　　　　　B. 血管选择:下肢静脉
　　C. 溶液选择:静脉营养液　　　　　D. 输液器:高精密过滤输液器
　　E. 重点监测内容:体重、生化指标

67. 病人,男性,36岁,患十二指肠溃疡。2h 前突然呕血,面色苍白,脉搏120次/min,血压70/50mmHg,医嘱输血400ml,其目的是补充

　　A. 抗体　　　B. 血容量　　　C. 血小板　　　D. 凝血因子　　　E. 血红蛋白

68. 某病区护士长组织实习护生进行临床输血知识讲座,对 Rh 因子所致溶血反应的原因陈述正确的是

　　A. Rh 阳性者初次输入 Rh 阴性者血液　　　B. Rh 阳性者再次输入 Rh 阴性者血液
　　C. Rh 阴性者输入 Rh 阳性者血液　　　　　D. Rh 阴性者再次输入 Rh 阳性者血液
　　E. Rh 阴性者再次输入 Rh 阴性者血液

69. 病人,女性,50岁,确诊为特发性血小板减少性紫癜1年,全身多处瘀斑3d 入院。

医嘱:浓缩血小板悬液 15U,静脉滴注。以下输注浓缩血小板悬液的做法错误的是

  A. 从血库取血回来后应尽早输注　　B. 输注前需两位护士进行三查八对

  C. 输注前后均需输入少量生理盐水　　D. 输注速度调节至 20~30 滴/min

  E. 输注过程中应加强巡视病人

70. 病人,女性,43 岁,因重型再生障碍性贫血被收入院,医生拟对其进行输血治疗。护士在输血准备时,不正确的操作是

  A. 进行血型鉴定和交叉配血试验

  B. 提血时,和血库人员共同作好"三查八对"

  C. 库存血取出后,如紧急需要,可低温加热

  D. 输血前,需与另一名护士再次核对

  E. 输血前应先征得病人同意并签署知情同意书

71. 病人,女性,27 岁,因异位妊娠破裂后急需输入 400ml 血液,每输完 200ml 血液,再次输入另一袋血之前应滴注

  A. 0.9% 生理盐水　　B. 5% 葡萄糖　　C. 复方氯化钠

  D. 平衡液　　E. 5% 葡萄糖盐水

72. 病人,男性,25 岁,因手术后输血出现皮肤瘙痒、眼睑和口唇水肿,应考虑为

  A. 过敏反应　　B. 枸橼酸钠中毒反应　　C. 细菌污染

  D. 溶血反应　　E. 发热反应

73. 病人,女性,28 岁,因异位妊娠破裂后大量输血,现病人出现手足抽搐、血压下降,可静脉缓慢注射

  A. 10% 葡萄糖酸钙 10ml　　B. 4% 碳酸氢钠 10ml　　C. 0.9% 氯化钠 10ml

  D. 盐酸肾上腺素 2ml　　E. 地塞米松 5mg

74. 病人,女性,22 岁,输血 15min 后感觉头胀、四肢麻木、腰背酸痛,血压下降,下列处理措施中错误的是

  A. 热水袋敷腰部　　B. 观察血压、尿量

  C. 余血送验做血型鉴定和交叉试验　　D. 减慢输血速度

  E. 立即通知医生

75. 病人,男性,65 岁,应激性溃疡、胃出血,输血过程发生溶血导致急性肾功能衰竭,不可能出现的体征是

  A. 少尿或无尿　　B. 尿素氮升高　　C. 尿内有脓细胞

  D. 高钾血症　　E. 酸中毒

76. 孕妇足月妊娠,产后大出血,输注全血发生溶血反应,经核对血型相同和相容,疑为输血前红细胞变质溶解,与之无关的因素是

  A. 血液放置时间过久　　B. 血液被污染

  C. 血液中含有致敏物质　　D. 保存温度不当

  E. 血液中加入除生理盐水以外的药物

77. 病人,女性,32 岁,输卵管妊娠破裂、急诊手术,最佳的输血方法是

  A. 贮存自体回收血,术后输注　　B. 急性等容血液稀释输注

  C. 回收自体血输注　　D. 配输新鲜冰冻血浆

  E. 配输全血

78. 病人,女性,58岁,甲状腺腺瘤,身体状况良好,3周后拟行瘤体摘除手术,最佳的输血策略是
   A. 贮存式自体输血　　　　B. 急性等容血液稀释输血　　C. 回收式自体输血
   D. 配备新鲜冰冻血浆　　　E. 配备输全血

A3/A4 型题

(79~82题共用题干)

病人,女性,30岁,因高热、咳嗽入院治疗。医嘱:生理盐水500ml,青霉素800万U,静脉滴注。

79. 静脉输液的目的是
   A. 补充血容量　　　　　B. 控制感染　　　　　C. 供给热量
   D. 利尿消肿　　　　　　E. 补充水分和电解质

80. 生理盐水的作用是
   A. 补充水分及电解质　　B. 调节酸碱平衡　　　C. 脱水、利尿
   D. 药物载体和溶媒　　　E. 补充血容量、维持血压

81. 护理措施不正确的是
   A. 实施安全指导
   B. 加强巡视,及时更换液体
   C. 观察和调节滴速
   D. 倾听病人主诉
   E. 溶液不滴立即拔针,更换针头重新穿刺

82. 病人最有可能发生的潜在并发症是
   A. 发热反应　　　　　　B. 循环负荷过重　　　C. 高热惊厥
   D. 过敏性休克　　　　　E. 药物中毒

(83~85题共用题干)

病人,男性,48岁,肺脓肿,入院接受治疗。护士巡视病房时,病人自诉穿刺部位疼痛、发凉。检查液体不滴,穿刺部位肿胀、无回血。

83. 最有可能的原因是
   A. 针头阻塞　　　　　　B. 输液压力过低
   C. 静脉痉挛　　　　　　D. 针头脱出血管外
   E. 针头斜面紧贴血管壁

84. 处理措施为
   A. 用力挤压输液管,直至液体通畅　　B. 拔出针头,另选血管重新穿刺
   C. 抬高输液瓶位置　　　　　　　　　D. 变换肢体位置
   E. 热敷注射部位上端血管

85. 因需较长时间经静脉给药,周围血管情况良好时可选用
   A. 头静脉　　　　　　　B. 贵要静脉　　　　　C. 肘正中静脉
   D. 前臂静脉　　　　　　E. 手背静脉

(86~87题共用题干)

病人,女性,54岁,急性盆腔炎,医嘱:氧氟沙星静脉输液,输注过程中发现穿刺部位肿胀、滴注速度减慢、检查有回血。

86. 最有可能的原因是

A. 针头穿透血管壁 B. 针头斜面一半在皮下、一半在血管内
C. 针刺入过深、药物注在组织间隙 D. 针头斜面紧贴血管壁
E. 针头滑出血管外

87. 应采取的护理措施是
A. 立即拔针更换针头和穿刺部位 B. 调整针头角度
C. 提高输液瓶位置 D. 局部热敷
E. 进针少许

（88~90 题共用题干）

病人，男性，72 岁，胃癌晚期，遵医嘱给予脂肪乳、氨基酸静脉输液。1 周后穿刺部位沿静脉走向出现索状红线，病人主诉有疼痛感。

88. 静脉输液的目的是
A. 纠正水、电解质失衡 B. 供给营养 C. 载入药物
D. 增加血容量 E. 脱水利尿

89. 与病人出现症状相关的因素是
A. 输液速度过快 B. 输液量过大 C. 溶液含有致热物质
D. 长期输入高浓度溶液 E. 输液速度过慢

90. 对症处理措施不正确的是
A. 立即拔针 B. 患肢抬高适当活动 C. 50%硫酸镁湿敷
D. 给予病人合理的解释 E. 更换针头和穿刺部位

（91~92 题共用题干）

病人，男性，78 岁，因房颤待查收入院，在输液过程中病人突感心前区憋闷，随即出现呼吸困难，发绀，查 BP 150/90mmHg，HR 140 次/min，听诊双肺底有湿啰音，尤以心前区更明显，可闻及持续、响亮的水泡音。

91. 病人可能发生了
A. 急性左心衰 B. 急性右心衰 C. 过敏反应
D. 空气栓塞 E. 肺水肿

92. 此时应帮助病人采取的体位
A. 右侧卧位，头高脚低 B. 左侧卧位，头高脚低
C. 端坐位，双腿下垂 D. 左侧卧位，头低脚高
E. 右侧卧位，头低脚高

（93~98 题共用题干）

病人，男性，78 岁，慢性阻塞性肺气肿合并感染，输液过程中发生呼吸困难、大量泡沫痰。

93. 病人最有可能发生了
A. 发热反应 B. 空气栓塞 C. 溶血反应
D. 循环负荷过重 E. 过敏反应

94. 首先采取的急救措施是
A. 控制输液速度，维持静脉通路 B. 安置端坐位、两腿下垂
C. 加压吸氧乙醇湿化 D. 遵医嘱给予镇静剂和扩血管药物
E. 四肢轮扎

95. 乙醇湿化吸氧的目的是
 A. 降低肺泡内压力
 B. 提高肺泡内压力
 C. 降低肺泡表面张力
 D. 提高肺泡内泡沫的表面张力
 E. 降低肺泡内泡沫的表面张力

96. 加压给氧的目的是
 A. 增加肺泡内压力,减少漏出液
 B. 降低肺泡内压力,减少漏出液
 C. 降低肺毛细血管压力,减少漏出液
 D. 增加肺毛细血管压力,减少漏出液
 E. 降低肺泡内泡沫的表面张力

97. 如果采用四肢轮扎时,间隔的时间是
 A. 1~2min　　B. 3~5min　　C. 5~10min　　D. 10~15min　　E. 15~20min

98. 给氧时护士应选择的吸氧流量为
 A. 1~2L/min　　B. 3~4L/min　　C. 5~6L/min　　D. 6~8L/min　　E. 9~10L/min

(99~102题共用题干)

病人,男性,32岁,车祸致多发性开放性骨折,手术止血、复位固定。大量输注全血后,切口渗血。

99. 最有可能是发生了
 A. 溶血反应　　B. 出血倾向　　C. 高血钾　　D. 过敏反应　　E. 酸中毒

100. 发生的机制是全血中
 A. 钾离子浓度升高
 B. 钙离子浓度升高
 C. 凝血因子不足
 D. pH 升高
 E. 血小板积聚

101. 有条件时应尽快输注
 A. 浓缩红细胞
 B. 新鲜冰冻血浆
 C. 浓缩白细胞
 D. 白蛋白
 E. 红细胞悬液

102. 所选血制品的输注要求是
 A. 用双头输血器、一次快速输注
 B. 在37℃恒温水浴中快速融化后用标准输血器输注
 C. 在37℃恒温水浴中快速融化后用双头输血器输注
 D. 稀释后用标准输血器输注
 E. 经除白细胞红细胞过滤器过滤后立即输注

(103~106题共用题干)

病人,男性,47岁,再生障碍性贫血,1周来连续接受输血治疗。护士查房时病人自述心慌、气短、手足抽搐。检查: HR 50 次/min, BP 76/50mmHg。

103. 病人最有可能出现了
 A. 发热反应
 B. 过敏反应
 C. 溶血反应
 D. 枸橼酸盐中毒反应
 E. 循环负荷过重

104. 发生症状的机制是
 A. 血钠降低　　B. 血钾降低　　C. 血钙降低　　D. 血磷降低　　E. 血氯降低

105. 应静脉注射的药物是
 A. 5% 碳酸氢钠
 B. 10% 葡萄糖酸钙
 C. 0.9% 氯化钠
 D. 肝素
 E. 地塞米松

106. 正确的给药途径是
    A. ID B. H C. IM D. IV E. ivgtt

（107~111题共用题干）

病人，男性，47岁，血友病并发鼻出血，在输血过程中主诉头部胀痛、四肢麻木、腰背部剧痛。

107. 病人最有可能发生了
    A. 发热反应 B. 过敏反应 C. 溶血反应
    D. 枸橼酸盐中毒反应 E. 急性肺水肿

108. 发生机制是
    A. 红细胞凝集成团阻塞部分小血管 B. 红细胞凝集成团阻塞部分肾小管
    C. 红细胞溶解阻塞部分小血管 D. 红细胞溶解阻塞部分肾小管
    E. 血红蛋白形成结晶阻塞肾小管

109. 病人尿液中可含有
    A. 红细胞 B. 大量白细胞 C. 大量上皮细胞
    D. 血红蛋白 E. 胆红素

110. 其尿液颜色可能是
    A. 黄褐色 B. 淡黄色 C. 乳白色 D. 洗肉水色 E. 酱油色

111. 抢救措施中属依赖性护理措施的是
    A. 氧气吸入
    B. 立即停止输血、维持静脉通路，通知医生
    C. 碱化尿液
    D. 采集静脉血标本、留置尿管留取标本、送检
    E. 双侧腰部热敷

（112~114题共用题干）

病人，女性，30岁，因宫外孕破裂大出血入院。体检：面色苍白，P 140次/min，BP 60/40mmHg，急需大量输血。

112. 该病人输血的目的是
    A. 补充血容量 B. 增加血红蛋白 C. 补充凝血因子
    D. 增加血清蛋白 E. 增加营养

113. 为防止发生过敏反应，输血前皮下注射抗过敏药物，下列操作方法中错误的是
    A. 注射部位常规消毒
    B. 进针部位选择三角肌
    C. 针头与皮肤呈30°~40°进针
    D. 抽吸无回血后推药液
    E. 注射完毕用干棉签轻压进针处，快速拔针

114. 3d后病人在输液过程中突然出现咳嗽、呼吸困难、气促、咳粉红色泡沫痰，应考虑为
    A. 发热反应 B. 过敏反应 C. 静脉炎
    D. 急性肺水肿 E. 空气栓塞

答案

1. B	2. C	3. D	4. E	5. A	6. B	7. A	8. D	9. B	10. B
11. E	12. D	13. C	14. B	15. B	16. C	17. D	18. B	19. B	20. B
21. C	22. A	23. A	24. C	25. C	26. A	27. B	28. A	29. B	30. D
31. E	32. C	33. D	34. B	35. D	36. B	37. A	38. E	39. D	40. D
41. E	42. E	43. C	44. E	45. D	46. C	47. C	48. C	49. B	50. C
51. B	52. D	53. E	54. D	55. D	56. C	57. C	58. A	59. D	60. E
61. B	62. D	63. B	64. C	65. B	66. B	67. C	68. D	69. A	70. C
71. A	72. A	73. A	74. D	75. C	76. C	77. C	78. A	79. B	80. D
81. E	82. D	83. D	84. B	85. E	86. D	87. A	88. D	89. D	90. D
91. D	92. D	93. D	94. A	95. E	96. A	97. D	98. D	99. B	100. C
101. B	102. B	103. D	104. C	105. D	106. D	107. C	108. A	109. D	110. E
111. C	112. A	113. B	114. D						

(陈玉芳)

第十一章

冷 热 疗 法

A1 型题

1. 冷疗的目的不包括
   A. 控制炎症扩散 B. 减轻深部组织充血 C. 减轻疼痛
   D. 减轻局部充血 E. 降低体温

2. 冷疗控制炎症消散的机制是
   A. 增强白细胞的吞噬功能 B. 降低神经的兴奋性 C. 溶解坏死组织
   D. 降低微生物的活力 E. 增强免疫功能

3. 冷疗减轻疼痛的作用机制是
   A. 降低痛觉神经的兴奋性 B. 降低神经末梢的敏感性
   C. 降低细胞的新陈代谢 D. 降低细菌活力
   E. 减慢血液速度

4. 关于冷疗影响因素的描述,错误的是
   A. 冷疗的效果与用冷时间成正比 B. 冷疗的效果与用冷面积成正比
   C. 湿冷比干冷效果好 D. 冷环境用冷,效果会增强

E. 婴幼儿对冷反应较为强烈

5. 腹部禁用冷疗是为了防止

A. 体温骤降　　B. 引起腹泻　　C. 冻伤　　D. 心律失常　　E. 心率减慢

6. 禁忌用冷疗的部位不包括

A. 耳郭　　B. 腹股沟　　C. 心前区　　D. 腹部　　E. 足底

7. 可引起冠状动脉收缩的冷疗部位是

A. 腹部　　B. 阴囊　　C. 心前区　　D. 前额　　E. 足底

8. 热疗的目的不包括

A. 促进炎症的消散或局限　　B. 控制炎症扩散　　C. 减轻深部组织充血

D. 缓解疼痛　　E. 保暖

9. 关于热疗影响因素的描述,错误的是

A. 热疗的效果与用热面积成正比　　B. 冷环境用热,效果会降低

C. 热疗的效果与用热时间成正比　　D. 老年人对热反应比较迟钝

E. 湿热比干热效果好

10. 可用热敷的病人是

A. 胃出血　　B. 术后尿潴留　　C. 牙痛

D. 软组织损伤早期　　E. 急性阑尾炎

11. 面部危险三角区感染时禁用热疗的目的是

A. 造成面部烫伤　　B. 引起局部出血　　C. 掩盖病人病情

D. 加重病人疼痛　　E. 导致颅内感染

12. 昏迷病人用热时,温度不可过高是因为

A. 病人对热的敏感性差　　B. 血管反应敏感　　C. 机体抵抗力低下

D. 热刺激可加重原发病　　E. 局部循环不良

13. 老年病人用热水袋水温不可超过

A. 30℃　　B. 35℃　　C. 40℃　　D. 45℃　　E. 50℃

14. 不宜热水坐浴的是

A. 痔疮手术后　　B. 肛门部充血　　C. 外阴部炎症

D. 肛裂感染　　E. 急性盆腔炎

15. 在伤口部位进行热敷时应特别注意

A. 掌握无菌技术　　B. 伤口皮肤周边涂凡士林　　C. 保持合适水温

D. 在床上铺橡胶单　　E. 及时更换敷料

16. 乙醇擦浴置冰袋于病人头部的目的是

A. 防止脑水肿　　B. 减轻头部充血　　C. 防止心律失常

D. 防止体温继续上升　　E. 减轻病人不适

A2 型题

17. 病人,男性,24 岁,早晨打篮球不慎将足扭伤,当时感到疼痛,下午肿胀明显。护士为减轻其肿胀和疼痛,合适的处理方法是

A. 红花油按摩　　B. 温水浸泡　　C. 红外线照射

D. 冷湿敷　　E. 乙醇按摩

18. 病人,男性,56岁,全身微循环障碍,临床上禁忌使用冷疗的理由是
    A. 引起过敏   B. 发生冻伤
    C. 引起腹泻   D. 引起心律不齐
    E. 导致组织缺血缺氧而变性坏死

19. 病人,女性,28岁,腋温39.8℃,医嘱给予冰袋物理降温。冰袋正确放置的位置是
    A. 颈前颌下   B. 枕部   C. 足底   D. 颞部   E. 前额

20. 病人,男性,22岁,高热3d,行温水擦浴时禁忌擦浴的部位是
    A. 肘窝、手心、腹股沟   B. 面部、颈部、腘窝   C. 面部、背部、腋窝
    D. 腘窝、腋窝、腹股沟   E. 胸前区、腹部、足底

21. 病人,女性,15岁,行扁桃体摘除术,术后应将冰袋置于
    A. 颈前颌下   B. 前额   C. 头顶部   D. 胸部   E. 腋窝处

22. 病人,男性,66岁,脑梗死入院,意识模糊3d,身体虚弱,生命体征尚平稳,四肢发凉。护士用热水袋为其保暖,正确的方法是
    A. 袋内水温为55℃   B. 热水袋外裹毛巾
    C. 热水袋置于腹部   D. 叮嘱家属随时更换袋内热水
    E. 热水袋水温与室温相同后撤走热水袋

23. 病人,男性,29岁,突然腹痛,面色苍白,大汗淋漓,护士不应采取的措施是
    A. 询问病史   B. 通知医生   C. 测量生命体征
    D. 安慰病人   E. 给热水袋以缓解疼痛

24. 病人,女性,55岁,胆囊切除术后回病房,未完全清醒,护士给予热水袋时水温不应超过
    A. 45℃   B. 50℃   C. 55℃   D. 60℃   E. 70℃

25. 病人,男性,20岁,鼻唇沟处有一疖,表现为红、肿、热、痛,前来就诊时护士告诉其禁用热,原因是
    A. 加重局部疼痛   B. 加重局部功能障碍   C. 掩盖病情
    D. 防止出血   E. 防止颅内感染

26. 病人,女性,56岁,肛门常有瘙痒不适,少量便血。护士指导其温水坐浴的水温是
    A. 32~35℃   B. 35~38℃   C. 40~45℃
    D. 45~48℃   E. 50~55℃

27. 病人,男性,54岁,因关节疼痛需每天红外线照射1次。照射过程中发现皮肤出现紫红色,此时护士应该
    A. 继续照射   B. 立即停止照射,涂抹凡士林保护皮肤
    C. 立即停止照射,改用热敷   D. 适当降低温度继续照射
    E. 改用小功率灯,继续照射

28. 病人,男性,40岁,左前臂Ⅱ度烧伤5d,局部创面湿润、疼痛,可在局部进行的处理是
    A. 红外线照射,每次20~30min   B. 湿热敷,水温40~60℃
    C. 冷湿敷,促进炎症吸收   D. 放置热水袋,水温60~70℃
    E. 放置冰袋,减轻疼痛

A3/A4 型题

（29~30 题共用题干）

病人，男性，45 岁，因车祸致颅脑损伤。

29. 使用冰槽的主要目的是
   A. 头部降温，防止脑水肿　　B. 降低颅内压　　C. 缓解疼痛
   D. 减轻充血　　E. 促进炎症消散

30. 为防止冻伤，需保护的部位是
   A. 前额　　B. 颞部　　C. 头顶　　D. 耳部　　E. 面颊

（31~33 题共用题干）

病人，女性，25 岁，产后高热，面部潮红，呼吸急促，脉搏快速，医嘱：冰袋降温。

31. 冰袋放置部位不妥的是
   A. 前额　　B. 头顶部　　C. 腋下　　D. 腹股沟　　E. 足底

32. 因为上述部位用冷后可反射性引起
   A. 血管扩张　　B. 冻伤　　C. 末梢血管收缩
   D. 一过性冠状动脉收缩　　E. 皮下出血

33. 当体温降至多少以下时，即可取下冰袋
   A. 36℃　　B. 37℃　　C. 38℃　　D. 39℃　　E. 40℃

（34~35 题共用题干）

病人，女性，28 岁，分娩时会阴侧切，分娩后用 25% 硫酸镁湿热敷。

34. 护士在操作过程中应特别注意
   A. 热敷局部皮肤涂凡士林　　B. 保持合适的水温
   C. 敷料拧至不滴水为止　　D. 严格执行无菌操作
   E. 操作完毕及时更换敷料

35. 现切口部位出现红、肿、热、痛，给予红外线灯局部照射。照射完毕嘱病人休息 15min 后再离开治疗室的目的是
   A. 预防感冒　　B. 观察疗效　　C. 防止晕倒
   D. 减轻疼痛　　E. 促进炎症局限

答案

1. B	2. D	3. B	4. A	5. B	6. C	7. E	8. B	9. C	10. B
11. E	12. A	13. E	14. E	15. A	16. B	17. D	18. E	19. E	20. E
21. A	22. E	23. E	24. B	25. C	26. C	27. B	28. A	29. A	30. D
31. E	32. D	33. D	34. D	35. A					

（张　睿）

第十二章

标 本 采 集

A1 型题

1. 不符合标本采集原则的是
   A. 遵医嘱采集标本
   B. 应选择无菌容器,外贴标签
   C. 认真做好核对工作
   D. 采集量和采集时间要正确
   E. 标本不可放置时间过久

2. 不属于经常送检的标本是
   A. 血液　　B. 粪　　C. 尿　　D. 病理切片　　E. 痰

3. 测定肝功能时应
   A. 采集血清标本
   B. 采集全血标本
   C. 标本中加入抗凝剂
   D. 早饭后采集
   E. 标本注入培养瓶中

4. 对标本采集方法陈述不正确的是
   A. 特殊标本注明采集时间
   B. 培养标本应在使用抗生素前采集
   C. 采集前未用抗生素应在检验单上注明
   D. 采集方法、采集量要正确
   E. 培养标本不可混入防腐剂、消毒剂及其他药物

5. 检验血尿素氮时,应采集
   A. 全血标本
   B. 血清标本
   C. 培养标本
   D. 动脉血标本
   E. 血标本中加入抗生素

6. 对于亚急性细菌性心内膜炎病人,做血培养时,采血量为
   A. 2~4ml　　B. 4~6ml　　C. 5~8ml　　D. 8~10ml　　E. 10~15ml

7. 采集血标本的正确方法是
   A. 一般血培养标本取血量需 15ml
   B. 抽血后直接将血液注入培养瓶中
   C. 抽血后取下针头,将血液沿管壁缓缓注入血标本容器中
   D. 全血标本应注入清洁干燥试管中
   E. 核对医嘱,采血后在标本容器上贴送检标签

A2 型题

8. 病人,男性,53岁,近3个月来出现厌油、食欲不振、腹胀,右上腹部有持续性胀痛。医嘱:查肝功能。采集标本时,不正确的操作是
   A. 选择抗凝试管
   B. 清晨空腹时采集

207

C. 将血液顺着管壁缓慢注入试管　　　D. 泡沫不能注入试管
E. 血液注入试管后不需轻轻摇动

9. 病人,女性,65 岁,发热待查,已在门诊静脉应用抗生素治疗 5d 天,效果不明显,为明确感染细菌,医嘱:血培养。护士在为其采集标本时应注意
A. 选择已加好抗凝剂的标本容器
B. 选择紫色盖的真空采血管
C. 抽血量 10ml
D. 抽血后针头取下,沿管壁将血液注入容器中
E. 送检前在检验单上注明已使用的抗生素名称

10. 病人,男性,28 岁,持续高热 1 周,怀疑为败血症,医嘱:血培养,其目的是
A. 测转氨酶　　　　　B. 查血糖　　　　　　C. 测定血钾含量
D. 测定尿素氮　　　　E. 查找血液中致病菌

11. 病人,男性,43 岁,近日自觉疲乏无力、食欲不振、恶心,前来就诊,医嘱:查谷丙转氨酶,最佳的采血时间是
A. 饭前　　　B. 即刻　　　C. 睡前　　　D. 早饭前　　　E. 晨空腹时

12. 已婚女性,近日晨起恶心、呕吐,停经约 50d,疑为妊娠,为确诊需采集尿标本的最佳时间是
A. 饭前　　　B. 饭后　　　C. 即刻　　　D. 睡前　　　E. 晨起

13. 病人,男性,23 岁,高热数天,怀疑败血症,需采集血标本,操作中错误的是
A. 采集时严格执行无菌操作　　　　B. 检查培养基质量
C. 血标本应放入消毒容器内　　　　D. 更换针头后把抽出的血液注入容器内
E. 血液注入培养瓶内应轻轻摇匀

14. 患儿,2 岁,疑为蛲虫感染,需留取粪便标本检查蛲虫,护士应告知家长采集粪便标本的最佳时间是
A. 早餐后立即采集　　　B. 餐后　　　　　　C. 上午任意时间
D. 午休后　　　　　　　E. 清晨起床前

15. 病人,男性,69 岁,肾病综合征,医嘱:24h 尿蛋白定量检查。为保持尿液的化学成分不变,需在尿标本中加入
A. 甲醛　　　B. 甲苯　　　C. 乙醇　　　D. 稀盐酸　　　E. 浓盐酸

16. 病人,女性,24 岁,血吸虫感染,需留取粪便标本作血吸虫孵化检查,护士告知病人正确的采集标本方法是
A. 将便盆加温后再留取少许粪便　　B. 留取全部粪便并及时送检
C. 取少量异常粪便置蜡纸盒送检　　D. 用棉签取脓血处粪便
E. 进试验饮食后第 3d 留便送检

17. 病人,女性,21 岁,畏寒、高热 40℃数天,伴有咽痛充血、鼻塞、流涕。遵医嘱作咽拭子培养,不正确的操作是
A. 从咽部及扁桃体取分泌物　　　　B. 可用压舌板以充分暴露咽喉部
C. 病人先漱口　　　　　　　　　　D. 用无菌长棉签采集
E. 在酒精灯火焰上消毒培养管口

18. 病人,女性,38 岁,口腔溃疡 6d 未愈,采集培养标本的正确方法是

A. 采集24h痰液

B. 用无菌长棉签擦拭腭弓分泌物

C. 用无菌长棉签擦拭咽部分泌物

D. 用无菌长棉签快速擦拭扁桃体分泌物

E. 用无菌长棉签在口腔溃疡面上取分泌物

19. 病人，男性，82岁，近几个月来咳嗽明显加重，持续痰中带血，吸烟史35年，疑为支气管肺癌，查找痰中癌细胞，固定痰标本的溶液是

  A. 浓盐酸   B. 95%乙醇   C. 2%碘酊

  D. 甲苯   E. 5%石炭酸

A3/A4型题

(20~24题共用题干)

病人，女性，55岁，近几天多在午后和晚上发热，体温为37.5~38.9℃，伴有全身不适、乏力、食欲减退、体重减轻等症状，就诊后医生诊断为感染性心内膜炎。医嘱：血沉、血清酶检测、血培养。

20. 血清酶标本应选用

  A. 干燥试管   B. 血培养瓶   C. 含枸橼酸钠的试管

  D. 液状石蜡试管   E. 乳酸钠试管

21. 血沉标本应选择

  A. 干燥试管   B. 血培养瓶   C. 含枸橼酸钠的试管

  D. 液状石蜡试管   E. 乳酸钠试管

22. 血沉、血清酶、血培养标本注入标本容器的顺序是

  A. 含枸橼酸钠的试管、干燥试管、血培养瓶

  B. 含枸橼酸钠的试管、血培养瓶、干燥试管

  C. 干燥试管、含枸橼酸钠的试管、血培养瓶

  D. 干燥试管、血培养瓶、含枸橼酸钠的试管

  E. 血培养瓶、含枸橼酸钠的试管、干燥试管

23. 血清酶标本采集时间应在

  A. 晨起空腹   B. 晚入睡前   C. 饭前

  D. 饭后   E. 任何时间均可

24. 血培养标本的采集时间为

  A. 发热前，使用抗生素前   B. 发热前，使用抗生素后

  C. 发热时，使用抗生素后   D. 发热后，使用抗生素后

  E. 发热时，使用抗生素前

(25~27题共用题干)

病人，男性，78岁，慢性支气管肺炎伴肺心病，近2d急性发作，表现为高热、呼吸困难，查体：T 39℃，P 98次/min，R 22次/min，口唇发绀。医嘱：吸氧、痰培养、查癌细胞、血培养、血气分析。

25. 指导病人正确采集痰培养标本的方法是

  A. 当有痰时将痰液吐在标本盒中

B. 想咳痰时,先用清水漱漱口,再将痰液吐在标本盒中

C. 早晨起来后,先用漱口液漱口,再用清水漱口,深呼吸后用力咳嗽,将痰排入无菌痰盒中

D. 早饭后,先漱口,再咳嗽,将痰液咳于痰盒中

E. 睡前留痰标本

26. 留取查癌细胞的痰标本后,应向容器内加入

　　A. 清水　　　　　　　　B. 75%乙醇　　　　　　　　C. 10%甲醛

　　D. 10%过氧乙酸　　　　E. 食醋

27. 抽取血气分析标本时,正确的方法是

A. 与血培养标本一并抽血,先注入培养标本瓶中,再注入血气分析试管中

B. 抽血前先用注射器抽肝素 0.5ml,然后再将血液抽入注射器中

C. 抽取静脉血 1ml,抽血后迅速将针头斜面刺入软木塞,以隔绝空气

D. 抽取动脉血 1ml,迅速将针头斜面刺入软木塞,以隔绝空气

E. 抽血后嘱病人用棉签轻压针眼处 2min

(28~30 题共用题干)

病人,女性,25 岁,近 1 周来晨起眼睑水肿,排尿不适,尿色发红,疑为急性肾小球肾炎,医嘱:留尿标本测阿迪氏计数。

28. 指导病人留尿标本的正确方法是

A. 留早晨起来第 1 次尿 100ml

B. 睡前留尿 100ml

C. 从早晨 7 时开始到晚上 7 时,将所有尿液留在标本瓶中

D. 晚上 7 时排空尿液,然后将晚 7 时后至次晨 7 时的尿液全部留在标本容器中

E. 早晨 7 时排空尿液,然后将早 7 时后至晚 7 时的尿液全部留在标本瓶中

29. 在尿标本中应加入

　　A. 浓盐酸　　B. 甲苯　　C. 甲醛　　D. 草酸　　E. 乙醇

30. 加入防腐剂的目的是

　　A. 固定尿中有机成分　　　　　　B. 防止尿中激素被氧化

　　C. 保持尿液的化学成分不变　　　D. 防止尿液被腐蚀

　　E. 保持尿液不被污染

(31~33 题共用题干)

病人,女性,76 岁,1 年前诊断为心绞痛,就诊当天午后无明显诱因出现心前区疼痛,自服硝酸甘油后未缓解,急诊入院。医嘱:查血清酶。

31. 适宜的采血时间为

　　A. 即刻　　B. 睡前　　C. 晚饭前　　D. 服药后 2h　　E. 次日晨起空腹

32. 采集血标本时,正确的措施是

　　A. 抽取静脉血 1ml　　　　　　　B. 采血后避免振荡,防止溶血

　　C. 采血后更换针头再注入试管内　D. 为尽快采集,可在静脉留置针处取血

　　E. 快速将血液注入试管内

33. 试管外标签上不需要注明

　　A. 科室　　B. 床号　　C. 姓名　　D. 采血量　　E. 送检目的

答案

1. B	2. D	3. A	4. C	5. A	6. E	7. C	8. A	9. E	10. E
11. E	12. E	13. C	14. E	15. B	16. B	17. C	18. E	19. B	20. A
21. C	22. E	23. A	24. E	25. C	26. C	27. D	28. D	29. C	30. A
31. A	32. B	33. D							

（陈利钦）

第十三章

病情观察和危重病人的抢救技术

A1 型题

1. 下列哪种疾病会出现双侧瞳孔缩小
   A. 有机磷农药中毒　　　　B. 颅内压增高　　　　C. 颅脑损伤
   D. 颠茄类药物中毒　　　　E. 脑出血合并脑疝
2. 能够判断病人昏迷深浅程度的指标是
   A. 瞳孔对光反射　　　　B. 疼痛刺激反射　　　　C. 肌腱反射
   D. 角膜反射　　　　　　E. 生命体征
3. 瞳孔散大是指
   A. 小于 2mm　B. 2~3mm　C. 3~4mm　D. 4~5mm　E. 大于 5mm
4. 脑水肿病人脱水治疗时可选用
   A. 尼可刹米　B. 阿托品　C. 间羟胺　D. 哌替啶　E. 20% 甘露醇
5. 晚期癌症病人镇痛时可选用
   A. 尼可刹米　B. 阿托品　C. 间羟胺　D. 哌替啶　E. 阿司匹林
6. 双侧瞳孔放大,见于
   A. 硬脑膜外血肿　　　　B. 有机磷农药中毒　　　　C. 氯丙嗪中毒
   D. 吗啡中毒　　　　　　E. 阿托品中毒
7. 强酸、强碱中毒最适合用哪种物质作保护剂
   A. 茶叶水　　　　　　　B. 阿托品　　　　　　　C. 呋塞米
   D. 依地酸二钠　　　　　E. 蛋清
8. 磷化锌中毒的病人在饮食上需很注意,牛奶、鸡蛋及其他油类食物都不能食用,这是因为
   A. 分解成毒性更强的物质　　　　B. 分解成更易吸收的物质
   C. 促进磷的溶解吸收　　　　　　D. 促进锌的溶解吸收

E. 与蛋白结合后不易排出

9. 需采用洗胃治疗的病人是
   A. 急性胃扩张　　　　　　　B. 食道静脉曲张　　　　　　C. 肠梗阻
   D. 幽门梗阻　　　　　　　　E. 早期胃癌

10. 幽门梗阻的洗胃操作下列哪项不对
    A. 饭后 4~6h 进行　　　　　　　　　　B. 首先吸净胃内容物
    C. 洗胃液温度 25~38℃　　　　　　　　D. 每次灌入 800ml 左右
    E. 洗毕记录胃内潴留量

11. 氰化物中毒用
    A. 茶叶水　　　B. 阿托品　　　C. 清水　　　D. 蛋清　　　E. 高锰酸钾

12. 急诊室接诊一位中毒病人,已意识不清,陪同人员不清楚病人服用哪种中毒物质,护士应选择的洗胃液是
    A. 牛奶　　　　　　　　　　B. 生理盐水　　　　　　　　C. 2%~4% 碳酸氢钠
    D. 1:15 000 高锰酸钾　　　　E. 肥皂水

13. 下列哪种药物中毒时需忌服牛奶
    A. 盐酸　　　B. 氢氧化钠　　　C. 磷化锌　　　D. 来苏水　　　E. 苯酚

14. 与病情不符的临床表现是
    A. 端坐呼吸见于严重心功能不全　　　　B. 柏油样便见于下消化道出血
    C. 双侧瞳孔扩大见于颠茄类药物中毒　　D. 体温低于 35℃ 见于新生儿硬肿症
    E. 多尿见于糖尿病

15. 漏斗胃管洗胃是利用
    A. 正压作用　　　　　　　　B. 负压作用　　　　　　　　C. 空吸作用
    D. 虹吸作用　　　　　　　　E. 静压作用

16. 美曲膦酯(敌百虫)中毒时,如使用碱性药物洗胃可
    A. 增加毒物的溶解度　　　　　　　　　B. 抑制毒物排出体外
    C. 对心血管和神经系统有抑制作用　　　D. 损伤胃黏膜
    E. 生成毒性更强的敌敌畏

17. 为中毒严重者洗胃时,最适宜的病人体位是
    A. 右侧卧位　　　　　　　　B. 左侧卧位　　　　　　　　C. 屈膝仰卧位
    D. 头高脚低位　　　　　　　E. 坐卧位

18. 口服催吐法,常用的洗胃溶液的温度为
    A. 10~20℃　　B. 20~30℃　　C. 25~38℃　　D. 39~41℃　　E. 43~46℃

19. 判断瞳孔缩小,其直径至少于
    A. 2mm　　　B. 3mm　　　C. 4mm　　　D. 5mm　　　E. 6mm

20. 药物中毒时需用 2%~4% 碳酸氢钠溶液洗胃的药物是
    A. 巴比妥类　　　　　　　　B. 敌敌畏　　　　　　　　　C. 磷化锌
    D. 氰化物　　　　　　　　　E. 美曲膦酯(敌百虫)

21. 下列药物中毒时禁忌服用碱性药物的是
    A. 巴比妥类　　　　　　　　B. 敌敌畏　　　　　　　　　C. 磷化锌
    D. 氰化物　　　　　　　　　E. 美曲膦酯(敌百虫)

A2 型题

22. 病人，男性，39 岁，近日来咳嗽、食欲减退、四肢乏力。入院时病人面色晦暗，消瘦，结核分枝杆菌检查结果为阳性，诊断为肺结核。病人呈现的面容属于
   A. 急性病容 B. 慢性病容 C. 病危面容
   D. 二尖瓣面容 E. 贫血面容

23. 患儿，男性，8 岁，来院时表情痛苦，呼吸急促，面颊潮红，鼻翼扇动。这种面容表情称之为
   A. 甲亢面容 B. 急性面容 C. 慢性面容
   D. 脱水面容 E. 贫血面容

24. 病人，女性，36 岁，因车祸后致脑出血入院。入院后呼之不应，无自主运动，对声、光刺激无反应，该病人的意识为
   A. 嗜睡 B. 意识模糊 C. 意识淡漠
   D. 昏迷 E. 定向力障碍

25. 病人，男性，70 岁，因慢性阻塞性肺气肿入院治疗。清晨护理查房时发现病人躁动不安、有幻觉，对自己所处的位置、目前的时间无法做出正确判断，该病人的意识为
   A. 嗜睡 B. 意识模糊 C. 昏睡
   D. 浅昏迷 E. 深昏迷

26. 病人，男性，60 岁，肝硬化 10 年。近 2d 嗜睡，清晨测体温时呼之不应，但压迫其眶上神经有痛苦表情，该病人的意识状态是
   A. 深昏迷 B. 昏睡 C. 嗜睡
   D. 浅昏迷 E. 意识模糊

27. 病人，女性，53 岁，因突起意识障碍伴右侧肢体瘫痪入院。查体：呼之不应，压眶上神经有痛苦表情，角膜反射及瞳孔对光反射存在。护士判断该病人意识状态为
   A. 嗜睡 B. 昏睡 C. 意识模糊
   D. 浅昏迷 E. 深昏迷

28. 病人，男性，68 岁，因脑出血后昏迷，现眼睑不能闭合，护士可采取的措施是
   A. 滴眼药水 B. 热敷眼部 C. 干纱布遮盖
   D. 按摩双眼睑 E. 盖凡士林纱布

29. 病人，女性，26 岁，因失恋服毒自杀，被家人发现送医院抢救，给予电动洗胃机洗胃，洗胃过程中流出血性液体，护士应采取的措施是
   A. 停止操作，通知医生 B. 减低胃吸引压力
   C. 更换洗胃液，重新灌洗 D. 灌入止血药以止血
   E. 灌入蛋清水，保护胃黏膜

30. 病人因服毒昏迷不醒而抢救，家属不能准确说出毒物的名称及性质，观察病人双侧瞳孔均缩小。首先应考虑的毒物中毒是
   A. 碱性物中毒 B. 有机磷、吗啡类中毒
   C. 酸性物中毒 D. 酒精类中毒
   E. 颠茄类中毒

31. 病人，女性，35 岁，与家人争吵后服下敌敌畏，洗胃时每次灌入的溶液量为

A. 100~200ml　　　　　　B. 200~300ml　　　　　　C. 300~500ml

D. 400~600ml　　　　　　E. 500~800ml

32. 病人，急性中毒，但意识清楚，能合作，可采用的洗胃方法为

A. 口服催吐法　　　　　B. 电动吸引洗胃法　　　　C. 漏斗胃管洗胃法

D. 注射器洗胃法　　　　E. 自动洗胃机洗胃法

33. 病人，男性，29岁，安眠药中毒，处于昏迷状态，需立即进行漏斗法洗胃，适宜的洗胃液是

A. 1:20 000~1:15 000 高锰酸钾　　　B. 1% 盐水

C. 2%~4% 碳酸氢钠　　　　　　　　D. 5% 醋酸

E. 0.1% 硫酸铜

34. 病人，女性，35岁，患十二指肠溃疡，饭后呕吐较重，呕吐物中经常混有大量的胆汁，这时的呕吐物颜色呈

A. 黄绿色　　B. 黄色　　C. 咖啡色　　D. 鲜红色　　E. 暗红色

35. 病人，男性，因美曲膦酯（敌百虫）中毒急送医院，护士为其洗胃。禁用的洗胃溶液是

A. 2%~4% 碳酸氢钠溶液　　　　　　B. 1:20 000~1:15 000 高锰酸钾溶液

C. 5% 醋酸　　　　　　　　　　　　D. 温开水或生理盐水

E. 蛋清水

36. 病人，女性，29岁，口服地西泮100片，被家人发现时呼之不应，意识昏迷，急诊来院。错误的护理措施是

A. 立即洗胃　　　　　　B. 立即催吐　　　　　　C. 硫酸镁导泻

D. 0.9% 生理盐水洗胃　　E. 监测生命体征

37. 病人，女性，60岁，因午饭时食用了发芽的马铃薯导致食物中毒，到急诊就诊后医生要对其进行洗胃，首选的洗胃液是

A. 5% 醋酸　　　　　　B. 1%~3% 鞣酸　　　　　C. 高锰酸钾溶液

D. 1% 活性炭悬浮液　　E. 硫酸镁

38. 患儿，男性，5岁，误服灭鼠药物（磷化锌）后被送至医院抢救，护士立即实施抢救工作。电动吸引洗胃压力应保持在

A. 5.5kPa　　B. 7.5kPa　　C. 9.5kPa　　D. 11.3kPa　　E. 13.3kPa

39. 病人，女性，29岁，与家人争吵后口服大量巴比妥钠，急送入院，立即给予洗胃、导泻，洗胃灌洗液与导泻剂宜分别采用

A. 4% 碳酸氢钠，硫酸钠　　　　　　B. 0.9% 氯化钠，硫酸镁

C. 0.1% 硫酸铜，硫酸镁　　　　　　D. 温开水，硫酸镁

E. 1:15 000 高锰酸钾，硫酸钠

40. 病人，男性，57岁，于2h前口服农药（药名不详）而来院急诊。检查：神志欠清，呼气有蒜臭味，血压及脉搏正常，心肺无异常改变。正确的洗胃操作是

A. 取坐位洗胃　　　　　　　　　　　B. 插管后先抽吸后灌洗

C. 用 2% 碳酸氢钠溶液洗胃　　　　　D. 每次灌入洗胃液 1 000ml 以上

E. 洗胃液总量不超过 5 000ml

答案

1. A	2. B	3. E	4. E	5. D	6. E	7. E	8. C	9. D	10. D
11. E	12. B	13. C	14. B	15. D	16. E	17. B	18. C	19. A	20. B
21. E	22. B	23. B	24. D	25. B	26. D	27. D	28. E	29. A	30. B
31. C	32. A	33. A	34. A	35. A	36. C	37. D	38. E	39. E	40. B

（陈艳秋）

第十四章

临终病人的护理

A1 型题

1. 目前医学界主张判断死亡的诊断标准是

　　A. 瞳孔散大固定　　　　B. 各种反射消失　　　　C. 呼吸停止

　　D. 心跳停止　　　　　　E. 脑死亡

2. 脑死亡判断标准不包括

　　A. 心电图呈直线　　　　B. 不可逆的深度昏迷　　C. 自发呼吸停止

　　D. 脑电波消失　　　　　E. 脑干反射消失

3. 死亡后,尸绿首先出现的部位是

　　A. 脐周　　　B. 左上腹　　　C. 右上腹　　　D. 左下腹　　　E. 右下腹

4. 临终病人最后消失的感觉是

　　A. 听觉　　　B. 视觉　　　　C. 味觉　　　　D. 触觉　　　　E. 嗅觉

5. 尸体护理在何时进行

　　A. 心跳停止后　　　　　　　　　　B. 呼吸停止后

　　C. 医生开具死亡诊断书后　　　　　D. 出现尸冷后

　　E. 出现尸僵硬后

6. 进行尸体护理时,头下垫一软枕的目的是

　　A. 防止面部淤血变色　　B. 用于安慰家属　　　C. 便于家属识别

　　D. 保持尸体整洁　　　　E. 保持尸体位置良好

7. 下列哪项不属于尸体护理的目的

　　A. 保持尸体整洁　　　　B. 保持尸体姿势良好　　C. 使尸体易于辨认

　　D. 使尸体五官端详　　　E. 给家属以安慰

8. 临终病人通常最早出现的心理反应期是

A. 否认期　　B. 协议期　　C. 愤怒期　　D. 接受期　　E. 忧郁期

9. 病人死亡后,护士用消毒液清洁尸体后,应用下列哪种溶液浸湿的棉球填塞尸体孔道

A. 1%过氧乙酸　　　　B. 3%过氧化氢　　　　C. 1%氯胺溶液

D. 75%乙醇　　　　　E. 0.5%碘酊

A2型题

10. 病人,男性,晚期肝癌,治疗效果不佳,肝区剧烈疼痛,腹水伴呼吸困难,病人经常生气、愤怒、抱怨医护人员,并与家属争吵。此心理反应属于

A. 否认期　　B. 愤怒期　　C. 协议期　　D. 抑郁期　　E. 接受期

11. 病人,男性,52岁,因胃部不适来院就诊,经检查确诊为胃癌。病人获悉病情后,神情呆滞,多次要求家人带其到其他医院检查,此时病人所处的心理反应阶段是

A. 否认期　　B. 愤怒期　　C. 协议期　　D. 抑郁期　　E. 接受期

12. 一位临终病人向护士叙述:"我得病怪不得别人,拜托你们尽力治疗,有什么新疗法,可以在我身上先试验,奇迹总是有的啊。"该病人处在心理反应的

A. 否认期　　B. 愤怒期　　C. 协议期　　D. 抑郁期　　E. 接受期

13. 病人,女性,68岁,因子宫颈癌转移至肺,入院治疗后效果不佳,疼痛剧烈。病人感到极度痛苦,并试图自杀。该病人的心理反应属于

A. 否认期　　B. 愤怒期　　C. 协议期　　D. 抑郁期　　E. 接受期

14. 病人,男性,68岁,肝癌晚期,极度衰弱。此时医护人员应采取的主要护理措施是

A. 以治愈疾病为主　　　　　　　B. 放弃一些治疗

C. 实施安乐死　　　　　　　　　D. 以对症治疗为主

E. 尽量延长病人的生存时间

15. 病人,男性,45岁,当天上午被诊断出肝癌,在与病人沟通中,病人的哪项表述提示处于震惊否认期

A. 我身体那么好,难道是因为酒喝得太多吗

B. 看我能吃能睡,癌症病人有这样的吗? 再查查吧

C. 我的孩子还没毕业,我这一病怎么办啊

D. 能帮我打听一下哪些治疗癌的效果特别好吗

E. 你们去忙,别管我了

16. 某肝癌晚期病人住院期间情绪激动,常常指责或挑剔家属和医务人员,护士正确的护理措施是

A. 给病人正确的死亡观和人生观教育　　B. 让病人尽可能地一个人独处

C. 认真倾听病人的心理感受　　　　　　D. 诚恳地指出病人的不恰当做法

E. 减少和病人的语言交流

17. 病人,男性,70岁,因脑出血急诊入院。目前病人各种反射消失,瞳孔散大,心跳停止,呼吸停止,目前病人处于

A. 生物学死亡期　　　　B. 深昏迷期　　　　C. 临床死亡期

D. 濒死期　　　　　　　E. 临终状态

答案

| 1. E | 2. A | 3. E | 4. A | 5. C | 6. A | 7. D | 8. A | 9. C | 10. B |
| 11. A | 12. C | 13. D | 14. D | 15. B | 16. C | 17. C | | | |

（王云霞）

第十五章

病案管理与护理文件的书写

A1 型题

1. 病人住院期间，病案中排列在最前面的是
   A. 医嘱单　　B. 体温单　　C. 入院记录　　D. 门诊病历　　E. 住院病案首页
2. 书写病室交班报告应先书写
   A. 危重病人　　B. 转入病人　　C. 手术病人　　D. 出院病人　　E. 新入院病人
3. 护士在上班过程中，对住院病案管理中不符合要求的是
   A. 住院病案放在病案柜中
   B. 保持病案清洁和完整
   C. 不允许与病案无关人员将病案擅自携出病区
   D. 为满足病人的知情权，允许家属借阅病案
   E. 记录使用后放回原处
4. 护士在执行医嘱时不能
   A. 根据需要自行调整医嘱　　　　　　B. 严格遵守医嘱执行制度
   C. 有疑问时重新核对医嘱　　　　　　D. 病人有不良反应时复核医嘱
   E. 抢救时执行医生的口头医嘱
5. 属于长期医嘱的是
   A. 地塞米松 5mg，静脉注射，每天 1 次　　B. 奎尼丁 0.2g，口服，每 2h 1 次 ×5
   C. B 超　　　　　　　　　　　　　　　　D. 地西泮 5mg，口服，紧急时
   E. 呋塞米 5mg，立即肌内注射
6. 护士在办理某病人出院手续时，将病历重新进行排列，排在最后的应是
   A. 出院小结　　　　　　B. 住院病案首页　　　　　　C. 医嘱单
   D. 体温单　　　　　　　E. 住院病历封面
7. 病案记录的意义不包括
   A. 提供病人信息资料　　　　　　B. 提供教学资料
   C. 提供法律资料　　　　　　　　D. 提供医疗文件书写评比依据

E. 提供评价依据

8. 护士处理医嘱时,应首先执行的医嘱是

   A. 长期医嘱　　　　　　　B. 临时医嘱　　　　　　　C. 临时备用医嘱
   D. 长期备用医嘱　　　　　E. 停止医嘱

9. 住院病案的保存期限为

   A. 1年　　　　　　　　　B. 2年　　　　　　　　　C. 5年
   D. 不少于15年　　　　　　E. 长期保存

10. 护理相关文件记录的基本原则不包括

    A. 记录客观真实　　　　　B. 记录及时准确　　　　　C. 描写简明扼要
    D. 描写生动形象　　　　　E. 医学术语确切

11. 因抢救急危重症病人未能及时书写的记录,有关医护人员应在抢救结束后多长时间内据实补齐

    A. 10h　　　B. 8h　　　C. 7h　　　D. 6h　　　E. 5h

12. 护理相关文件记录过程中如出现错字,处理方法是

    A. 直接将写错的字用笔划掉,在后面写上修改后的内容,然后在修改处签名
    B. 用双线划在错字上,并在错字上方签全名
    C. 用修改液涂去错误之处,再写上正确内容
    D. 用刀片轻轻刮去错误之处,再写上正确内容
    E. 将整页重新抄写

13. 病区报告的保存期为

    A. 1年　　　B. 3年　　　C. 5年　　　D. 15年　　　E. 长期保存

14. 对医嘱的解释,不正确的是

    A. 临时医嘱一般只执行1次
    B. 长期医嘱有效时间在24h以上
    C. 长期医嘱医生注明停止时间后失效
    D. 临时备用医嘱有效时间在24h以内
    E. 长期备用医嘱必须由医生注明停止时间后方为失效

15. 病人出院的病案整理后应交给

    A. 住院处　　　B. 人事科　　　C. 护理部　　　D. 病案室　　　E. 医教科

16. 护士执行医嘱的重要依据是

    A. 护理记录单　　　　　　　B. 医嘱单
    C. 医生下达的口头医嘱　　　D. 治疗单
    E. 输液卡

17. 属于长期备用医嘱的是

    A. 一级护理　　　　　　　　B. 可待因30mg,每8h 1次,必要时
    C. 普食　　　　　　　　　　D. 氧气吸入 st
    E. 青霉素80万U,肌内注射,每6h 1次

18. 临时备用医嘱有效时间是

    A. 4h内　　　B. 12h内　　　C. 18h内　　　D. 20h内　　　E. 24h内

19. 医嘱:地西泮 5mg po sos 属于

A. 长期备用医嘱,必要时用,有效时间 24h 以上

B. 长期备用医嘱,必要时用,有效时间 24h 以内

C. 临时备用医嘱,必要时用,有效时间 12h 以内

D. 临时备用医嘱,必要时用,有效时间 24h 以内

E. 长期医嘱,有效时间 24h 以上

20. 不属于长期医嘱的是

A. 青霉素 80 万 U,肌内注射,每天 2 次　　B. 地高辛 0.25g,口服,每天 2 次

C. 维生素 B_1 10mg,口服,每天 3 次　　D. 清洁灌肠

E. 半流饮食

21. 处理医嘱时应先处理

A. 新开出的长期医嘱　　B. 停止医嘱　　C. 即刻执行的医嘱

D. 长期备用医嘱　　E. 原有长期医嘱

22. 属于临时医嘱的是

A. 地西泮 5mg,口服,每天 1 次　　B. 半流质

C. 吸氧 3L/min,必要时　　D. 保留灌肠,睡前

E. 平卧位

23. 护士将长期医嘱转抄至执行单上后,表示医嘱已执行的方法是

A. 通知医生,此医嘱已执行　　B. 通知其他护士去执行

C. 在执行单上注明转抄者的姓名　　D. 护士在医嘱单上签字栏内签全名

E. 请医生在执行单上签名

24. 执行医嘱的原则中错误的是

A. 医嘱必须有医生签名　　B. 执行中严格查对

C. 医嘱均需即刻执行　　D. 如有疑问的医嘱,必须查清再执行

E. 护士执行医嘱后应签全名

25. 不属于出液量记录的内容是

A. 尿量　　B. 胃肠减压量　　C. 呼吸蒸发水量

D. 大便量　　E. 咳痰量

26. 执行口头医嘱错误的是

A. 一般情况下不执行　　B. 在抢救或手术中可执行

C. 执行时,护士应向医生复诵一遍　　D. 双方确认无误后执行

E. 执行后无异常,不必记录在医嘱单上

27. 护理病历不包括

A. 病案首页　　B. 护理评估单　　C. 护理计划单

D. 护理记录单　　E. 出院护理评估单

28. 正确的病区报告书写顺序是

A. 出院病人→入院病人→重点护理病人

B. 入院病人→重点护理病人→出院病人

C. 重点护理病人→出院病人→入院病人

D. 重点护理病人→入院病人→离开病区的病人

E. 入院病人→出院病人→重点护理病人

29. PIO 护理记录单的 I 是指
   A. 护理问题   B. 护理诊断   C. 护理措施   D. 治疗措施   E. 护理结果

A2 型题

30. 病人，女性，34 岁，今早主诉昨晚夜间多醒，下午医生开出医嘱：地西泮 SOS，当晚病人睡眠良好，未使用该药物，该值班护士应在次日上午
   A. 用红笔写"失效"   B. 用蓝笔写"失效"   C. 用红笔写"未用"
   D. 用蓝笔写"未用"   E. 用红笔写上"作废"

31. 病人，女性，45 岁，因发热待查住院，输液后出现不良反应，认为是医院的责任，要求复印病历，不正确的处理方法
   A. 提出申请
   B. 提供身份证
   C. 将病案交给家属到复印部复印
   D. 医院应与申请人共同将病案复印好后交给病人
   E. 复印件要加盖医院证明印记

32. 病人，女性，76 岁，18 年前曾在某医院就诊后将门诊病历保存在医院，此次就诊查询病历未果，护士向病人的合理解释是
   A. 你的病历超过保存期 15 年，已经销毁，所以查不到
   B. 你的病历早在 10 年前已经销毁了，所以现在无法找到
   C. 你的门诊病历保存期为 5 年，所以现在无法找到
   D. 你的病历应该是在医院长期保存的，我再到其他地方找找，请你稍等
   E. 你的门诊病历在医院的保存期只有 1 年，现在无法找到了

33. 病人，男性，56 岁，诊断为"急性肠胃炎"，入院后护士填写入院评估单时，对病人所述的"恶心，吃不下饭"的正确记录方法为
   A. "恶心，吃不下饭"，每天进食量 100g   B. 恶心，食欲减退
   C. 恶心，拒食   D. 恶心，吃不下饭
   E. 恶心，不想吃饭

34. 一位病人因胆绞痛入院，疼痛剧烈，医嘱吗啡 5mg，静脉注射，护士发现医生医嘱有误，去找这位医生沟通，医生拒绝修改，护士的做法不妥的是
   A. 报告护士长   B. 报告给上级医生   C. 按医嘱执行
   D. 暂缓执行医嘱   E. 报告给科主任

35. 病人男性，在某医院手术后出现了并发症，认为是医院的责任，与之发生了医疗纠纷并要求转诊，医院对病历的正确处理方法是
   A. 按出院病人对待，将病历保存在病案室
   B. 当着病人的面，将病历封存在病案袋内，处理医疗纠纷时再启封
   C. 将病历复印后交给病人
   D. 将病历修改后单独保存起来
   E. 将病历存留在科室，以便处理医疗纠纷时作为证据

36. 病人，女性，55 岁，慢性胃炎发作，医生 10：00 时开出医嘱"克洛曲 1 片 po sos"，此项医嘱的失效时间为

A. 当日 18∶00　　　　　B. 当日 20∶00　　　　　C. 当日 22∶00
D. 次日 10∶00　　　　　E. 次日 12∶00

37. 病人,女性,40 岁,头痛待查。医嘱:索米痛 0.5g,每 6h 1 次,口服,必要时,处理措施中不正确的是

A. 抄写在长期医嘱栏内　　　　　B. 每次执行后立即在临时医嘱栏内记录
C. 病人需要时可随时给其服用　　　D. 医生注明停止后医嘱方可取消
E. 停止使用时应该写明停止日期

38. 某护士,上 8∶00 至 16∶00 的班,下班前书写病室报告时首先应填写的内容是

A. 5 床,××,于 10∶00 入院
B. 3 床,××,胆囊炎,治愈,于 9∶00 出院
C. 8 床,××,于 8∶30 入手术室行胆囊切除术
D. 9 床,××,术后第 2d
E. 22 床,××,病危,病情变化及治疗护理措施

39. 病人,女性,35 岁,经常失眠,医嘱:"地西泮 5mg po sos",护士执行该医嘱的正确方法是

A. 可执行多次　　　　　B. 需立即执行
C. 过期未执行即失效　　　D. 24h 内都视为有效
E. 在医生未注明失效时间可随时执行

40. 病人,女性,58 岁,便秘,护士嘱其吃两根香蕉,6h 病人排便 1 次,正确的记录方法是

A. P:大便一次　　　　　B. P:吃香蕉两根　　　　　C. I:吃香蕉两根
D. O:便秘　　　　　　E. O:吃香蕉两根

41. 病人,男性,外伤后入院,医嘱:记录出入液量,不属于入液量的是

A. 饮水量　　　　　B. 口服药片　　　　　C. 输血量
D. 水果含水量　　　E. 进食量

A3/A4 型题

(42~43 题共用题干)

病人,女性,65 岁,诊断为"心绞痛"。入院后护士为其建立了档案

42. "氧气吸入"属于

A. 长期医嘱　　　　　B. 临时医嘱　　　　　C. 长期备用医嘱
D. 临时备用医嘱　　　E. 限时执行医嘱

43. 对病案陈述错误的是

A. 病案是医院和病人的重要档案资料
B. 病案可以为教学提供资料
C. 病案可以作为法律依据
D. 病案记录应尽可能全面、通俗易懂
E. 病案可以作为医院等级评定的参考资料

答案

1. B	2. D	3. D	4. A	5. A	6. D	7. D	8. B	9. E	10. D
11. D	12. B	13. A	14. D	15. D	16. B	17. B	18. B	19. C	20. D
21. C	22. D	23. D	24. C	25. C	26. E	27. A	28. A	29. C	30. C
31. C	32. A	33. A	34. C	35. B	36. C	37. C	38. B	39. C	40. C
41. B	42. A	43. D							

（任 宁）

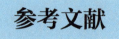

参考文献

[1] 张连辉,邓翠珍.基础护理学[M].北京:人民卫生出版社,2019.
[2] 李小寒,尚少梅.基础护理学[M].北京:人民卫生出版社,2014.
[3] 李军省,王静.李素玲.基础护理实训教程[M].西安:世界图书出版公司,2012.
[4] 刘延锦.临床护理技术操作规范(下册)[M].郑州:河南科学技术出版社,2015.
[5] 吕海琴.基础护理学实训指导[M].西安:西安交通大学出版社,2014.

实训报告

_____—_____学年　第___学期　第___周　星期____　第___节　带教老师_____

【学习目标】

【实训物品】

【实训作业】

实训报告

_____—_____学年　第____学期　第____周　星期____　第____节　带教老师_____

【学习目标】

【实训物品】

【实训作业】

实训报告

_____—_____学年　第____学期　第____周　星期____　第____节　带教老师_____

【学习目标】

【实训物品】

【实训作业】

实训报告

_____—_____学年　第___学期　第___周　星期___　第___节　带教老师_____

【学习目标】

【实训物品】

【实训作业】